五运六气研究

主　编　杨　威　白卫国
编　委　（按姓氏笔画排列）
　　　　于　峥　刘寨华　张宇鹏
主　审　孟庆云

中国中医药出版社
·北京·

图书在版编目（CIP）数据

五运六气研究/杨威，白卫国主编. —北京：中国中医药出版社，2011.3 （2020.4重印）

ISBN 978 - 7 - 5132 - 0302 - 9

Ⅰ.①五… Ⅱ.①杨… ②白… Ⅲ.①运气（中医）—研究 Ⅳ.①R226

中国版本图书馆CIP数据核字 （2011） 第000842号

中国中医药出版社出版

北京经济技术开发区科创十三街 31 号院二区 8 号楼

邮政编码 100176

传真 010 64405750

廊坊市祥丰印刷有限公司印刷

各地新华书店经销

*

开本 880 × 1230 1/32 印张 11 字数 315 千字

2011 年 3 月第 1 版 2020 年 4 月第 7 次印刷

书号 ISBN 978 - 7 - 5132 - 0302 - 9

*

定价 35.00 元

网址 www.cptcm.com

如有印装质量问题请与本社出版部调换（010 64405510）

版权专有 侵权必究

社长热线 010 64405720

读者服务部电话 010 64065415 010 84042153

书店网址 csln. net/qksd/

内容提要

"五运六气"是以阴阳、五运、六气等为纲目，融合古代天文历法、气象物候、藏象病候等多领域知识而形成的中医理论，用以阐释自然、生命与疾病的时间规律及其联系。五运六气是最具争议的中医学术研究领域，其中五运六气的学术价值、科学原理、临证应用法则是三大关键问题，也是本书讨论的重点。综合历代阐述与研究心得认为，五运六气是探讨人与自然内在规律的科学，以时间端绪为纲，为医之大道、医之门径，对领悟中医精髓、提高临证技能有巨大推动作用。

本书致力于以医学与科学为标准，从数千年来中医先贤们的阐述与经验中，寻根溯源，贯通其理，兼收并蓄历代明医的真知灼见及近来研究所得，梳理、解惑、存疑，旨在对五运六气研究及临床健康服务有所启迪，对致力于此的学者、医生、学生们有所帮助。

五运六气研究

序

　　五运六气是古老深奥的学问，也是实用的学问。这项古代的术数，早在周代就援入医学。《周礼·医师》说医师"察天之五运，并时六气"，这也是关于五运六气名词最早的文献记载。《左传》记有医和叙六气的事。在马王堆出土医书中就有《五星占》。司马迁在《史记·货殖列传》中，记载周人白圭，"乐观时变，明岁衰恶"，巧据运气理论经商致富的事。周代以后，这方面的理论，在术数家和医学家中传承，不断发展。《内经》以"法于阴阳，和于术数"为治医的根基，在《内经》的先期论篇中，不时有提示医家重视运用五运六气法则的箴言警语。例如，《素问·阴阳应象大论》说："治不法天之纪，地之理，则灾害至矣。"《素问·六节藏象论》和《灵枢·官针》都郑重地说道："不知年之所加，气之兴衰，虚实之所起，不可为工矣。"然而，传承到魏晋之时，因有些纬书中也有五运六气的内容，受"王弼扫象"的影响，致使五运六气被隐藏了近5个世纪之久。

　　五运六气再次推出，是从唐代王冰在次注《素问》时，把"天元纪大论"等7篇大论纳入《内经》开始的。这7篇的名字是：天元纪大论，五运行大论，六微旨大论，气交变大论，五常政大论，六元正纪大论，至真要大论。"五运六气"的誉名，也在《素问·六元正纪大论》中两见："此天地五运六气之化"和"五运六气之应见"。五运六气，简称运气，当代著作中又常述为"运气学说"。

　　从发生学而论，五运六气理论有三个来源。一是从上古以降，先民积累的天文、气象、自然灾害，以及它们和人体、生物等生命和疾病的关系的资料。二是古代术数，即以易学、阴阳五行等为骨干的学与术。三是中医学的诊治理论和技术。

　　五运六气主要有三方面内容，这些内容恰好是推演格局的三个步骤。一是观天造历定干支。五运六气始于对天文的观测，进而确定时间。时间则以天干和地支表示。这是中国特有的一套符号系统，可表示时间，也表示空间，之外还联系五行等表述有关内容。二是"顺天察运，因变以求气"，即依据干支来推演五运、六气、五六相合。以此便推出各干支值年、各运季、节气的气候情况与变数。五运讲大运、主运、客运，用古代音乐的五音太少关系推步太过与不及。六气有岁气、主气与客气之分，客气包括司天、在泉及其盛衰。因为变化的客气对气候与健康影响大，是为重点。但客气之变还要与主气的作用关系来判定，称为客主加临，有相得、不相得，客主同气，顺、逆之别。五六相合是通盘考虑五运与六气相互作用的气象结果，包括运盛气衰的小逆、不和，气盛运衰的顺化、天刑，以及运气同化的天符、岁会、同天符、同岁会、太乙天符。进而可以分析出六气之变的年份可否因运的作用成为灾害不严重的平气之年。第三步或第三方面的内容，就是据各值年、运季、节气的气象特征，进一步推其对人及动植物的影响，包括常见病与瘟疫流行等。从历法学而言，五运六气以其独特性，被天文学家卢央先生称为"五运六气历"。五运六气依其分步骤的推演，在《后汉书》称其为推步。

五运六气的主旨，如《素问·天元纪大论》所说："推天道以明人事。"体现了中国古代科技的天人合一观念：天气统辖地气，天地之合气悬决人气。诸气中，天气最为重要，"天气制之，气有所从也"。通过对天地人的关系的观察，《素问·至真要大论》指出了"天地之大纪，人神之通应也"的"通应"规律，是对《吕氏春秋》"应同"论的发展。五运六气依据 60 年的干支周期，以模型扩张法与归纳法相结合，构建了从年到节气的气象预测体系，被称为中国的气象周期表。因其认为外感病皆因于六气，这也同时提出了关于疫病发生的气候病因论。又在五运和六气各类气候模式下，以相应的病证和治法，提出了各种气候类型的治疗纲领。《素问·六微旨大论》等以升降出入之论，使气化理论更为完善。《素问·至真要大论》以著名的"病机十九条"开中医病机理论的先河。五运六气理论把《内经》的理论推到了一个更高的层次。

经唐代系统地推出五运六气以后，在宋代得到了普及和发展，纳入了宋徽宗主编的《圣济总录》，朝廷每年发布运历，又以气化论及药理司岁备药。在医师资格的考试中，五运六气的题目占有很大比重，以至当时医界有"不读五运六气，遍检方书何济"的谚语流行。在理论方面，北宋刘温舒著《素问运气论奥》，金代刘完素著《素问玄机原病式》等，进一步发展了五运六气理论。著名的金元四家，都是在研读五运六气之后，得到启悟，成一家之学的。上海章巨膺先生以此说："没有五运六气，便没有金元四家。"

五运六气在流传中，又有推理派、推算派和江湖派等派系之分。推理派着重把运气原理运用于临床，发展五运六气理论。推算派着重推步预测，对瘟疫流行有知机先防的贡献。江湖派则把干支五行的推演，扩展为人事吉凶的占断，乃是欺伪之术。

五运六气自宋代流行以后，有赞同者，有反对者，也有部分反对者。赞同者如宋代韩祗和、杨子建、史堪、王炎、沈括，金元之刘完素、马宗素、程德斋，明之王肯堂、张介宾、徐亦樨，清之陆九芝、王朴庄等。反对者如宋之庞安时、杨介、郭雍，明之缪希雍，清之张倬、徐灵胎、何梦瑶等。其反对的理由，有者认为七篇大论是后掺入《内经》的，不可据；有者认为其预测推演的结果与实际不尽符应。但多数医家还是取用运气的原理原则灵活为用。从明清以降，传载了许多因其岁序、补泻温凉、按时处治的医案，这也足以显示五运六气的学术价值。

五运六气是知识密集的学术，中国古代的学者和艺人，往往有浓郁的治术意识，这就是每讲其结论而不示人之所以然，使本来就深奥的学术披上了神秘的外衣，故而被称为"医门之玄机"。只有少数医家破机入境，一旦有所领悟则赞不绝口。例如刘完素称运气是"造化自然之理"，马莳称运气为"医籍中至宝"。明代宁献王朱权在《乾坤生意》中说："治病不知运气，如涉海问津。"与他同时代的无忌先生在《保幼新编》中疾呼："医师不知运气，如面墙而立。"谔谔之言，痛陈其要。

杨威副研究员致力于运气研究数年有加，常与天地生及科学史的学者盘桓问道，更有幸的是，以运气之学的身份参与国家重大传染病防治的课题，获得很多第一手资料，以其实践和理论的互动，从望道未见到拨雾见日，以其治学所得，编著了《五运六气研究》一书，现已初告藏事，虽未能尽识要妙，亦足以令人观书得益。我谨以此序为祝贺之志。

孟庆云
庚寅年冬至日
于中国中医科学院

前　　言

　　"五运六气"是以阴阳、五运、六气、天干、地支等为纲目，融合古代天文历法、气象物候、藏象、病候等广泛领域的科学知识而形成的理论学说，用以认识和阐释自然、生命与疾病的时绪规律及其联系。"五运六气"主要包括配以天干的五运（木运、火运、土运、金运、水运），配以地支的六气（风、热、火、湿、燥、寒，及厥阴风木、少阴君火、少阳相火、太阴湿土、阳明燥金、太阳寒水），运气加临及胜复、郁发等。

　　在中医领域中，"五运六气"集中论述于唐代王冰次注《素问》（又称《重广补注黄帝内经素问》）天元纪大论、五运行大论、六微旨大论、气交变大论、五常政大论、六元正纪大论、至真要大论等篇章之中，历代医家多有阐述和发挥，成为中医天人相应整体观念、因时因地因人制宜辨证论治思维的具体体现。五运六气作为重要的中医基础理论，是中医理论及临床与时俱进的动力之一。

　　概括而言，中医对"五运六气"的理论认识强调：五运所加，六气所临，迁移有位，应期变化；顺天察运，因变以求气；五气更立，各有所失，非其位则邪，当其位则正，知常而达变；顺天之变，病之可期；亢则害，承乃制；胜者复之，郁极乃发。换言之即：自然、生命、疾病在时间轴向上具有可被认知的规律性，此规律呈现波动变化和自稳调节，违背规律易发生灾害或疾病，顺应规律可促进健康或防治疾病。

　　古代习称"五运六气"、"运气"或"气运"，运、气为五运、六气的简称，"气运"多见于明清以后，可能与其时较为重视六气规律的学术风尚相关。现代命之为五运六气学说（运气学说）、五运六气理论（运气理论）、中医运气学等，前者主要见于20世纪50或80年代，后两者主要见于20世纪90年代以后。查《辞海》（1999年版，上海辞书出版社），学说是"在学术上自成系统的主张、理论"；理论是"概念、原理的体系，是系统化了的理性认识，具有全面性、逻辑性和系统性的特征"。无论运气学说或运气理论之名，都认可"五运六气"是具有学术系统性的中医理论。而运气学则将五运六气作为一门独立的学说或学科来看待。本书倾向以"五运六气理论"称之。

1987 年我在北京中医学院《内经》课程中，初次完成五运六气理论学习，懵懂中只晓得五运六气很玄妙，干支换算很繁琐，子午流注针法很神奇，还体会不出其更多的临床应用方法。在随后的学习和工作当中，按照中医前辈每年演算五运六气格局的指点，小心翼翼地摸索着五运六气的临床应用技巧，探讨着中医时间规律认识与天人相应观念的临证体现，期盼步入五运六气所示中医神圣殿堂的愿望一直萦绕心间。2004 年，有幸步入五运六气理论研究队伍，开始系统的五运六气研究工作，通过大量文献阅读、理论梳理、临床验证及名家指点之后，倍加感慨五运六气于中医的重要之余，在临床工作当中真切体会到五运六气所示规律与临证观察的契合，其对中医诊疗确有很好的指导作用，也更深地理解了对五运六气褒贬两极矛盾的原因，深切体会到五运六气理论研究工作者肩负的责任和面临的责难。

近 5 年，先后主持国家中医药管理局"隋唐中医理论创新研究"课题（06-07JP50），中国中医科学院"金元时期运气理论发展研究"课题（ZZ2006014），在国家重点基础研究发展计划（973 计划）中医理论专项（2005CB23505）、"十一五"国家科技支撑计划传染病重大专项（2008ZX10005-013）课题中，分别承担五运六气专题研究。与研究团队一起，致力于系统的五运六气文献整理、理论提炼及临床应用研究，颇有心得与收获。同时，要特别感谢潘桂娟研究员，在课题立项、实施中给予的多方面支持和指导。

天生鲁钝，学未精深，惟感五运六气理论似璞玉埋尘，故冒昧整理学习、研究之点滴心得，期得大家指点，并与同道切磋。从提高中医理论与临床水平的角度出发进行五运六气的系统理论学习与关键问题思考，切实体会到其中的三大关键瓶颈，为五运六气的地位与影响、原理与格局、临证应用法则。故不胜冒昧，力图从数千年来中医前辈们的阐述与经验中，寻根溯源，挖掘感悟，以公正平和之心致力学术，将目前所思、所得呈现于众人面前，抛砖引玉，立靶以待。

以历代文献为依据、以临床体验为参考进行五运六气关键问题思考，除个人临床经验局限的困难之外，还存在对历代文献取舍的困难。理论文献研究者通常认为"孤证不立"，对多数医家认可的观点，以较为公认而确定为正确；对个别医家或称医家个案的观点，因未得公认，难以确认。但由于历代学者见识与知识传播的局限，难免存在"真理掌握在少数人手中"的情况，历来被公认为"古奥难明"的五运六气理论更是如此。因此，本书尽能力所及采集更多的医家论述作为证据，但不惟多数医家"公认"为是，而以贯通其理为目标。

中华文明提倡"立德、立功、立言"，做学术首先要学会做人，正直、平和为人，其学问才会公允、真实。对于五运六气这样的医学玄机，更需要实事求是、广蓄博览和甄别取舍。本人唯怀诚惶诚恐之心，虚心学习、细心领会、小心求证，力求以医学与科学为标准，兼收并蓄各大家之真知灼见，逐渐形成自己的五运六气医学观点，为临床与健康服务。

本人学习、研讨五运六气的过程中，得到很多中医界前辈的指点和鼓励，也得到诸同道朋友的支持与扶助，谨在此表示衷心感谢！

杨　威

2010 年 10 月 29 日

目　录

上篇　医门之大道

中篇　原理与格局

下篇 临证应用法则

上篇　医门之大道

　　历代医家对五运六气褒贬不一，或尊为医门之圣律，或斥为伪经、私货。为解决心中困惑，首先要在历代文献中探寻答案，以明确五运六气理论的学术地位、学术影响。

第一章　中医五运六气述源

五运，为木运、火运、土运、金运、水运的总称。明代张三锡《医学六要·五运要略》① 解释："盖运者，动也，主行乎天地之间，管一年之化令也。"六气，医和论疾，"天有阴、阳、风、雨、晦、明六气"。《内经》云："天之六气，曰风、火、暑、湿、燥、寒。"《类经·逆顺相传至困而死》注："盖天地之气，以六为节，如三阴三阳，是为六气。"又天干所临，是为五运；地支所司，是为六气。五运、六气，皆有主客之分；运、气相谐，是为五运六气。

第一节　《素问》七篇"运气大论"

一、医经并论补亡之说

五运六气自王冰补入《素问》七篇运气大论（习称运气七篇）而逐渐盛行于世，对后世众多医家产生重要的积极影响，也伴随着不断的学术争鸣。对运气七篇是否《内经》原文的真伪判别，成为持续千年的争论焦点。多数医家倾向于"并论补亡"之说，少数人认为是王冰或唐代道家所伪撰。

《素问》天元纪大论、五运行大论、六微旨大论、气交变大论、五常政大论、六元正纪大论、至真要大论七篇，王冰称得自"先师张公"之秘传。"张公"据考可能为中唐时期诸医之魁首、御医张文仲，著有《四时常服及轻重大小诸方十八首》及《张文仲方》十卷，为王焘《外台秘要》所引用。运气七篇文辞古奥，篇幅浩繁，撰写体例与《素问》余篇有所区别，但多数医家认为

---

① 明·张三锡.医学六要.上海：上海科学技术出版社，2005.74

七篇大论与《素问》余篇医理一脉相通，有些医家视之为《素问》总括性篇章。

宋仁宗嘉祐二年（1057年），宋政府成立"校正医书局"，诏选林亿、孙奇、高保衡等儒臣而晓医术者，精校《素问》以下经典医籍。"正其讹谬，补其遗佚，文之重复者削之，事之不伦者缉之"（高保衡等序）。书成之后，刊行天下，并作为太医局的正式教材。王冰注《黄帝内经素问》由林亿、孙奇、高保衡等校勘、注释，孙兆改误，更名为《重广补注黄帝内经素问》（又称新校正本），成为其后刊刻传播《素问》的蓝本和依据。

宋代林亿等奉诏校注《素问》时，经考证认为：《素问》卷七失传达六百年之久，"而王冰自谓得旧藏之卷，今窃疑之"。又因其"篇卷浩大"，"与《素问》余篇略不相通"，故"窃疑此七篇乃《阴阳大论》之文，王氏取以补所亡之卷，犹《周官》亡冬官，以《考工记》补之之类"。又因《阴阳大论》与《素问》为"两书甚明"，得出结论："要之，《阴阳大论》亦古医经，终非《素问》第七矣。"

林亿等认为，运气七篇"犹是三皇遗文，灿然可观"，认同运气七篇为上古之文，对《素问》经旨的理解与阐发深有裨益，因而未将运气七篇从《素问》中删除，并从此确定王冰《重广补注黄帝内经素问》为正经、正注。其后，该书成为官方医学典籍，五运六气也成为宋太医局必授课程和必考科目，其影响历金元明清诸代，延续至今。

一些持怀疑论的说法，对《内经》、运气七篇的成书与流传提出疑问，或称运气七篇为王冰"私撰"，但由于缺少有力切实的证据，仍属推测之论。宋后乃至当代《内经》版本虽众，但新校正本王冰次注《素问》流传最广，学术影响甚巨。

近现代存在的另一不妥是：普遍认可或推崇七篇运气大论中具有临床指导意义的文字部分而否认其整体篇章的理论体系。其做法明显有失公允，难免买椟还珠之嫌，颇不可取。

现代中医药大家方药中先生、许家松先生从中医理论体系、

《素问》诸篇互证、天文历法以及语言特色等方面分析认为：运气七篇不是伪书，王冰塞入私货的说法是没有根据的；七篇运气大论不是与《内经》无关，而是与《内经》密切相关，是《内经》中一个不可分割的重要组成部分。

附：九篇运气大论之说

世传《素问》版本不同，以"大论"名篇的篇章不一，《重广补注黄帝内经素问》、张隐庵《黄帝内经素问集注》等有四气调神大论、阴阳应象大论，清代高士宗《黄帝内经素问直解》有阴阳应象大论、六节藏象大论，马蒔《黄帝内经素问注证发微》有阴阳应象大论。

后世有研究者根据《素问》各篇章内容的关联，认为《素问》中尚有其他两篇大论所讨论的内容也属五运六气，合运气七篇称之为"运气九篇"。运气九篇的说法不一，赵洪钧《内经时代》[①] 以四气调神大论、阴阳应象大论合为九篇，何爱华[②]以六节藏象论、阴阳应象大论合为九篇，还有以《素问》遗篇刺法论、本病论两篇充作运气九篇的提法。从内容关联考量，阴阳应象大论、六节藏象大论与运气七篇理法相应，可互参。

二、经文、经旨的分歧

对待运气七篇大论是否为《内经》亡佚原文的问题，反映了"经文"与"经旨"两个层面的不同认识。

立足于医史文献研究立场，注重"经文"出处的考证。由于历史证据欠缺，尚无法得到公认的结论，只能期待新的历史证据出土以解释悬疑，因此目前只能成为"持续的疑问"。

立足于中医理论研究与临床应用立场，注重"经旨"理法的考量。从医理与临证法则角度探讨，运气七篇带有《素问》总结性篇章的倾向，有助于天人相应中医学原理的深刻理解与实践操作，其"经旨"的意义大于"经文"出处。

---

① 赵洪钧著. 内经时代. 中西医结合研究会河北分会刊印，1885：108－122
② 何爱华. 王冰补移《素问》小议. 天津中医学院学报，1988，(2)：1－4

从中医历史发展进程来看，尽管运气七篇是否为《内经》佚文的问题在一定程度上影响了一些医家对五运六气理论的认同，但并未影响多数医家基于五运六气理论而带动临床诊疗思想与诊疗技能的不断发展。

当今需要关注和给予重视的是，如何运用五运六气的有效指导，更好地解决大众健康与疾病问题，而非仅仅纠缠于运气七篇何年撰成、是否《内经》经文等难以考证的问题当中。

第二节　五运六气阐造化之玄机

一、造化本于五运六气

宋徽宗钦制《圣济经》第五篇阐述运气与天地万物息息相关之理，指出："论造化必本之气运者，盖天司生，覆穹然而刚健；地职形，载赜然而止静；运以统岁，布化而递迁，相感相召而损益著，生生化化而品汇彰。"因此，包括人类在内的天地万物莫不禀阴阳五行之气以生，而"五行之气，上应五星，内彻五脏"，故"岁运更治，盈虚相从"，人可得其养，亦可受其害。医者欲知患者病之所在，虚实之所起，必须留意于运气。《圣济经》反复强调谙悉运气的必要性，认为不知运气，"不可与语造化之全功"，"不可与议道之太常"，"曾未洞达而曰能已人之疾，可乎?!"只有明此，"斯可与论至和之道"。

宋代《素问入式运气论奥》刘温舒自序云："医书者，乃三坟之经"，"其道奥妙，不易穷研，自非刻意留心，岂达玄机？且以其间气运最为补泻之要"。金代《新刊图解素问要旨论》刘完素自序解释：伏羲占天望气、察形解密而造六甲历纪，神农诏明其道，尝百药而制《本草》，黄帝命岐伯及鬼臾区以"宣陈造化之理，论其疾苦，以著《内经》"，三坟"通为教之本始，为万法宗源"。

《素问玄机原病式》序亦有类似解释，称："夫医教者，源自伏羲，流于神农，注于黄帝，行于万世，合于无穷，本乎大道，法乎自然之理。"伏羲、神农、黄帝三皇之书（三坟）"言大道"，

"但以大道为体，常道为用"。而少昊、颛顼、高辛、唐、虞五帝之书（五典）"言常道"，"非无大道，但专明治世之道"。三坟之书"法象天地，理合自然，本乎大道"。"老氏以精大道，专为道教；孔子以精常道，专为儒教。"医教源于三坟大道，欲悟大道、明常道，必于五运六气之中探求。

清代《四库全书》录自明代《永乐大典》的《宋太医局诸科程文格》，是我国现存较早的国家医学考试试题及答案集，其考题广涉五运六气，侧重于天地阴阳之理、四时之气变化以及一岁阴阳客主等，倾向"治病之工谨候岁宜，司岁之药必采暇日"。9 道诸年"五运六气所在所宜"考题，对答均以阐述天地阴阳之理为始。

清代吴谦等《医宗金鉴·运气要诀》认为："《经》曰：夫五运阴阳者，天地之道也，万物之纲纪，变化之父母，生杀之本始，神明之府也。可不通乎？又曰：治不法天之纪、地之理，则灾害至矣。又曰：不知年之所加，气之盛衰，虚实之所起，不可以为工矣。由是观之，不知运气而为医，欲其无失者鲜矣。"

中华传统文化认为，世界由混沌而太极而气分阴阳，清阳上积以为天，浊阴下辟以为地，寒、暑、燥、湿、风、火布于穹窿，木、火、土、金、水列于磅礴，"要其终也，本阴阳而一以贯之"。五运六气实为天地阴阳之道的论理工具，反映了中国人对世界的独特认识。

二、五运六气堪称医学历法

宋徽宗曾颁行运历、月令，由朝廷诏令"布告中外，咸使闻知"，"其令诸路监司郡守行讫以闻"。

自政和七年（1117 年）起，宋徽宗诏会"公布次年运历，示民预防疾病"。"运历"是根据五运六气理论而编制的关于各年的中运、司天、在泉之气和一年中各步主客气及其交司时刻的历法，预示该年及其各步气候、物候和病候特点，该年养生防病及治病的饮食、药物性味所宜等。

宋徽宗还推行"天运政治"，逐月公布各月"月令"（自政和七年十月始颁布）。"月令"的基本内容之一是各月的运气及其气候、物候、病候特点以及防病治病的药食性味宜忌。"月令"还有政治、法律、祭祀、生产等方面的内容。公布"月令"也具有"示民预防疾病"的意义。

一些现代学者认为，五运六气是一种医学历法系统。如南京大学天文系卢央先生指出：五运六气是一种独特的历法系统。靳九成先生称五运六气为"五运六气历"，在此基础上发展而成通用医历法。中国中医科学院孟庆云先生认为：五运六气是"医学气象历法"，是以天文测量结合物候为基础，用逻辑学方法编排制定的，以春分为岁首，以甲子岁为纪元，将一年分为厥阴、少阴、太阴、少阳、阳明、太阳六个季节，并通过一系列的谐调周期的巧妙安排来调整岁差。

历法是根据天象变化的规律所制订的计时系统的法则，也可以说是根据太阳、月亮、地球三者相互运动的规律以判别季节、记载时间并确定计时标准的特定法则。五运六气理论依据人与天地相应的自然观、生命观、健康观、疾病观，从不同时间层次或视角进行自然、生命、疾病规律的层析观察与集合分析，强调"五运所加，六气所临，迁移有位，应期变化"，主张顺应时绪规律以规避灾眚变化、指导健康生命活动、防治各种病证。其对时绪规律的描述细致而详尽，既本于历法规矩，也具有历法特色。

运气七篇及其他五运六气理论文献中涉及大量天文、星象、历法知识内容，由于学科领域的差异，该部分成为五运六气学习与理解的难点。从中医理论与临床实践需要出发，天文、星象、历法等知识可以作为特定的自然气候、物候、藏象、病候变化的时间标志，概要明白其理即可，不必过分浸淫其中、耗费过多精力。

第三节　病气绪归五运六气之化

一、医家有五运六气之术

宋代沈括《梦溪笔谈·象数·有常有变篇》云："医家有五运六气之术，大则候天地之变，寒暑风雨，水旱螟蝗，率皆有法；小则人之众疾，亦随气运盛衰。"沈括指出："大凡物理有常有变。运气所主者，常也；异夫所主者，皆变也。常则如本气，变则无所不至，而各有所占，故其候有从、逆、淫、郁、胜、复、太过、不足之变，其发皆不同。"医生诊病处方，"皆视当时当处之候。虽数里之间，但气候不同，而所应全异，岂可胶于一定？"

宋徽宗政和年间（1111～1117 年）集全国著名医家，广泛收集民间验方，并出内府所藏秘方，历时 7 年编成医学巨著《圣济总录》200 卷。《圣济总录》卷首即列运气，详列了甲子六十年的气化及论治，揭示胜复郁发规律，文图并见，以备查询之用。明代朱橚《普济方》也仿此而详列六十年运气变化图作为卷首总纲，图文并茂说明每年的运气变化，体现"气候、天时、物候、病候"和"司天、在泉、左右四间气六节中见五运"的系统格局。以甲子运气图列于方书卷首，体现了古人"不知五运六气，检遍方书何济"的观念。

金代刘完素《素问玄机原病式》称"医教要乎五运六气"，"识病之法，以其病气归于五运六气之化"，纳医经病机于五运主病、六气为病之列。明代马莳称运气七篇为"医籍中至宝"。明代朱权《乾坤生意》云："运气证治者，所以参天地阴阳之理，明五行衰旺之机。考气候之寒温，察民病之凶吉，推加临补泻之法，施寒热温凉之剂。古人云：治时病不知运气，如涉海问津，诚哉言也。"

后世将通晓五运六气之理作为医生高明水平的评价标准之一。如元代戴良撰《九灵山房集》卷 27 吕元膺之沧州翁传："（沧州翁）历著大要，推原五运六气、上下临御、主客胜复、政化淫正及三元九宫、太乙司政之类，殊为详明，深足以羽翼《内经》六微旨、五常政等篇。"元代黄溍撰《金华黄先生文集》卷 38 江浙官医堤举葛公墓志铭："世之言医者，执方拘论而募究其源委，多与古法背驰，于是推五运六气之标本，察阴阳升降之左右，以定五藏六府之虚实，以合经络血气之流注，而知疾病之候、死生之期，其处方剂、施砭燶率与他医异，以此名动一时。"

自宋以降，以五运六气推究阴阳升降之理、脏腑经络虚实而知病候、施针药，成为高明医生的评判标准，也是古人重视天地造化之理，用以探讨自然、人体及疾病规律的反映。本于五运六气之理以通达疾病之理，是历代众多医家的共识，本书有较多详细介绍，此不赘述。

二、五运六气多有验证但不可夸大或因循

历代五运六气文献中有很多强调知常达变的表述，如清代吴谦等编著的《医宗金鉴·运气要诀》，将运气要语编成歌诀，有运气当审常变歌："未达天道之常变，反谓气运不相应，既识一定之常理，再审不定变化情。任尔百千杂合病，要在天时地化中，知其要者一言毕，不得其要散无穷。"五运六气阐述天地与人体造化之理，理虽有常，气无必至，当审时度势、知常御变。

现代学者任应秋先生《五运六气理论》指出："第一，认为五运六气理论十之八九是有征验的；第二，当知天道有是理，不当曰理必如是，故不能拘泥其法；第三，对待五运六气理论应该是随机达变，因时识宜，顺天以察运，因变以求气，也就是要灵活地掌握和应用；第四，对待五运六气理论既不知不谕，便云乌有而不信，这种态度只能说明他下愚无知；第五，'欲以有限之年辰，概无穷之天道'，也是过分夸大五运六气理论的作用，这也是不科学的；第六，运气虽有一定的征验，但亦必须结合人体本身的强弱来因机辨理，不能一概而论。"

很多五运六气著作在论述五运六气常规格局之后，都着重解释胜复郁发、亢害承制等运气变化之机，强调五运六气有常有变，不可拘泥于常数。

第四节　五运六气为医之门径

一、五运六气为医者必修

在《宋太医局诸科程文格》所载 9 卷试题中，每卷均有一道运气考题，如卷一"问：甲子年五运六气所在所宜处方为对。"9道考题均阐述天地阴阳之理，先立其年以明五运六气，察其所在而施于药物，调一岁过愆以正一辅二奇方，治六气之药依客气立法，

因病立方，随证命药，权通意使，为后世立法。其考察经义医理的考题涉及五运六气者也较为突出，约占此类题量的1/4。

明代《医学入门·运气总论》强调学医入门须学运气。"经曰：必先岁气，勿伐天和。又曰：不治年之所加，气之盛衰，不可以为工。学者合而观之，更精于脉症，乃自得之。噫！儒之道，博约而已矣；医之道，运气而已矣。学者可不由此入门而求其蕴奥耶！"有在天之运气，有在人之运气。天时胜，则舍人之病而从天之时；人病胜，则舍天之时而从人之病。

由政府医学考试制度及医学入门著作的重视程度可知，五运六气是以法定的形式灌输到古代医生之中，促使业医者学习、研究和使用。五运六气作为医者的必修课和必考知识，其影响由宋朝延至金元、明清及近现代，甚至远播日本、朝鲜等周边国家。或称："凡医人，一要识字，二要晓阴阳，三通运气，谓之明医。医不识字，不晓阴阳，不通运气，谓之盲医。"

二、五运六气有助临证提高

不明五运六气，则不可以为医工。宋代流传"不知五运六气，检遍方书何济"。金代张元素称"运气不齐，古今异轨，古方新病不相能也"。张从正《儒门事亲》传运气歌："病如不是当年气，看与何年气运同，便向某年求活法，方知都在至真中。"

明代王肯堂《医学穷源集》云："运气之说为审证之捷法。"明代杜文燮《药鉴》称：治病当知标本，六气，本也。五运，标也。"百病根源，运气为先"，"百病生于六气，生死决于五运"。

王旭高《运气证治歌诀·总论》引陈无择所言："五运六气，乃天地阴阳运行升降之常道也。五运流行有太过、不及之异，六气升降有逆从、胜复之差。凡不合于德化政令者，则为变眚，皆能病人。故《经》云：六经波荡，五气倾移，太过不及，专胜兼并。所谓治化，人应之也。或遇变眚，聿兴灾沴。因郁发以乱其正常之德，而致折伤，复随人脏气虚实而为病者，谓之时气，与夫感冒中伤、天行疫沴，迥然不同。前哲知夫天地有余、不足、违戾之气，还以天地所生德味而平治之。经论昭然，人鲜留意，恐成湮没，故叙而记之。"并称:"运气证治方,载于《三因书》,系陈无择编辑,未知创自何人。揆其大旨,不出《内经》六淫治例与夫五脏苦欲、补泻之义。假令风木之年,而得燥金之年之病,即从燥金之年方法求治。发生之纪,而得委和之纪之病,即从委和之纪方法求治。此其道也。若谓其年必生某病,必主某方,真是痴人说梦矣。"

细究历代医书,五运六气不仅用于理解天地之气变化、人体脏腑经络与天地相应,而且在脉诊、望诊等诊察法,知病之由、审病之机、明病之所等判病法,以及施五味药食之宜、行针刺导引之补泻、运性味归经以配伍遣方等治疗法当中,均有五运六气之法的具体体现。可参考本书其他相关篇章。

第五节　五运六气探讨人与自然的内在规律

一、以五运六气研讨气象与病候关系

现代很多医家认为,五运六气涉及多学科内容,重点研讨了气象变化规律及其对人体的影响,或归之于"气象医学"范围之内。

如张灿玾先生《黄帝内经文献研究》[①] 认为:"运气学说是中医学的一个重要组成部分,它以研讨气象变化规律及其对生物界影响,特别是与人体生理、病理的关系,以便采取适应措施为内容的一门科学。""运气学说的产生,是在一个较长的历史时期,通过天文学、历法学、气象气候学等的不断发展,随着农业生产和预防医学发展的需要,逐步形成起来的一个学科。"由于运气学说本身涉及学科较多,论述的问题也比较复杂,所以直至目前,仍是我们继承发扬中医学遗产一个难度较大的课题。

任应秋先生编著之《运气学说》[②] 称:"运气学说,是中医学在古代探讨气象运动规律的一门科学。""运气学说是以阴阳五行

---

① 张灿玾. 黄帝内经文献研究. 上海:上海中医药大学出版社,2005:246-257
② 任应秋. 运气学说. 上海:上海科学技术出版社,1982:1-2

学说为支架的，并用以说明气象、气候运动的一个基本规律——动态平衡。"其增订序言强调中医学的运气学说是结合医学探讨气象运动规律的一门科学。它是在当时历法、天文、气候、物候等科学的基础上发展起来的。五运是探索一年五个季节变化的运行规律，六气是从我国的气候区划、气候特征来研究气旋活动的规律。"什么叫运气学说，仅解释为五运六气，这是不能令人满意的，因为它并没有解释清楚运气的实质。假使再问什么叫五运六气？又仅以风木、君火、相火、燥金、寒水来回答，还是不足以说明问题。"

王琦等先生编著的《运气学说的研究与考察》①称："运气学说是古人研究天体日月运行、五类元素运动引起六气变化的情况，并运用阴阳五行生克制化理论，以天干地支系统进行归纳和演绎推理，对宇宙、天地、万物、人以及疾病等方面加以整体观察的规律性总结。可属于古代医学气象学和时间医学的范畴。"运，是指木、火、土、金、水五运；气，是指风、热、火、湿、燥、寒六气。"运气"即是"五运六气"的简称。它在整体观念的指导下，尤其重视把自然现象和生物现象统一起来，把自然气候与人体发病统一起来。因此是古代医家探求自然界气候变化及与人体疾病防治规律的一门学说。

林古恒先生编著的《运气图说》②称："运气学说在祖国医学领域中是说明自然界气候变化的规律对疾病发生的因素，从而研究它的正常与反常的气候变化现象作为养生和预防疾病的依据。"因此，运气学说有其存在的价值。

邹立人先生编著的《运气知要》③称："运气学说，是中医应用五运阴阳、干支等理论来阐述天文、气象与生物和医学关系的一门科学，犹现代之医学气象学；不仅如此，它还包括了生物气象内容。"

① 王琦，等．运气学说的研究与考察．北京：知识出版社，1989：1
② 林古恒．运气图说．福建中医学院科研科、福建省中医研究所，1963：前言
③ 邹立人．运气知要．万县地区科委、万县地区卫生局，1986：1

邢玉瑞先生编著的《黄帝内经理论与方法论》① 称："五运六气学说简称为运气学说，是古人研究天象、气候、物候和病候之间关系及其规律的一种学说。它是以'天人合一'的整体观念为指导，以五行、六气、三阴三阳等理论为基础，以天干、地支等作为演绎的工具符号，来推论气候、物候及病候的变化，以探索自然现象与生命现象的共有周期规律，从而寻求疾病的发病规律及相应的防治方法，其中包含着丰富的医学气象学和时间医学的思想。它是中医学体系中理论性、系统性最强的一种学说，也是最神秘、最深奥、争议最宏的一种学说。"

综观现代各家的五运六气理论定义，虽各自描述不同，但存在较为稳定的共同认识：①五运六气理论是中医学的重要组成部分，其历史悠久；②五运六气理论是由古代多学科知识积累而逐渐形成的，其内容丰富；③五运六气理论反映了自然界气候变化规律及其对生命与疾病的影响，其医学意义肯定；④五运六气理论可作为养生、预防及治疗疾病的依据，其临床价值肯定；⑤五运六气理论是中医学研究领域中较有难度的课题，其研究难度较大；⑥仅以木、火、土、金、水五运和风、热、火、湿、燥、寒六气解释五运六气理论过于简略，其理论内涵需要系统阐述。

气候是某一地区多年的天气特征，包括平均状态和极端状态，或比喻环境和形势；气象是大气中的冷、热、干、湿、雨、雪、霜、雾、雷电、光象等各种物理状态、化学现象的统称②。专业角度认为，气候在某种意义上是天气的振动和对地球表面的影响的平均③，涉及理论概率和实际观测统计等问题，气候系统包括大气圈、水圈、冰雪圈、岩石圈和生物圈五个组成部分，分别构成子气候系统。在五运六气理论研究的医学文献中，气候、气象两词存在混淆情况，还有气之候、气之象的含义。

---

① 邢玉瑞.《黄帝内经》理论与方法论. 西安：陕西科学技术出版社，2004：393
② 辞海（1999 年版缩印本）. 上海：上海辞书出版社，2002：1321－1323
③ （英）霍顿（HOUGHTON，J. T.）主编；金奎译. 全球气候. 北京：气象出版社，1986：26

二、五运六气阐述自然科学规律

方药中、许家松先生《黄帝内经素问运气七篇讲解》[1] 指出，运气学说，即气化学说，是中医学的理论基础；运气七篇"可以说是《内经》一书基本精神的总结性篇章，是《内经》一书的极其重要的组成部分"。五运六气理论以天地一体、五脏一体、人与天地相应阐释整体恒动的指导思想；以"太虚寥廓，肇基化源，万物资始，五运终天"，"五运之政，犹权衡也"，"寒热燥湿，不同其化"，"之化之变，各归不胜而为化"，"微者小差，甚者大差"等，阐释生命的气化过程；以"气相得则和，不相得则病"，"从其气则和，违其气则病"，"非其位则邪，当其位则正"，以及"谨守病机，各司其属"，"候之所始，道之所生"，"必先五胜"等，阐释疾病的正邪病因与求属病机；以"谨察阴阳所在而调之，以平为期"，"上下所主，随其攸利，疏气令调"，"伏其所主，先其所因"等，阐释辨证诊治的灵活化裁。强调："我们对于五运六气理论的正确态度应该是认真研究，但对于其中的具体运用又不能机械地对号入座。"

田合禄先生认为，五运六气是古人在天文、历法体系基础上建立的中医理论，缘于日、月、星辰等时空规律，属于自然科学规律。

参考五运六气堪称医学历法的观点及上述各家认识，认为五运六气理论是在古代计时法则（历法）基础上，对自然、生命、疾病规律的时间模式的探讨与总结。因此，五运六气可归之于自然科学规律，是探讨人与自然内在规律的中医理论。

第二章　非医学文献中的五运六气

中医学与中国传统文化相互启迪、相互涵养、相互依存，某些重要名词概念或理论观念常常同时存在于非医学文献与中医文献之中。探讨五运六气在非医学文献中的出现频率、语义内涵、语境关联及时代变迁等，对于阐述五运六气观念的起源、演变及其受中国传统文化的影响具有一定的学术参考价值。

五运、六气、五运六气是中医五运六气理论的核心概念，在传世医学文献中的明确记载和系统阐释始于唐代王冰次注《素问》（又称《重广补注黄帝内经素问》）补入的七篇运气大论，为描述自然、生命、疾病时间轴向规律的专用词汇，一般解释为木、火、土、金、水"五运"和厥阴风木、少阴君火、少阳相火、太阴湿土、阳明燥金、太阳寒水"六气"。五运六气理论是备受争议困扰的学术领域，争议焦点涉及其学术起源、学术地位、学术范畴、学术影响、学术价值等。

五运、六气并非中医专用词汇，在中国古代文献的记载远早于医学文献的出现。在浩瀚的非医学中国古代文献中考察五运、六气词语，一定程度地了解其出现频度、语义语境及学术影响，有助于探究"五运"、"六气"的语义内容与演变，探寻同一词语在非医学与医学中的含义异同与学术关联，具有积极的学术意义。目前此类研究少见报道。

中国古代文献浩如烟海，因条件限制而难以穷尽研究，只得选择有一定体量与代表性的文献丛书，以偏概全，期窥一斑。本研究利用中国中医科学院信息所提供的网络资源，对北京书同文数字化技术有限公司制作的《四部丛刊》原文及全文检索版数据库进行检索查询及相关检索文本的内容分析、分类归纳。正文检索"五运"102 条，"六气"340 条，含"五运六气"19 条；注释检索"五运"51条，"六气"104条，其中出于《重广补注黄帝内经素问》分别为44条、58条。检索查询结果在一定程度上反映出五运、六气语词使用的历史脉络，具有一定的代表性与普遍性。

《四部丛刊》是民国时期刊印出版的大型善本国学文献丛书，由著名出版家和版本目录学家张元济先生编辑，商务印书馆于1920－1935年影印出版。《四部丛刊》以经、史、子、集分类，出版初编323种古籍（二十四史不在其内）、8548卷（2100册），续编81种古籍、1438卷（500册），三编73种古籍、1910卷（500册）①。所收"皆四部中家传户诵之书"，"选择原本极为精细，于宋、元、明初之旧刻，或名家手校本中，务取本文之尤正确者，并即其原状影印，丝毫不加移易，故原书之面目依然，而误字除原本外，绝无增加之虑"。作为大型古籍丛书的影印出版，《四部丛刊》取得重大的版本成就，"衡诸历代总集群书之多，莫胜于《四库全书》；而网罗善本之富，则当推《四部丛刊》"②③。《四部丛刊》中含有少量中医经典文献，如《重广补注黄帝内经素问》、《经史证类本草》等。

第一节　五运周环

一、史推五运之说的利害影响

明显受"五德终始说"的影响，古代朝代更替、皇权君临天下，以"应天革命"标榜天命正统，因此在《四部丛刊》史部及子部、集部多次出现朝代更替语境下的五运相承、五运相生、五运迭兴、五运相推、五运推移、五运改卜、五运真主等词语。

旧史以国家乘五运以应图谶而论定德运，以五行应运历，成史

---

① 武义内雄．说《四部丛刊》．支那学第1卷4号．叶德辉．书林清话·书林余话（卷下）．长沙：岳麓书社，1999：294－295

② 张元济，张人凤．张元济古籍书目序跋汇编（下册）．北京：商务印书馆，2003：857

③ 吴芹芳．张元济图书事业研究（华中师范大学硕士论文）．万方数据库

推五运之说，如汉为火德、唐为土德等，自秦汉之后较长时间流行于世，每当皇朝更迭之初尤被重视，在宋代文献中多处提及。如宋代司马光奉敕撰《资治通鉴》，宋代袁枢《通鉴纪事本末》载：隋恭帝禅位于唐，唐王即位改元并"推五运为土德，色尚黄"。宋代钱若水等撰《太宗皇帝实录》卷29文："奏议曰：五运相承，国家大本著于前"，"梁至周不合，迭居五运，欲我朝上继唐统，宜为金德"。

与史推五运之说相伴，至宋代已有文人明确反对帝运之兴与五运更迭相关联。如宋代欧阳修《欧阳文忠公文集居士集》卷16载："帝王之兴必乘五运者，缪妄之说也，不知其出于何人，盖自孔子殁周，益衰乱，先王之道不明，而人人异学肆其忧奇放荡之说。"明代贝琼《清江贝先生集》卷2称："其推子午卯酉及五运之王以分正统之说者，此日家小技之论，王勃儿辈之佞其君者尔，君子不取也。"此说亦广为流传。前蜀韦庄撰《浣花集》卷3有诗句"五运未教移汉鼎，六韬何必待秦师"，也表现出不以"五运"循环为羁绊的政治抱负。

五运更相推移、承替的政治化倾向，对五运之说的流传产生利害相兼的影响。一方面，五运相生相承成为广为普及的基础知识，如北周庾信撰《庾子山集》言："五运周环，四时代序。"强调五运循环的规律，其与医学五运时绪的观念相通。另一方面，单以五运相推的皇朝更替显然有违政治清明导向，故被批驳为"缪妄之说"、"日家小技之论"，"五运相推"笼罩在政治阴影之下，渐失公允、客观的学术环境。

二、五运周环，四时代序

"五运周环，四时代序"是古人对时序的一种基本认识。在宋代郭茂倩辑《乐府诗集》中有若干相关诗句，如"五运周环，四时代序，鳞次玉帛，循迴樽俎，神其降之，介福斯许"，"居中市五运，乘衡毕四时，含养资群物，协德固皇基"。强调五运按序轮替，并将五运周环与福祉相联系。

元代王恽《秋涧先生大全文集》卷100记载：王者修五政、

崇五礼，而"五日一霏微，十日一霡霂，十五日一滂沱，谓之时
雨，所以正五运之制节"。将五运之制节与雨露滋润的气候、礼崇
政修的统治相应和，其与中医"五运"之理一脉相通。而清代洪
亮吉《洪北江诗文集》卷 4 所引"重修唐太宗庙碑记"记载："盖
闻天眷有德，五运所以叠隆，民报惟功，百世而有必祀。"又清代
查慎行《敬业堂诗集》卷 29 称："持五运之中道，法冠百王之上，
嘉祥咸萃，统元会而保合天和。"将五运移行规律的决定因素归之
于"惟应天之德"、"保合天和"。

《四部丛刊》还多处引用《素问》五运行大论、五常政大论及
《太始元册》之文，用以讨论相关文字的写作年代以及五运相生相
承的观点。如宋代王应麟撰《困学纪闻》卷 3 引《太始元册》：
"太虚寥廓，肇基化元，万物资始，五运终天，布气真灵，总统坤
元，九星悬朗，七曜周旋，曰阴曰阳，曰柔曰刚，幽显既位，寒暑
弛张，生生化化，品物咸章。"从此段古诗之体的文体特征引出素
问是否出于战国之末的讨论，同文亦见于唐代王冰《重广补注黄
帝内经素问》所引《太始天元册》。

此外，清代阮元撰《研经室集一集》卷 3 在讨论"素问之黄
帝坐明堂始正天纲，临观八极，考建五常"之时，注曰："元案惠
氏士奇云，五常谓五气行天地之中者也，端居正气以候天和。"对
于五运的理解也有一定参考意义。

第二节　六气沴和

一、天有阴阳风雨晦明六气

历代儒家对《左传》以及《春秋》、《尚书》等典籍的注解
中，均提及医和论晋候之疾时所言"天有六气"。如晋代杜预撰
《春秋经传集解》卷 20 载："晋侯求医于秦，秦伯使医和视之，
曰：……天有六气，发为五色，微为五声，淫生六疾。六气曰：
阴、阳、风、雨、晦、明也，分为四时，序为五节。过则为菑，阴
淫寒疾，阳淫热疾，风淫末疾，雨淫腹疾，晦淫惑疾，明淫心疾

……"缘自医和论疾，则"阴、阳、风、雨、晦、明"六者成为国学文献中"六气"的常见注释，六气太过则成淫邪而致疾。阴阳风雨晦明之六气与中医常言的"风寒暑湿燥火"存在一定关联。

梁时萧统辑、唐代李善等同注《六臣注文选》卷 19 "六气无易"之注为："《尚书》云：曰雨，曰旸，曰燠，曰寒，曰时，五者来备，各以其序，庶募蕃庑。《左氏传》医和谓晋侯，曰：天有六气，阴阳风雨晦明。易，改也，谓不改其常行也。"提示"雨旸燠寒时"五者之序与"阴阳风雨晦明"六气之不改其常行，具异曲同工之妙。

天生六气，过度则为昏乱，须以礼节之、奉之。故晋代杜预撰《春秋经传集解》卷 25 简子问礼，论言："闻诸先大夫子产曰：夫礼，天之经也，地之义也，民之行也。天地之经而民实则之，则天之明，因地之性，生其六气，用其五行，气为五味，发为五色，章为五声，淫则昏乱，民失其性，是故为礼以奉之。"唐代孔颖达等奉敕撰《春秋正义》卷 31 亦载："传称天有六气。此言生其六气，谓天生之也，用其五行，谓天用之也，上天用此五行以养人五行之气，入人之口为五味，发见于目为五色，章彻于耳为五声，味以养口，色以养目，声以养耳，此三者虽复用以养人，人用不得过度，过度则为昏乱，使人失其性，故须为礼以节之。"

吴韦昭解《国语》卷 3 有文"黄钟所以宣养六气九德也"，其注为："六气，阴阳风雨晦明也。九德，九功之德，水、火、金、木、土、谷、正德、利用、厚生也。十一月阳伏于下，物始萌，于五声为宫，含元处中，所以偏养六气九德之本。"宋代李昉等奉敕撰《太平御览》卷 16 等亦有此文或注。九德与六气的并列隐含五行、六气的内在联系。

清代钱谦益撰《牧斋有学集》卷 15 称："左氏春秋医和之论疾源，推明六气、五味、六疾，与黄帝《素》、《难》书符合。"钱谦益此论也值得进一步讨论。

二、内感于七情、外感于六气则疾疢生

古人认为，人与天地之气相通，气失所养则生疾病，而医者需诊而治之。如明代宋濂撰《宋学士文集》卷29赠惠民局提领仁斋张君序称："人之生也，与天地之气相为流通，养之得其道则百顺，集百邪去。苟失其养，内感于七情，外感于六气而疾疢即生焉。医者诊而治之，必察其根本、枝末，其实也从而损之，其虚也从而益之，阴平阳秘，自适厥中。"

六气不齐致疾，祛之以祈安宁，见有论及。如元代虞集撰《道园学古录》卷26病符，"六气之邪孰执其契，岁行神从临午之位，青阳占运适与之值，祝以移精安和允济"。又云："六气不齐庶疾乃生，维其司之有神，孔明执其灵符以佐岁行，祷以嘉荐惠我安宁。"

七情、六气为疾病之内、外病因，诊察外之四时六气、内之五脏九窍的常异、变化，成为医者职责。《道园学古录》卷36载崇仁县重建医学三皇庙记："夫六气之沴害于外，七情之感伤于内，或不得以全其生也。"吉安路三皇庙田记："医者掌民之疾病，察四时六气之沴，五脏九窍之变，养之以食饮气味之宜，攻之以砭焫膏液之毒，其系于生死甚大而其术亦精微矣。"又云："人之生也，有形体血气之养，七情伤乎内，六气沴乎外，与夫变异伤残之不虞随而求之者，其职也。"

七情、六气之伤虽有内外之别，但又论：人之六志（好恶喜怒哀乐）或情性均禀六气以生，内之五脏六腑为情性之所由出入。汉代班固《白虎通德论》卷8论情性，曰："情者静也，性者生也，此人所禀六气以生者也。"晋代杜预《春秋经传集解》卷25载："为政事庸力，行务以从四时。……民有好恶喜怒哀乐，生于六气。"

六志（或情性）与六气的一一对应联系，并非割裂的某一气生某一志，当为共生与侧重的对应关系。唐代孔颖达等《春秋正义》卷31载："传云：天有六气，降生五味，谓六气共五味，非一气生一味，此民之六志亦六气共生之，非一气生一志，故云此六者皆禀阴阳风雨晦明之气，言共禀六气而生也。"这种看待对应关系强调共生与侧重相谐的观念，应对五运、六气等其他对应关系的理解具有重要参考价值。

疾病或为六气所致，则谨察六气、顺势而为可以祛病愈疾。宋代吕祖谦辑《皇朝文鉴》卷92云："正名百物，分辨六气，区味别性，可以愈疾。"元代许谦撰《读四书丛说》卷4武伯问孝章称："为人子者，须当谨疾。慎起居，节饮食，皆谨疾之事。而朱子又以一凡字该守身之大法，以后说言之则疾病或为六气所冠，自外而来，非人所可谨事为。"

此外，能审六气、论六气也成为明代以后对医者的赞誉之辞。明代吴宽撰《匏翁家藏集》卷39称："古者以巫医并称医，果贱述乎哉？然而辨五色，审六气，本之以七情，两之以九窍，要非儒者不能通，医非贱述也明矣。"明代贝琼《清江贝先生集》卷15深悦斋记："言其里中之良医周清远者，其论六气尤能推和之说，而一以利人为心，号其所居曰杏林小隐。"卷20载："治人者犹医之于疾也，方六气之相仇，必攻以恶石毒草，期于已疾而已。"

三、三候为气，六气为时，四时为年

按古代计时历法，"以八刻二十八分为一时，积六分而昼夜，五日为候，三候为气，六气为时，四时为年而天地备矣"。此即"节气"之气。

然而节气以四正（二分二至）分为二十四气而析为六段（六气），其理想计算与精确实测之时存在一定误差，唐宋以来已有清楚认识，清代钱大昕撰《潜研堂文集》卷14载："古以恒气分段，故即取节气名之。郭以定气分段，故易以一二三四五六之名，其积差之数，愚尝取杨忠辅统天术较之，与此不甚相远。"为尽可能使理想计算与实测相符合，古人又制定了"盈缩增损"的修订方法："夫四分岁周之一为九十一日三十一刻有奇，以实测知其不齐，于是有盈缩之限。此四限之中各有六气以平行计之。在盈限则每气十四日八十二刻，在缩限则每气十五日六十二刻。又以实测知其不齐，于是有增减损益之。率此即张子信、刘焯辈所积候而得者，步算之根生于测候之大端有二，一曰星度，一曰晷景。"由此可知，历法计时的"六气"存在恒气（理想计算）及盈缩增损（实测修订）的至少三种不同数值，这也与中医五运六气虚位、实位以及

格局推导、实际观测等取舍难题纠缠在一起。

对四时之六气的阴阳、温凉等属性的阐发，需置于天地冲和之气的交通过程之中。如清代缪荃孙辑《慎子外篇》卷1所述："天地相去八万四千里，冲和之气在其中。四万二千里已上为阳位，四万二千里已下为阴位。冬至之候，阳发于地，一气上升七千里，至六气则上升四万二千里而阳至阳位，故其气温，为春分之节也。六气而阳极阳位，故气热，而为夏至之节也。夏至之候，阴出于天，一气下降七千里，至六气则下降四万二千里而阴至阴位，故其气凉，为秋分之节也。六气而阴极阴位，故其气寒，而为冬至之节也。天地之所以能长能久者，以其阳中有阴，下降极而生阳，阴中有阳，上升极而生阴，二者交通，合为太和，相因而为氤，相昷而为氲，以此施生化之功，此变化之所以兆也。"

明代归有光撰《震川先生集》卷13之梦云沈先生六十寿序："……天以六气临地，地以五位承天，应天之气者，五岁而右迁，应地之气者，六期而环会，五六相合而七百二十气为一纪，倍之而千四百四十气，凡六十岁为一周。"虽为解释时间的"六十岁"，但所述五六之右迁、环会与中医五运六气理论内容相同，而且显示此种认识广为普及，对社会生活具一定的影响。

唐代孔颖达等《春秋正义》卷26注"六气至之"节云："正义曰：六气并行无时止息，但气有温暑凉寒，分为四时，春夏秋冬也，序此四时以为五行之节，计一年有三百六十五日序之为五行，每行得七十二日有余，土无定方，分主四季，故每季之末有十八日为土正主日也。"不止言及六气的四时之序，而且强调"六气并行无时止息"，六气、四时之序与五行之节实为同义之语。

四、乘天地之正而御六气之辨以游无穷

庄子以"乘天地之正而御六气之辨"作为人生修养的理想追求境界。《庄子》（《南华真经》）卷1曰："若夫乘天地之正而御六气之辨以游无穷者，彼且恶乎待哉！"其注为：天地者，万物之总名也。……乘天地之正者，即是顺万物之性也。御六气之辨者，即是游变化之涂也。如斯以往，则何往而有穷哉。同语在《太平御

览》称"郭象注"。唐代房玄龄注《管子》卷 10 称："是故圣人齐滋味而时动静,御正六气之变,禁止声色之淫……"注云:所以循其变也,六气即好恶喜怒哀乐。此语境下强调顺常性而御变化,也与中医"六气"理论一致。

后世也以"乘天地之正,御六气之辨,以游无穷"(如宋代苏轼《经进东坡文集事略》卷 17)或"乘骑六气遨乾坤"(如明代刘基撰《太师诚意伯刘文成公集》卷 14)作为一种人生追求的理想境界,一些诗文集里有类似表述,如元代虞集撰《道园学古录》卷 22 曰:"内推一心之至仁,参两仪而中立,昭宣三光,调顺四时,播五行之精,御六气之辨,协士钧之音,通八风之化,九功既叙,盛德大业至矣哉。"明代苏伯衡撰《苏平仲文集》卷 10 云:"乘天地之正,御六气之辨,以百岁为一息,而游于无穷。"

"御六气"还被视为修炼生息或修炼成仙的法则。魏时嵇康撰《嵇中散集》卷 4 称:"六气并御,而能含光内观,凝神复璞。"宋代姚铉辑《唐文粹》卷 65 云:"先天地而御六气,列仙神。"元代袁桷撰《清容居士集》卷 19 称:"本于黄帝,韬精炼形,御六气以游。"

《庄子》(《南华真经》)卷 4 云:"云将过扶摇之枝而适遭鸿蒙,云将曰:天气不和,地气郁结,六气不调,四时不节。今我愿合六气之精以育群生,为之奈何?鸿蒙拊髀爵跃,掉头曰:吾弗知,吾弗知。"提示六气之调和与天地之气、四时之序相应,而六气之精可孕育群生。宋代张邦基撰《墨庄漫录》卷 4 曰:"星辰荡越,三元之轨躅可寻,云雨沸腾,六气之经纶有序。"强调六气之序,六气需按一定自然时序规律轮替,人宜顺六气之序而行。

五、餐天地、四时之六气以呼吸

唐代陆德明撰《经典释文》卷 26 "列子冷六气之辨"注文:"(六气)司马云:阴阳风雨晦明也。李云:平旦为朝霞,日中为正阳,日入为飞泉,夜半为沆瀣,天玄、地黄为六。王逸注:楚辞云,陵阳子明经言,春食朝霞,朝霞者日欲出时黄气也;秋食沦阴,沦阴者日没已后赤黄气也;冬食沆瀣,沆瀣者北方夜半气也;

夏食正阳，正阳者南方日中气也，并天玄、地黄之气，是为六气。"由此可见，天地与一年四时或一日四时之气，亦合为"六气"。两注在区别中又有重叠的词语和相近的意思。

宋代唐慎微撰《重修政和经史证类备用本草》所释与《经典释文》之注一脉相承，卷5载："经言：春食朝露日欲出时，向东气也；秋食飞泉日没时，向西气也；冬食沆瀣，北方夜半气也；夏食正阳，南方日中气也。并天玄、地黄之气，是为六气，亦言平明为朝露，日中为正阳，日入为泉飞，夜半为沆瀣，及天地玄黄，为六气，皆令人不饥、延年无疾者。"并在后文记叙一人坠穴中而仿蛇服气后得体轻健、能轻举而跃出脱困的事例，以证服食六气确可令人不饥延年。

汉代王逸章句、宋代洪兴祖补注《楚辞》卷5称："飡六气而饮沆瀣兮，漱正阳而含朝霞。"注为：远弃五谷，吸道滋也，补曰飡吞也。飡吞日精，食元符也。以"洪崖赤松，飡六气而饮沆瀣"作为修炼成仙的一种要求，又有诸多"食六气"的记载，如"咀六气于丹霞"（晋代葛洪《抱朴子内篇》卷1），"握六气以自驯"（元代袁桷撰《清容居士集》卷1），"餐六气以呼吸"（清代张惠言撰《茗柯文初编》卷1），追求"和六气"或使"六气盈满"。

宋代大型道教类书《云笈七签》（宋代张君房撰）载有多种六气服食的具体修炼方法。如卷23服日月六气法，称："夫气者神明之器，清浊之宗，处玄则天清，在人则身存。夫死生亏盈，盖顺乎摄御之间也。欲服六气，常以向晓寅丑之际，因以天时告方面之时也。…合吐六气也，毕又徐徐引纲黄气……"通过六气服食的修炼方法，"上摄六气，下检河源"（卷47），追求"六气盈满，四神用虚，飞行七元"（卷52），而达"外周六气，内运五行"（卷55）的效果。其服日月六气法宜与天地、四时六气的注释相参，以利理解。

《云笈七签》卷60六炁（气）诀为："六气者，嘘呵呬吹呼嘻是也，气各属一脏，余一气属三焦。"呬属肺，呵属心等，六气各与五脏、三焦相对应，显示六气与脏腑说的进一步结合。六气诀在现代仍为气功养生修炼的基本方法之一，广为流传。《云笈七签》

卷61分别解释了六种吐气法的各自功用："天师云：内气者，一吐气有六气，道成乃可为之，吐气六者，吹呼煦嘘呬皆出气也。桑榆子曰：煦一本为呵。大抵六气之用与他本有五不同也。时寒可以吹以去寒，时温可呼以去热，嘻以去风，煦以去烦，又以去下气。嘘以散滞，呬以解热。凡人者则多呼呬，道家行气为欲嘘呬长息之忌也。悉能六气，位为天仙。"六气服食或六气修炼之法的发展，与"乘天地之正而御六气之辨"的人生理想追求存在密切联系。

六、太极冲和之气为六气

唐代元稹撰《元氏长庆集》称："是以君人之心和，则天地之气和，天地之气和，则万物之生和。于是乎三和之气诉合氤氲。""六气和乎时，七曜顺乎轨。""一年十二月，每月有常令，君出臣奉行，谓之握金镜。由兹六气顺，以道万物性，时令一反常，生灵受其病。"（卷2）清代全祖望撰《鲒埼亭集·全谢山先生经史问答》载："刘邵以为，太极冲和之气为六气。"

而"六气之和"、"六气之平"、"六气氤氲"、"六气均调"、"六气均畅"、"六气宣通"等成为常用的祈愿词语，如"二仪交泰，六气调和"（唐代释道宣辑《广弘明集》卷24），"百谷丰盈，六气均畅"（前蜀杜光庭撰《广成集》卷4），"六气之平敢即"（宋代陆游撰《渭南文集》卷23祈雨青词），"愿臻六气之和"（宋代张孝祥撰《于湖居士文集》卷38），"五行以之顺序，六气以之和平"（宋代王禹偁撰《小畜集》卷19）等，俯拾即是。在祈词语境下，常见"六气之和调"、"六气之和贵"、"六气御和，百神受识"、"六气惟和"、"御六气而平泰"等。

唐代柳宗元撰《增广注释音辩唐柳先生集·外集下》称"六气和而风雨时，五谷昌而仓廪实"为"教化"。清代姚鼐撰《惜抱轩文集》卷3称："君子躬能循天理之节，应六气之和，固筋骨之束，调气血之平，于是安乐寿考，永享天禄，然后推其意以为医药以及庶民。"表达了由社会生活及于医药健康的美好愿望。

六气周流有经纶之序，六气按序宣通则为福祉。唐代皇甫湜撰《皇甫持正文集》卷3载："古者山林数泽皆有时禁，动作之为差，月令则六气以序，百祥以来，而怀生之类，莫不跻仁寿之域。"前蜀杜光庭撰《广成集》卷 6 称："彼六气成乎大化，比秋冬春夏遵时以无亏，风雨雪霜均岁功而不爽。"卷 7 云："晋公北帝醮词：伏以六气周流，天道为生成之本。"卷 12 云："使百关宣畅，六气均调，疾苦痊瘳，福祥臻会。"卷 8 云："六气宣通，百疴痊复。"卷 13 云："愿四时有裕，六气不侵，寿命延长，邦家兴盛。"宋代曾巩撰《南丰先生元丰类藁》卷 37 言："六气莭宣，当遂神明之适伏。"

凡六气相伤谓之沴。"《尚书大传》（汉代伏胜撰，汉代郑玄注）曰：凡六沴之作，岁之朝、月之朝、日之朝后王受之。……郑玄曰：自正月尽四月为岁之朝。后志曰：凡六气相伤谓之沴。"（宋代李昉等奉敕撰《太平御览》卷 17）若六气不和，则灾害、疾病随之而至，唐代独孤及撰《毘陵集》卷 19 告之运命云："八风不和，六气不均，上天疾威，大历薦臻，俾灾流行，殄歼其人。"前蜀杜光庭撰《广成集》卷 14 云"六气内调，众邪摧殄。"又见"六气不和，灾眚荐至"（宋代王禹偁撰《小畜集》卷 16），"六气以沴"（如元代苏天爵辑《国朝文类》卷 45），"御六气之寇沴，将以游乎万物之初，顺四时而成岁也"（元代袁桷撰《清容居士集》卷 1）。

第三节　医论五运六气以治病

一、医家有五运六气之术，经言五运六气详矣

宋代沈括《梦溪笔谈》卷 7 明确记载："医家有五运六气之术，大则候天地之变，寒暑风雨，水旱螟蝗，率皆有法；小则人之众疾，亦随气运盛衰。"同时指出："今人不知所用而胶于定法，故其术皆不验。……大凡物理有常、有变，运气所主者，常也，异夫所主者，皆变也。常则如本气，变则无所不至，而各有所占，故其候有从、逆、淫、郁、胜、复、太过、不足之变，其法皆不同。"沈括明言五运六气为医家之术，强调五运六气之用需知常达

变，并附熙宁中以五运六气候京师雨期的效验之例，认为"其造微之妙，间不容发，推此而求，自臻至理"。

中医五运六气首见于唐代王冰《重广补注黄帝内经素问》，且为宋代林亿等考订为古医经，成为正经、正注，得列官学。后世言中医五运六气者，多本于《素问》经旨。清代汪琬撰《尧峰文钞》卷39跋《素问》称："经言五运六气详矣。"另有极力推崇王冰的成就，称："以岐伯论五运六气以治疾病，后世通之者唯王冰一人而已。"（如宋代王应麟撰《困学纪闻》卷9杨退修之谓，宋代晁公武撰、赵希弁重编后志《昭德先生郡斋读书志后志》卷2等）

非医学文献中，多见以通五运六气之法作为明医或大医的评述要点与衡量标准，并涉及部分五运六气的核心内容。如宋代杨万里撰《诚斋集》卷77送郭银河序："予闻郭银河妙于数，其谈祸福多奇中。……于十日十二子、五运六气言之，如汉廷诸老生之论治也，如秦医和、汉太仓公之知病也。"宋代真德秀撰《西山先生真文忠公文集》卷27云："仁甫读岐伯、伊尹之书，通五运六气之学，其心又乐于济人者，故余为之序以勉之。"元代戴良撰《九灵山房集》卷27吕元膺之沧州翁传："（沧州翁）历著大要，推原五运六气、上下临御、主客胜复政化淫正及三元九宫、太乙司政之类，殊为详明，深足以羽翼《内经》六微旨、五常政等篇。"元代黄溍撰《金华黄先生文集》卷38江浙官医堤举葛公墓志铭："世之言医者，执方拘论而募究其源委，多与古法背驰，于是推五运六气之标本，察阴阳升降之左右，以定五藏六府之虚实，以合经络血气之流注，而知疾病之候、死生之期，其处方剂、施砭烱率与他医异，以此名动一时。"

二、天以六为节，地以五为制，化而裁之以疗疾

医以达"生生之道"，宋代唐慎微《重修政和经史证类备用本草》唐本序称："盖闻天地之大德曰生，运阴阳以播物。含灵之所保曰命，次亭育以尽年。……而五味或爽时，昧甘辛之节，六气斯沴，易愆寒燠之宜……"得五运六气流行则为福祉，元代谢应芳撰《龟巢藁》卷13云："愿佛天覆帱法雨霈濡，五运六气之流行，

无灾无害。"

人与天地之气相流通，人禀六气五行以生，宋代吕祖谦辑《皇朝文鉴》卷 12 吕诲之医铭言："六气五行，人禀而生，三部九候，纳诸和平。"卷 150 载："曩学六气五运，夜宿东平王家岭，观气象至逾月不寐。"观气象为推演五运六气的方法之一，此文提示学习修炼过程。

宋代沈括《梦溪笔谈》卷 7 记述了岁运主客气、六气等五运六气的核心内容。"岁运有主气，有客气，常者为主，外至者为客。初之气厥阴以至终之气太阳者，四时之常叙也，故谓之主气。唯客气本书不载其目，故说者多端，或以甲子之岁天数始于水十一刻，乙丑之岁始于二十六刻，丙寅岁始于五十一刻，丁卯刚始于七十六刻者，谓之客气，此乃四分历法，求大寒之气。何预岁运又有相火之下，水气承之，土位之下，风气承之，谓之客气，此亦主气也，与六节相须不得为客。大率臆计，率皆此类。凡所谓客者，岁半以前天政主之，岁半以后地政主之，四时常气为之主，天地之政为之客，逆主之气为害暴，逆客之气为害徐。调其主客，无使伤渗，此治气之法也。"

"六气，方家以配六神，所谓青龙者东方厥阴之气，其性仁，其神化，其色青，其形长，其虫鳞，兼是数者唯龙而青者可以体之，然未必有是物也。其他取象皆如是，唯北方有二，曰玄武太阳水之气也，曰螣蛇少阳相火之气也，其在于人为肾，肾亦二，左为太阳水，右为少阳相火，火降而息水，水腾而为雨露以滋五脏，上下相交，此坎离之交，以为否泰者也，故肾为寿命之藏，左阳右阴，左右相交，此乾坤之交，以生六子者也，故肾为胎育之藏……"

宋代王应麟撰《困学纪闻》卷 9 也记有部分五运六气理论的基本知识："五运六气，一岁五行主运，各七十二日，少阴君火，太阴湿土，少阳相火，阳明燥金，太阳寒水，厥阴风木，而火独有二。天以六为节，故气以六期为一备。地以五为制，故运以五岁为一周。左氏载医和之言，曰天有六气，降生五味，即《素问》五六之数，《易》、《洪范》、《月令》其致一也。杨退修谓五运六气通之者唯王冰，然迁变化行度莫知其始终次序。程子曰：气运之说，尧舜时十日一雨，五日一风，始用得。"从易学角度理解五运六气理论，在学术界占有一席之地。

宋代王明清撰《挥尘录后录》卷2反映五行与六气为一的观点，有文："主人曰：客不闻五行在天乃六气，君火以名，相火以位，寒暑运行，曾无越次，矧此有形，创于神智，生生不穷，悠远之义。"也有人认为，六气、五行即为易学的一部分，如宋代释契嵩撰《镡津文集》卷18云："吾尝治易，得其四象八卦之数，凡玄之所存者，六气五行，三才七政，四时十二月，二十四节，七十二候，五纪五方，五神，五音，十二律，九宫，十日十二辰，莫不统而贯之。"五行六气一语在文献中常见，如唐代沈亚之撰《沈下贤文集》卷12云："阴阳水旱其司唯神，五行六气神得而均，如愆且灾。"前蜀杜光庭撰《广成集》卷10云："天文灾福，五行六气，三命九宫。"宋代晁补之撰《鸡肋集》卷35云："往知五行六气之动以节中而屡移。"

五运六气有常有变，宋代吕祖谦辑《皇朝文鉴》卷90沈括之良方序云："五运六气，冬寒夏暑，旸雨电雹，鬼灵厌蛊，甘苦寒暑之节从先胜复之用，此天理也。"五运六气化裁之变尤其受到重视，如宋代晁公武撰《昭德先生郡斋读书志》卷3下云："天元玉策三十卷，右启元子撰，即唐王冰也。书推五运六气之变。"宋代朱震撰《汉上易传》卷7释："圣人指而裁之，则谓之变，故昼夜六时，寒暑六气，刚柔六位，因其化而裁之，以著其变之微，故曰化而裁之，谓之变。"

又清代全祖望撰《鲒埼亭集》卷2五六天地之中合赋剖析了五六天地之中合问题："五六天地之中合，当是古语。《汉志》、《唐志》并引之而其解不同，亦各有失。《汉志》既以天五地六各居其中而合，乃又引《左氏》之六气五味而证以《国语》天六地五之文，其意乃以天五地六为中，天六地五为中之合析，中合二字为两层。但考天六地五，其数见于《素问》，而《素问》在《七略》不载其目，颇疑晚出，未知其即《国语》所指与否。若以《素问》之六气五运言，则以水木金土各一而火独兼两，故曰六气，其与《左氏》之阴阳风雨晦明不同。要之两书所云皆别为一义，无关五六中合之旨，天道固下济而正，不必以其数之偶合于地者，当之地道固上行而正，不必以其数之偶合于天者。当之《汉志》强为附会似巧实支，深宁王氏《困学记》闻竟谓《左氏》之说即《素问》之说，亦因《汉志》而误也。《唐志》专主大衍，即以五六之中为合，尽芟《汉志》枝叶之语，所见是已，而又用六日七分之术，谓一月中五卦即天策，六候即地策，则其谬也。总之，五六中合，本属大衍生成之数而五生音、六生律，历家由此而出更无可旁牵者，予因词科出是题，拟作进卷先据《唐志》以纠《汉志》，又代《汉志》合《唐志》，得二首而序以先之。"

第四节　非医学文献研究的启示

　　尽管仅从一部《四部丛刊》考察五运、六气在非医学文献中的运用及其演变问题，存在一定的偏颇与缺憾，但是，通过考察、检索《四部丛刊》非医学文献的相关内容，结合中医文献分析，可初步得出以下结论：

　　①五运、六气的文字出现，可能起于战国，肯定不晚于唐代。"五运六气"的文字出现较晚，其系统论述出现于唐宋时期，在非医学文献中的运用频度较低。其间是否存在理论成熟的先后或因果关系，尚待考证。

　　②五运、六气频繁出现在非医学文献当中，广泛涉及诸子文化、社会生活、政治历史、自然气象等方面，显现相当程度的普及性，明确其不属医学专有名词。较之五运、六气，"五运六气"与"医"的关系更为密切，在非医学文献中出现时，语境也多与医学或医者有关。

　　③五运侧重于社会政治规律的表述，六气侧重于自然时序规律的表达，二者之有序均与社会生活福祉相关联。非医学文献强调时序规律顺序周环，循天理之节，有经纶之序，以时序和顺、宣通为福，此观念有助于对中医五运六气理论的深入理解。

　　④人与天地之气相流通，故自然时序规律延展至生命、医学领

域，人宜节之、奉之，可餐天地、四时之六气以为修炼。若失序、错节、淫惑则致生疾病，化而裁之可以疗疾、养生。在医学与非医学文献中，此观念一致。

⑤内之脏腑、情志与外之五运、六气具对应关系，但不可割裂地一一对应，应为共生与侧重的对应关系。此观念尚未显见于中医古代文献，应予以一定程度的重视。

至于五六天地之中合的层次区分、盈缩增损的记气方法、天地冲和之气的交通过程等，尚需明哲指点。

第三章 中医五运六气发展简史

中医五运六气理论是以阴阳、五行为纲，将古代天文历法、气象物候、藏象病候等广泛领域的科学知识有机结合而形成的理论学说。它成为古人认识自然、认识生命、认识健康与疾病的理论核心。作为一个相对独立的中医理论，五运六气理论正式出现于唐代王冰次注《素问》。王冰补入七篇运气大论，并通过《素问》注释及别撰《素问六气玄珠秘语》等以陈其道。天元纪大论、五运行大论、六微旨大论、气交变大论、五常政大论、六元正纪大论、至真要大论七篇（通称"运气七篇"）的文字来源非为王冰杜撰，乃王冰得自"先师张公"之秘传，其文辞古奥，篇幅浩繁，撰写体例与《素问》余篇有所区别，因此引发后世质疑和考证。

围绕中医五运六气理论存在诸多现实的学术疑问，这些疑问也普遍存在于历史长河之中。以史为鉴，通过较为系统的发展脉络考察，分析历朝历代各种有关"五运六气"的理论观点与临证体验，可以为今天较为客观、公正地重新认识"五运六气"提供有力的支持与参考。

由于历代涉及五运六气的医学文献众多，粗略检索已达百部之多，尚无能力一一细致研习，故本书谨参考相关研究，杂以个人浅见，对五运六气的医学发展做一概要总结，简要阐述各历史时期的五运六气学术特点，对其中学术观点较为重要或现代研究较少报道的内容，以论文形式附录于后。书中所提供的五运六气历史发展线索，可作为进一步深入开展五运六气理论研究的参考。

第一节 五运六气的源起与开倡（远古至隋唐）

任何理论都是通过长期实践与反复思考，经过不断的实践信息反馈和理论修订而形成的。对中医五运六气理论的形成年代，自古即有不同认识，现代以来的文献与理论研究更不断为其增添新的内容，使之成为争议颇多的研究领域。

一般认为，五运六气理论是在秦汉之前的漫长岁月中逐步完善起来的，基本否定了五运六气理论"荒诞不经"或系"唐代道家所伪托"的看法。

一、早期文献记载及其医学影响

（一）气候、天文知识积累

我国自古重视对星象、气候的观测和记录，《尚书·尧典卷一》载："乃命羲和，钦若昊天，历象日月星辰，敬授人时。"长期的细致观测为六气、五运观念的产生奠定了基础。

《国语·周语下》单襄公召顷公而告之曰："天六地五，数之常也。经之以天，纬之以地，经纬不爽，文之象也。"《左传·昭公元年》（公元前 541 年）记载医和论疾："天有六气，降生五味，发为五色，徵为五声，淫生六疾。六气曰：阴阳风雨晦明也，分为四时，序为五节，过则为蓄。"《左传》鲁昭公二十五年，郑子太叔论礼，述子产之言，有"生其六气，用其五行，气为五味，发为五色，章为五声"的文字，出现了五行与六气并论。

《史记·货殖列传》载越王勾践用范蠡、计然事："计然曰：知斗而修备，时用则知物，二者形则万货之情可得而观已。故岁在金，穰；水，毁；木，饥；火，旱。旱则资舟，水则资车，物之理也。六岁穰，六岁旱，十二岁一大饥。"可知，此时已认识到自然及物产有年律性变化，"故善治生者，能择人而任时"[1]。又《史记·儒林列传》载董仲舒"以《春秋》灾异之变推阴阳所以错行"[2]。《史记·乐书》称："在天成象，在地成形，如此则礼者天地之别也。地气上齐，天气下降，阴阳相摩，天地相荡，鼓之以雷霆，奋之以风雨，动之以四时，暖之以日月，而百物化兴焉。"

---

① 汉·司马迁. 史记. 杭州：浙江古籍出版社，2000：982
② 汉·司马迁. 史记. 杭州：浙江古籍出版社，2000：939

"天地之道，寒暑不时则疾，风雨不节则饥。"① 可见，其对天地阴阳的认识与《素问》相近，重视时间规律应与农耕社会生活有关。

《素问》早期篇章"阴阳应象大论"云："天有四时五行，以生长收藏，以生寒暑燥湿风，人有五脏化五气，以生喜怒悲忧恐。"又云："东方生风，风生木，木生酸，酸生肝，……神在天为风，在地为木……"与运气七篇"在天为气，在地成形，形气相感而化生万物"的认识相互呼应。

"五运"出现于战国时代。《史记》记载，齐国邹衍"著终始五德之运"，有"主运"之作，启发后世用五行学说解释天地万物间的相互联系和时间过程的推移。《素问》运气七篇之外已应用五行理论分析各种时间节律，如《素问·脉要精微论》云："彼春之暖为夏之暑，彼秋之忿为冬之怒。"言及四时之相生、相胜关系。《素问·藏气法时论》以天干逐日标记天日，且各具相胜之能，用来认识疾病的进退缓剧、判断疾病的预后或过程。这种思想扩展到年，则为运气所主张的"五运相袭而皆治之，终期之日，周而复始"。

成书于战国的《礼记·月令》，对一年各月的气候特征、物候变化有较为详细的记载。西汉时期更加成熟，顺序排列的二十四节气已基本定形。《史记·律书》②（卷25）将十二月、十二律相配合，上合二十八宿，下应万物的生长化收藏，律历用以记录天地运行五行八正之气的时间规律。岁阳岁名纪年法、六十甲子纪日法（《史记》）在西汉初期也已盛行，干支纪时还有更早的考古学证据。《淮南子》"天文训"和"时则训"对二十四节气时斗柄所指及物候特征做了详细的描述。

运用天文历法考证的研究手段，为五运六气理论形成年代、运气七篇的成书年代等问题的研究增添了新的证据，将五运六气理论形成年代从两汉之际推至黄帝时代。

附：《五行大义》为隋代萧吉所撰，从天、地、人的整体角度对五行的象、数、义做了系统阐发。此书未论及"运气"，但后世

① 汉·司马迁．史记．杭州：浙江古籍出版社，2000：404
② 汉·司马迁．史记．杭州：浙江古籍出版社，2000：982，410－415

在注释运气七篇时常引用《五行大义》观点作为依据。《五行大义》认为五行是造化之根源，云："五行者盖造化之根源，人伦之资始，万品察其变易，百灵因其感通，本乎阴阳。"论述了五行的含义，并以易数论五行数，还论述支干名和支干数、九宫数等，论述了五行相生、相克的原理与意义。中医五运六气理论与阴阳五行观念密不可分。唐代王冰次注《素问》之前的阴阳、五行认识，对中医五运六气理论的影响如何，仍然有待深入研究。

（二）医学时间规律认识

唐代王冰《重广补注黄帝内经素问》之前的早期医学文献，虽无五运六气理论的系统认识表达，但对天地自然之气的运行时间规律以及生命、疾病相关的时间变化规律等，已有较为深刻的认识，只是文献记载较为零散。

中医学以人与天地相应而审视人体健病之变，五运六气理论以五运、六气相合而观测、预测自然变化的德化政令灾眚以及相应的人体、疫病、疾病变化规律，此观念不仅出现在《素问》运气七篇大论和遗篇，也见于《内经》其他篇章之中。如《素问·四气调神大论》有春三月发陈、夏三月蕃秀、秋三月容平、冬三月闭藏及依天时以养生的描述，称"夫四时阴阳者，万物之根本也"，"故阴阳四时者，万物之终始也，死生之本也，逆之则灾害生，顺之则苛疾不起，是谓得道"。《素问·阴阳应象大论》云："天有四时五行，以生长收藏，以生寒暑燥湿风。"四时阴阳，尽有经纪。《素问·六节藏象论》曰："天度者，所以制日月之行也。气数者，所以纪化生之用也。"天以六六为节，地以九九制会，五运相袭，周而复始，有太过、不及、平气者。

东汉张仲景所著《伤寒杂病论》创立了伤寒六经辨证，成为指导后世临床诊疗活动的重要文献。赵开美本《伤寒论·伤寒例》[①] 有"四时八节二十四气七十二候决病法"，引《阴阳大论》

---

① 汉·张仲景述. 晋·王叔和撰次. 钱超尘，郝万山整理. 伤寒论. 北京：人民卫生出版社，2005：17 – 19

云："春气温和，夏气暑热，秋气清凉，冬气冰冽，此则四时正气之序也。"触冒冬时严寒则病伤寒，寒毒藏于肌肤至春变为温病，至夏变为暑病。又云："凡时行者，春时应暖而反大寒，夏时应热而反大凉，秋时应凉而反大热，冬时应寒而反大温，此非其时而有其气。""气候亦有应至仍不至，或有未应至而至者，或有至而太过者，皆成病气也。但天地动静，阴阳鼓击者，各正一气耳。是以彼春之暖，为夏之暑，彼秋之忿，为冬之怒。是故冬至之后，一阳爻升，一阴爻降也；夏至之后，一阳气下，一阴气上也。斯则冬夏二至，阴阳合也；春秋二分，阴阳离也。"而欲候知四时正气为病及时行疫气之法，"皆当按斗历占之"。尽管对伤寒六经仍有学术上的争论，但从五运六气之三阴三阳六气角度出发以理解伤寒六经的观点，在后世占有学术上的一席之地。

　　附：目前流传的《伤寒杂病论》版本众多，其中以桂林古本论述"六气"内容为多，为伤寒学派与五运六气理论的密切结合落下伏笔。桂林古本《伤寒》论述"六气的主、客气之分及其终始"、"司天、在泉及主胜、客胜时的疾病表现"、"六气的胜复及相应的疾病表现"等，还指出"只知六气，不知五运，未尽其道"，治法为"风寒暑湿燥热各随其气，有假者反之，甚者从之，微者逆之"。并指出所论为六气之中的伤寒。

　　隋代巢元方《诸病源候论》对伤寒病、时气病、热病、温病等诸候的阐释中，都涉及四时变化及其与疾病的关系论述，五脏六腑病诸候有关于脏腑于四时、于日、于时的不同病症表现及脉象变化描述。

　　唐代孙思邈《备急千金要方·伤寒例》[1] 云："论曰：《易》称天地变化，各正性命。然则变化之迹无方，性命之功难测，故有炎凉寒燠、风雨晦冥、水旱妖灾、虫蝗怪异。四时八节，种种施化不同，七十二候，日月运行各别。终其晷度，方得成年，是谓岁功毕矣。"又云："故有天行温疫病者，即天地变化之一气也，斯盖造化必然之理，不得无之。"《备急千金要方·肝脏脉论》[2] 称：人

---

① 唐·孙思邈. 药王千金方. 北京：华夏出版社，2004：177
② 唐·孙思邈. 药王千金方. 北京：华夏出版社，2004：208

禀天地而生，内有五脏、六腑等，"凡五脏在天为五星，在地为五岳，约时为五行，在人为五藏，五藏者，精神魂魄意也，论阴阳，察虚实，知病源，用补泻，应禀三百六十五节，终会通十二经焉"。

综上可知，中国自古即已确立"人与天地相应"的思想观念，在唐代王冰之前，对自然规律及其与生命、疾病的密切联系，已积累了相当丰富的知识，特别是春温、夏热、秋凉、冬寒四时规律的认识已很普及、很深刻。这些经验、知识的积累，为五运六气的理论提升奠定了基础、提供了可能。个人认为，对明显的四时自然及生命规律的持续不断的经验积累和理论提炼，最终成就了医学领域的五运六气理论和哲学领域的阴阳五行学说。

二、唐代王冰的划时代贡献

（一）补经者、首注者

《素问》在南北朝时期（420～581年）已有亡佚。唐代宗宝应元年（762年），王冰于次注《素问》序中亦云："故第七一卷，师氏藏之，今之奉行，惟八卷耳。"王冰自称受得先师"秘本"，乃以天元纪大论、五运行大论、六微旨大论、气交变大论、五常政大论、六元正纪大论、至真要大论等七篇专论五运六气理论的内容补入《素问》，以实九卷之数。中医五运六气理论及有关格局、推测方法、对疾病的诊治等，皆从此七篇大论而出，后人论五运六气也以此七篇大论为据。

王冰在《素问》中补入运气七篇大论，使之以"医经"的地位出现，因而引起了医家的重视。王冰不但为运气七篇作注，并对其中"辞理秘密，难粗论述者，别撰《玄珠》以陈其道"。可以说，运气之学自唐代王冰乃显，自王冰之后五运六气理论以一个相对独立的理论学说形式存在于《素问》之中，成为《素问》重要组成部分。

唐代王冰补运气七篇大论充为《素问》七卷，使后人对《素问》经旨的理解有了飞跃进步，但对运气七篇是否《内经》原文的真伪判别，成为持续千年的争论焦点，多数医家倾向于林亿

"并论补亡"之说，少数人认为是王冰或唐代道家所伪撰。个人认为，对待七篇运气大论是否为《内经》亡佚原文的问题，反映了"经文"与"经旨"两个层面的不同认识，前文已做阐述。当今需要关注和给予重视的是如何运用五运六气理论指导解决大众健康与疾病问题，而非仅仅纠缠于运气七篇何年撰成、是否经文的难以考证的问题当中。

（二）非私货之人

《素问》公认非出自于一时一人之手，其早期篇章已有部分内容与运气七篇相仿，在对自然与人体的关系、人体生理活动与病理变化等认识方面，显示运气七篇与《素问》同属于一个理论体系，并带有总结与归纳的痕迹，说明《素问》及五运六气理论逐渐形成的轨迹。

王冰在《重广补注黄帝内经素问》自序中交代了运气七篇的由来。从治学态度上考量，王冰不是轻篡经文的人，对经文抱以严肃态度，严加区别注文与《素问》原文，其严谨的治学态度令人信赖。而且王冰对《素问》其他篇章与运气七篇的注解存在差异，可见注文时间有其先后，得到"秘本"之后有些问题才得以清楚，也可佐证运气七篇并非王冰自撰作品。

王冰补阙拾遗，削繁存要，使五运六气理论得以保存和流传。训诂明义，发挥经旨，凡有疑难的字、句、段都有解释，字词与文理并重。并采用唐代通行注经方法，博引古代典籍及文字学著作。后世普遍认为，王冰注文简当，字义畅达，简明扼要，昭示原文之义，又对诸多原文的背景进行说明，为后世称道。

宋代林亿等认为：《素问》卷七失传了六百年之久，"窃疑此七篇，乃《阴阳大论》之文"，结论是"《阴阳大论》亦古医经，终非《素问》第七矣"，形成"并论补亡"之说。而且承认运气七篇"犹是三皇遗文，灿然可观"，对《素问》经旨的理解与阐发深有裨益。

后世"疑为王冰所增加者不少"（日本香川修德《一本堂行余医言》），"亦多后人厕入之疵"（物徂徕《牛渚漫录》）等说法，亦属推测之辞，并无有力的实证。

王冰次注《素问》补入的七篇运气大论，使五运六气理论得到初步的阐发、传承和运用，开创了五运六气医学时代，但五运六气理论在唐代尚未达到广泛普及的程度。

三、伪托启玄子的相关著作

受唐代王冰的影响，唐末以后，一些医家开始应用五运六气理论研究诊病、用药等问题，出现了《太始天元玉册》、《昭明隐旨》、《素问六气玄珠密语》、《元和纪用经》等相关著述，多被认为是伪托于"启玄子（王冰）"的著作，清代避康熙讳后称王冰为"启元子"。

传世之《素问六气玄珠密语》，宋代高保衡等校正断为后世伪托，但"颇有发明"，是五运六气著作中较早和较有影响之作品。宋代林亿等校正《素问》运气七篇、刘温舒撰《运气论奥》都曾引用。《素问六气玄珠密语》主要对五运、六气、气运加临的各种格局、气候概况及其占候方法详加论述，对气运加临产生的各种格局及气候特点给出初步解释，补充了王冰《素问》注的不足。

《天元玉册》作者不详，托名唐代王冰所著。《天元玉册》是古代五运六气著作中比较深奥的文献，突出特色是从天度、气数角度对五运六气做出论述，还对五运交司时刻及五运所至时刻法进行阐述，分析六气升降、六郁气化之理；对灾害学和脉学也有一定意义。《天元玉册》认为五运本于太极阴阳，而"六气有升必降，有降必升，升降往来终而复始，无有休息，气交之中人所居也"。

后唐许寂自谓友人梁自然授"启元三章"，用之甚效，乃传《元和纪用经》于世，传本亦标为"唐启元子著"。《元和纪用经》文简理明，切合实用。上章论"六气用药，增损有章"，颇合运气七篇之旨，并罗列岁主所宜药物，"应运者倍之，运、气主、客、逆、从所赖者三倍之"。中章论"五味具备服饵"，以丹药应时服饵，主养主藏，固真元。后列效验 81 方，方简效弘，增减有度。清代程永培（瘦樵）高度评价该书各方疗效，称"执方疗病，辄应手愈"。

第二节　五运六气的盛行与创新（宋金元）

两宋时期，中医五运六气理论逐步进入盛行时期。大科学家沈括的肯定和运用，刘温舒的阐发奥义，林亿等人肯定运气七篇为"古医经"，加之徽宗皇帝（赵佶）的亲自倡导、宋政府的积极推行，使运气之学受到普遍重视与大力推行。但有些医家因未深究其理而采取流于程式化的简单套用方法，减弱了五运六气理论对医疗实践的指导作用，从而为金元时期的反思与创新埋下了伏笔。

金元时期，由于理学格致论理的影响，不少医家较为深入地探讨运气所述天地自然造化之理与人体现象、疾病变化的关系，并指导临床对病因、病机的认识以及药物的使用，促进了五运六气理论与临床诊疗思想的进一步融合，涌现出了从不同角度理解和运用运气的医学大家，形成了不同的医学流派，引起了学术界的争鸣，推动了金元医学的发展。近世不少学者（如任应秋先生等）认为，金元不同医学学派的形成，或多或少地、直接间接地和医家对五运六气理论的理解与创新有关。

一、宋代官方的学术肯定与推广

（一）校经、论理与实践

宋代正确评价和倡导五运六气理论者当首推沈括。沈括晚年所著《梦溪笔谈》对五运六气理论做了深刻、中肯的论述，并记载了自己的运用实例，认为"医家有五运六气之术，大则候天地之变，寒暑风雨，水旱螟蝗，率皆有法；小则人之众疾，亦随气运盛衰"。沈括根据当时、当地气候和气象的实际情况运用运气之理，批判了胶执气运格局的错误做法。由于沈括在宋政府最高统治者面前成功运用五运六气理论解决了实际问题，促进了政府对五运六气理论的重视与推广。

新校正《素问》确立了运气七篇医经地位。宋仁宗成立"校正医书局"，诏选林亿等儒臣而晓医术者，精校《素问》以下经典医籍。书成之后刊行天下，并作为太医局教材。王冰注《素问》由林亿、孙奇、高保衡等校勘、注释，孙兆改误，更名为《重广补注黄帝内经素问》，成为后世刊刻传播《素问》的蓝本和依据，确定了运气七篇的"医经"地位。运气之理也成为官方医学考试中必不可少的内容，《太医局诸科程文格》记载了宋朝考取医士的试题格式九卷，每卷均有一道运气试题，阐阴阳造化之理，以五运、六气为纲目，从理论到临床应用的论述到位。

医生欲兼通天文、历法、气象、气候较为困难，迫切需要用通俗浅显的语言解释运气之理。因此，刘温舒《素问入式运气论奥》作为第一部系统解释五运六气理论的通俗著作应运而生，因立论醇正、深入浅出、通俗晓畅，对后世影响较大。《素问入式运气论奥》计三十论二十九图，文字叙述结合简明图表，使人一目了然，收到"经目顿知妙道"之效。此法为后世研究运气者所沿用。全书以问题为标题，先名词、术语，次理论、格局，再则联系人体经络、疾病，最后归结到疾病的治则上，篇末分析了元丰四年辛酉（1081 年）的气候实况与运气推算间的异同，批驳了那种浅试不应随即否定的做法，示范性地讲解了运气淫郁胜复之理及具体运用方法，力求理论与实际的统一。

宋徽宗的大力提倡和推广，使五运六气理论的传承与实践达到高潮。宋徽宗崇信五运六气，认为"造化必本之气运"，把通晓五运六气理论视为掌握天地大道和养生治病之术的基本功。自宋政和七年（1117 年）起，徽宗诏会"公布次年运历，示民预防疾病"，还推行"天运政治"，逐月公布"月令"，包括各月的运气及其气候、物候、病候特点以及防病治病的药食性味宜忌。"运历"和"月令"，由皇帝诏令"布告中外，咸使闻知"，推动了五运六气理论的应用与普及。

宋徽宗钦制《圣济经》以明医道，专篇论述五运六气，言简意赅，辞宏理切。宋徽宗钦制《圣济总录》以运气冠于全书之首，详列了甲子六十年的气化及论治，揭示胜复郁发规律。逐年分析运气，文图并见，有较高参考价值。宋政府还颁行《局方》，令药局依气运司岁备物。《太平惠民和剂局方》中，同一成方药物可依据四季不同气候条件与人体相应的生理条件差异而进行加减变化，或细定四时宜忌标准及四时配送饮汤。

皇帝的倡导、政府的灌输、考试的约束以及各种渠道运气知识的普及，使五运六气理论在全国医学界普遍推广开来。通过颁布运气历法和药局司岁备物，五运六气理论不仅在医学界，而且在全国民众中得到畅行。

南宋陈言（无择）所撰《三因极一病证方论》，阐述"五运论"、"五运时气民病论"、"六气叙论"等，所列运气病方尤为后世研习者重视。陈言所列五运方药 10 组、六气方药 6 组，包括适应证、药物组成、剂型、剂量、炮制、煎服法及六气方在一年六步中的药物加减法以符合各步主客气之不同。这种将运气治疗原则落实到具体方药的做法，丰富和发展了五运六气理论的治疗实践。

（二）《宋太医局诸科程文格》之五运六气探讨

《宋太医局诸科程文格》① 是我国现存较早的国家医学考试试题及答案集，见于清代《四库全书》子部（医家类，9 卷），录自明代《永乐大典》（明成祖命解缙等编纂）排纂之文，原为南宋嘉定五年（1212 年）太医局"搜括近年合格程文，拔颖取尤"，依"崇宁之制"，分类汇集而成，以"开板流传"，"使外方之士知所矜式"。本节兹就其中所涉五运六气内容进行探讨。

1. 考题广涉五运六气，以推究阴阳客主之理

五运六气是以阴阳、五行、六气、天干、地支等为纲目，将古代天文历法、气象物候、藏象病候等广泛领域的科学知识有机结合而形成的理论学说，是古人认识自然、认识生命、认识健康与疾病的理论核心，历代医家多有阐述和发挥，使之成为中医天人相应整体观念、因时因地因人制宜辨证论治思维的具体体现。

唐代王冰《重广补注黄帝内经素问》补入七篇运气大论，标志着五运六气在中医理论经典中占据了一席之地。至宋代，五运六

---

① 李顺保校注. 宋太医局诸科程文格注释：宋代国家医学考试试题集. 北京：学苑出版社，2007

气得以兴盛、普及，成为中医理论的重要内容。《宋太医局诸科程文格》的考题分布情况，足以佐证五运六气医理在宋代的兴盛。

《四库全书·太医局程文提要》称，宋代医学考试原隶于"太常寺"，宋神宗元丰年间设方脉科、针科、疡科三科，常在春季三月会试，学生自由报考。迨至宋徽宗崇宁年间，医学改隶国子监，按考试成绩分为三等，每考分为三场，"第一场问三经大义五道；次场方脉及临证、运气各二道，针科、疡科试小经大义三道、运气二道；三场假令治病法三道"。南宋孝宗后又增"墨义"考题。录得墨义九道、脉义八道、大义三十七道、论方八道、假令十八道、运气九道，"厘次为九卷"。因宋代"于医学最为留意"，故其文通贯三经，辨析精微，足资启发。

《宋太医局诸科程文格》原牒、原序作于宋宁宗嘉定五年秋，为广布"设科立学以待天下医士之意"，太医局判局率本局教官，"搜括从来合格程文，拔颖取尤"，分类诸科，编纂而成，以"开板流传"，使"知所矜式，翕然肯来"。考卷命题分为"墨义、脉义、大义、论方、假令、运气"六种，遵宋徽宗崇宁制度，考察医学知识的博识、明辨、活用等综合能力，"墨义者欲观其记问之赅博也；脉义者欲观其察脉之精审也；大义则推明天文地理之奥，藏府受病之源；论方则辨析古人用方之意；假令则假设证候方治之疑，发为问目，以验识趣之高下；运气则推究一岁阴阳客主，以论治疗之大体"。

《宋太医局诸科程文格》九卷各有五运六气考题一道，分别为甲子、乙丑、丙辰、庚午、癸酉、癸丑、甲寅、甲戌、己巳年"五运六气所在、所宜、处方为对"，答案均包括五运六气原理概述、当年岁运六气特点及民病所宜药法、调一岁之方解析，重点在于阐述阴阳气运之医理、揭示气运治疗用药之大法。

此外，考察经文熟悉程度的墨义考题中，有 2 题分别出于《素问》五常政大论、六元正纪大论，题为"治病者必明天道地理"、"太阳之政"，余题为药物 3 题、脉象 2 题，肝藏象、小儿（养小为大）各 1 题。考察医理理解的大义考题中，出于《素问》七篇运气大论者 11 道，分别为至真要大论 3 题、五运行大论 2 题、五常政大论 2 题、六元正纪大论 2 题、六微旨大论 1 题、气交变大论 1 题，另有《素问》阴阳应象大论 4 题，异法方宜论、风论、上古天真论各 1 题，考题重视天地人与四时之气变化之理，余题涉及《灵枢》、《难经》、《脉经》、《太平圣惠方》、《千金翼方》等。假设病候疑难的假令考题，均以"目即节气"举例做答。

可见，《宋太医局诸科程文格》考察经义医理的考题涉及五运六气者较为突出，题量约占 1/4，考察内容侧重于天地阴阳之理、四时之气变化以及一岁阴阳客主等，倾向"治病之工谨候岁宜，司岁之药必采暇日"。

2. 应对五运六气所宜，预立寒热温凉以为治

《宋太医局诸科程文格》9 道诸年五运六气所在所宜考题，虽然叙述内容有别，答案详略各异，但概述五运六气之理纲举目张、简洁易明，且力求贴近临床实用，条分缕析，"治六气之药布于前，调一岁之方附于后"，值得细细玩味。

五运六气为天地阴阳之理，先立其年以明其气。《宋太医局诸科程文格》运气题解释，由混沌而太极而气分阴阳，清阳上积以为天，浊阴下辟以为地，寒、暑、燥、湿、风、火布于穹窿，木、火、土、金、水列于磅礴，或称"六气上横于太虚，五行下列于磅礴"，"要其终也，本阴阳而一以贯之"。年辰支移干变，运易而气移，故经曰"先立其年，以明其气"，运回薄于太虚之中，气主适于人事之变，而气化分太过、不及之殊，运统有先天、后天之异，"运则有五，随其化而统于年；气则有六，因其岁而纪其步，分司天、在泉之殊，别左右间气之异"。又云"天气运动而不息则为之客，地气应静而守位故为之主"。平和则物阜民康，乖异则物衰民病，故当察五运六气之所宜。

五运六气为医者"察其所在而施于药物"立法。因形气相感，损益以彰，上下相召，盛衰以著，故圣人"虑庶民为众邪之所害，乃随上下客主之加临，预立寒热温凉以为治，使疾疢不作，灾害不生，同跻于仁寿之域矣"。医者应"审当其所宜，而施于方治，和其运而调其化，折其郁而资其源"，高者抑之以不致太盛，下者举之以不致太衰，上下无相夺，气运得于平治。

调一岁过愆以正一辅二奇方。《宋太医局诸科程文格》依经旨，先明每年司天在泉、太少岁运，以及岁运太过、不及、平气之纪，再引《素问·五常政大论》经文以明德、化、政、令、变、病，后详此岁所宜之药与调一岁之方。如甲子年"上见少阴君火司天，中行大宫土运，下临阳明燥金在泉"，为敦阜之纪，运同地者温热化，宜用温热之药；方以附子汤，附子二两为正，干姜一两、术半两为辅，每服三钱，水煎。余年仿此，所列之方分别为乙丑年、甲戌年附子汤（附子一两，术、干姜各半两），丙辰年附子汤（附子一两，术、甘草各半两），庚午年厚朴汤（厚朴二两，天雄、干姜各一两），癸酉年升麻汤（升麻一两，人参、前胡各半两），癸丑年人参汤（人参一两，术、甘草各半两），甲寅年人参汤（人参一两，麦冬、甘草各半两），己巳年细辛汤（细辛一两，防风、泽泻各半两）。所列各方均依《大要》所云"君一臣二，奇之制也"，其方所出尚待深入考证，与传播较广的《三因极一病证方论》五运时气民病证治系列之方有显著差别，其配伍规律与临床疗效尚待研究。

治六气之药依客气立法。《宋太医局诸科程文格》以"岁前大寒至当岁春分六十日有奇"为初之气，依次为六气时日。应地者为主，静而守位，主气为常，应节候而分布，依次为木位、君火、相火、土位、金位、水位。应天者为客，动而不息，客气随司天而递迁，司天者应于三之气，在泉者应于终之气，余依三阴、三阳之序递迁。气候异常与民病流行随客气而变化，故治六气之药各依客气立法，厥阴风木之客宜辛凉之药，少阴君火之客宜咸寒之药，太阴湿土之客宜苦热之药，少阳相火之客宜咸冷之药，阳明燥金之客宜苦温之药，太阳寒水之客宜甘热之药。

总之，正如《宋太医局诸科程文格》所陈古人制用立方深意，"因病立方，贵达感受之本，随证命药，当明通变之宜"，强调遣药制方不可拘泥，"要当随病机变态之宜，达权通意使之妙"。明医、识病，当从五运六气而体察天地阴阳之理，施药、处方可依一岁阴阳客主而知五运六气方药之所宜。《宋太医局诸科程文格》阴阳气运之医理、所宜遣方用药之法则，还需置于宋代中医发展的背景之中进一步展开研究工作。

附：《褚氏遗书》的质疑与肯定

褚澄，字彦道，阳翟（今河南禹县）人，约生活于公元5世纪，于南齐建元中拜吴郡太守，后官至左中尚书。《南齐书·褚澄传》载其医术高明，著有《杂药方》20卷、《褚氏遗书》10篇。世传《褚氏遗书》为唐人整理，刻于宋嘉泰年间。《四库全书提要》认为是"宋时精医理者所著，而伪托澄以传"。该书是较早对五运六气之说提出质疑的著作。

《褚氏遗书·辨书》以回答尹彦成之问的方式，对五运六气之说提出质疑，称"气非人为，疾难预测，推验多舛"。但肯定天地存在气候规律，古人有预测天气的经验，《素问》运气七篇以"其来可见，其往可追"的思想，得出"知往知随，气可与期"的结论，颇为可取。《褚氏遗书》主张不因书废理，对疑问的取舍应通过学习前人和切身实践掌握的医疗知识进行判断。这种公允而实际的态度值得学习。

二、金元各家的临证体验与创新

（一）崇经、明病，各有感悟

金元医家各从其学术传承与临证体验出发，对五运六气之理有所感悟，有所阐发。

刘完素著《内经运气要旨论》、《素问玄机原病式》、《素问病机气宜保命集》等阐发五运六气之理。其中，《内经运气要旨论》专论五运六气，但流传不广，备述圣经、贤经的五运六气高见和妙用。《素问玄机原病式》为"推究诸病病原程式"，提出"以其病气，归于五运六气之化"的论断，将《素问》所涉病机分作"五运主病"、"六气为病"两类分别阐释，并自拟"诸涩枯涸，干劲皴揭，皆属于燥"，以示范说明。

张元素为易水学派之开山，研读《内经》凡二十余年，造诣颇深。所著《医学启源》，五运六气学术价值较高。《金史》称：

"元素治病不用古方，其说曰：运气不齐，古今异轨，古方新病不相能也。自为家法云。"强调古今气运之变，病症所出各异，治疗自不能墨守成规，后世医家有断章取义者，曲解致误。张元素所著《医学启源》重视五运六气发病，又制"脏腑标本寒热虚实用药式"，依据各脏腑的本病、标病，辨其寒热虚实，分列临证用药，其对脏腑辨证及脏腑药用的论述自成体系。还强调药物升降浮沉、性味诸法，制定药类法象，依法组方遣药，发明药物归经和引经报使，并举当归拈痛汤、天麻半夏汤为例详加说明。

张从正，学宗河间刘完素，用药侧重寒凉。所著《儒门事亲》，强调"攻邪"，以"汗、下、吐"三法尽赅一切驱邪之法，主张"先论攻其邪，邪去而元气自复也"。张从正提出"病如不是当年气，看与何年气运同，便向某年求活法，方知都在至真中"（运气歌）的运用原则，抨击五运六气刻板相待的时弊，为五运六气运用开创新机。

李杲，学医于张元素，主张内伤病从脾胃与元气立论，治疗重视培补"脾土"。所著《脾胃论》认为，"六气右迁于天、五运左迁于地"的气运运动失调，反映到人身上就是脾胃升降运动失调。提出"脾胃为气机升降之枢纽"、"脾主升，胃主降"等观点，倡"脏腑升降应四时六气"之说，注重"主气"与"客气"对机体改变的影响，倡"升阳"与"散火"的治疗法则，创补脾胃泻阴火升阳汤等处方，主张本于四时升降之理而从权选方用药。

朱震亨，学医于罗知悌，系刘完素的再传弟子。融贯刘、张、李各家之长，复参运气君相二火之说以及《易经》太极之理，创立"阳常有余，阴常不足"及"相火"之论，撰著《格致余论》、《局方发挥》，《丹溪心法》是其弟子汇集而成的著作。《素问·天元纪大论》有"君火以明，相火以位"之说，朱震亨用君火、相火解释人体生理功能，指出人身亦有二火，一为君火，即心火，一为相火，相火存在于肝、肾、胆、膀胱、心包、三焦之中，受制于心火。五性感物则心火动，相火亦随之而动；相火"动而中节，是生生不息之运用"，相火妄动则阴精自走而致阴亏为病、阴绝则死，戕伐元气。在"色欲箴"中朱丹溪反复告诫人们相火妄动之害，强调安定相火在养生、保健、防病等方面的重要意义。对运气与疾病的联系，朱震亨主张需进行认真的连续观察，细细体察发病规律，久久才能达到指导临床的目的。后世汪石山《运气易览》中亦有相同记载。

马宗素为刘完素弟子，所著《伤寒医鉴》论刘完素伤寒理论甚为精当。另著《伤寒钤法》，于元泰定间由程德斋刊行。《伤寒钤法》注重从病者的生年干支和得病之日的干支，推算出所患何病，所病何经，当现何症，当用何方，当于何日汗解、小愈或大凶，引发后世五运六气之说不辨脉理唯以干支推算的误解和争议，也成为一些医家质疑五运六气理论的实证。

后世以六气大司天之理分析金元医家的学术观点变化，多承袭陆懋修所论："守真申明仲景用寒之治，以其所值为燥火也；东垣以脾胃立论，专事升阳者，以其所值为寒湿也；丹溪专事补阴者，以其所值又为火燥也。"从五运六气角度而非社会学角度，较好地解释了金元时期各学术流派的形成原因。

表3-1　　　　金元三医家时代背景与主要学术观点

大司天甲子	医家	时期特点	主要学术观点
大司天第65甲子 1144－1174 阳明燥金司天 1174－1204 少阴君火在泉	刘完素 （约1110－1200）	青年：第65甲子阳明燥金司天	六气皆从火化
		老年：第65甲子少阴君火在泉	
大司天第66甲子 1204－1234 太阳寒水司天 1234－1264 太阴湿土在泉	李杲 （1180－1251）	青年：第65甲子少阴君火在泉	普济消毒（饮）
		老年：第66甲子太阳寒水司天	寒湿流行，损伤脾胃真元
大司天第68甲子 1324－1354 少阴君火司天 1354－1384 阳明燥金在泉	朱震亨 （1281－1358）	壮年：第68甲子少阴君火司天	阳常有余阴常不足
		老年：第68甲子阳明燥金在泉	

（二）刘完素倡五运六气为医教大道论

刘完素，字守真，号河间居士，别号守真子，自号通玄处士，金章宗赐号高尚先生。金代河间人（今河北省河间县），约生活在北宋末至金章宗承安年间（1110～1200 年），后人称为"刘河间"。刘完素提倡"守至真要大论之旨"，"六气皆从火化"，开创河间学派，位居金元四大家之首，著有《黄帝素问宣明论方》、《素问玄机原病式》、《素问病机气宜保命集》、《伤寒标本心法类萃》、《图解素问要旨论》等。

刘完素研习《内经》近四十年，认为济世之术、愈疾之法悉出《内经》之玄机，提倡五运六气理论，以五运六气为医教大道，对后世产生较大影响。

1. 医教要乎五运六气

刘完素称医为"医教"，《素问玄机原病式·序》云："夫医教者，源自伏羲，流于神农，注于黄帝，行于万世，合于无穷，本乎大道，法乎自然之理。"伏羲、神农、黄帝三皇之书（三坟）"言大道"，"但以大道为体，常道为用"。而少昊、颛顼、高辛、唐、虞五帝之书（五典）"言常道"，"非无大道，但专明治世之道"。

医教与儒、道二教并立，以阐释玄机奥妙。三坟之书"法象天地，理合自然，本乎大道"。"老氏以精大道，专为道教；孔子以精常道，专为儒教。"儒、道之书比之三坟之经，"言象义理，昭然可据而各得其一意也"。仲景《伤寒杂病论》等后世之书，为后学"有可依据"，但未备圣人之教。"医之妙用尚在三坟"，后世著述互有得失者，"由乎言求其象，象本求其意，意必合其道"。

"易教体乎五行八卦，儒教存乎三纲五常，医教要乎五运六气"，医、儒、道虽别为三门，但其道为一，可相须以用而无相失。医教源于三坟大道，"以大道为体，常道为用"，欲悟大道、明常道，必于五运六气之中探求，故《内经》曰：夫五运阴阳者，天地之道也，万物之纲纪，变化之父母，生杀之本始，神明之府也。可不通乎？又云：治不法天之纪，地之理，则灾害至矣。故不知年之所加，气之兴衰，虚实之所起，不可以为工矣。"由是观之，则不知运气而求医无失者，鲜矣！"

《内经》云：知其要者，一言而终，不知其要，流散无穷。而"大道不可以筹算，道不在数故也。可以筹算者，天地之数也。若得天地之数，则大道在其中矣。"古先圣贤善于因诸旧说所得，以意类推而得其真理，自见其伪。刘完素强调"类推运气造化之理"以明医之得失，《素问玄机原病式·序》称："运气者得于道同，盖明大道之一也。"

刘完素认为，医者"唯以别阴阳虚实最为枢要"，由规矩而取方圆，"夫运气之道者，犹诸此也"。于大道而言，"盖求运气言象之意，而得其自然神妙之情理"；于常道而论，"识病之法，以其病气归于五运六气之化"。

因此，刘完素"本乎三坟之圣经，兼以众贤之妙论，编集运气要妙之说"，著成《内经运气要旨论》。"复宗仲景之书，率参圣贤之说，推夫运气造化自然之理，以集伤寒、杂病、脉证、方论之文"，著成《医方精要宣明论》。率《内经》所言 277 字（病机十九条），"绪归五运六气而已"，"遂以比物立象，详论天地运气造化自然之理"，著《素问玄机原病式》以明其意，"虽未备论诸疾，以此推之则识病六气阴阳虚实，几于备矣"。

2. 素问原病玄机绪归五运六气

《素问玄机原病式》撮《素问》及王冰注所论病机之要，补以"诸涩枯涸，干劲皲揭，皆属于燥"，别为"五运主病"、"六气为病"，未论及《内经》五运六气格局推演，唯以运气、脏腑为纲，以病症为目，重视临床实用。复针砭时弊，列举世传运气书籍之弊，或"歌颂钤图"，举大纲以为学习之门户，"终未备其体用及互有得失"，或未得《经》之一二，妄撰妄传之书，矜己惑人；并批驳世俗之误，或谓"运气无征而为惑人之妄说"，或"但言运气为大道玄机，非生而知之则莫能学之者"。

由此可知，刘完素熟识运气之说的流传情况，洞悉其间癥结所在，从临证实际出发，抓取运气、脏腑、病症三者的联系，条分缕析以切合临证实用，而将五运六气格局推演诸说归之于《图解素问要旨论》，详略取舍尽心竭虑。仅为临证简捷提示以切中病机，只阅《素问玄机原病式》即可，但欲明五运主病、六气为病之深意，应参阅《图解素问要旨论》相关内容以窥其全貌。

《图解素问要旨论·五运本病》云："夫病之气者，诸风掉眩，皆属肝木。诸痛痒疮疡，皆属心火。诸湿肿满，皆属脾土。诸气膹郁病痿，皆属肺金。诸寒收引，皆属肾水。"其内容与《素问玄机原病式》"五运主病"相同，只增文首 5 字。《图解素问要旨论》另有"新添五脏病证"之文，如"心病为主，面赤，口干，善笑，口苦，焦臭，多言，足汗，其病心烦，心痛，掌中热，干口也"。并有"十二经本病"之论，其与"五运主病"内容区别明显。

《图解素问要旨论·六气本病》所论与《素问玄机原病式》"六气为病"内容近似，但缺少注文："足厥阴风木乃肝胆之气也。手少阴君火之热乃真心小肠之气也。足太阴湿土乃脾胃之气也。手少阳相火之热乃心包络三焦之气也。手阳明燥金乃肺与大肠之气也。足太阳寒水乃肾与膀胱之气也。"其后另有新添、旧经之文，论说病之逆从微甚、治病用药制方大法等，称："凡此六气为病之本也，候其六脉可知矣。大凡治病，必明此之寒暑燥湿风火六气，最为要也。"调治应论"五运六气造化之理、标本顺逆与三阴三阳虚实邪正者"。《图解素问要旨论·五邪生病》称："夫受病之由者，或从外而得者，或从内而得者。其六气为病者，乃风火寒三气，皆外感而得者。……若燥湿热三气者，或饥饱劳损，忧愁郁怒，悲恨孤独魑魅，皆内感而得之者。""以言脏腑十二经脉所受虚实之证，所谓标也。为其病者，寒暑风火燥湿之气，所谓本也。"

比较两书相关内容可推论：刘完素将病之气绪归于五运六气，所言五运、六气含有时位（季节主时）、性用（变化趋势或变化特征）、脏腑归经（三阴三阳）及主要病症表现等多重条理在内。单以"主病"、"本病"、"为病之本"字词理解，其间含有病之枢要、根原、条目之义。

《素问玄机原病式》论及五运、六气的季节主时，称："所谓四时天气者，皆随运气之兴衰也。然岁中五运之气者，风、暑、燥、湿、寒，各主七十三日五刻，合为期岁也。"岁中六部主位者自大寒依节气划分。又提出"夫一身之气，皆随四时五运六气兴衰，而无相反矣"，"所以寒暑燥湿风火之六气，应于十二经络、藏府也，以其本化，则能补之，相反之者，则能泄之"。刘完素重视六气性用，以类推人体疾病变化趋势或变化特征。六气又具相胜之制，如"风能胜湿则为燥也"，亦可提示病症变化趋势及治疗大法。

"六气不必一气独为病，气有相兼"，《素问玄机原病式》称："夫六气变乱而为病者，乃相兼而同为病。风、热、燥同，多兼化也；寒、湿性同，多兼化也。性异而兼化者，有之，亦已鲜矣。或制甚而兼化者，乃虚象也。"提出六气变乱的同兼、异兼、制甚兼化为病的三种不同类型，兼化者乃天机造化，有其自然之理。对制甚兼化为病者，阐发经旨而论，"谓亢过极则反兼胜己之化，制其甚也"，"五行之理，微则当其本化，甚则兼有鬼贼"，"所谓木极似金，金极似火，火极似水，水极似土，土极似木者也"，知为阴阳变化之道。

刘完素绪归病气于五运、六气，重在申明疾病变化特征与变化趋势的基本规律，此规律外应于四时天地之气变化，内合于脏腑经络之气偏盛偏衰，其间又具相互制胜之则与兼化之法，识病明此则知病之所在、所偏、所变化，以权衡之法，平其虚实即可取得疗效，而不犯"虚虚实实"之戒，故视五运、六气为原病之玄机。

3. 治病必明五行之运行数、六气之临御化

《素问病机气宜保命集·自序》称："夫医道者，以济世为良，以愈疾为善。"大道常道、病机玄机之论，均为临证识病之本。

人以天地之气生，四时之法成。《素问病机气宜保命集》云："形体者，假天地之气而生，故奉生之气通计于天，禀受阴阳而为根本。天地合气，命之曰人。天气不绝，真灵内属，动静变化，悉与天通。"故"治病必明六化分治，五味、五色所主，五脏所宜，五行之运行数，六气之临御化，然后明阴阳三才之数"。不明六气五行之所宜，气味厚薄之所用，人身为病之所由，而能必获其效者鲜矣。

地产药物各有其性，制而用之以治疾病。"六气所司之高下，在泉浅深之胜复，左右之间同与不同，三纪太过不及之理，故可分天地之化产，民病之气宜矣。"故少阳在泉，寒毒不生；太阳在泉，热毒不生；少阴在泉，寒毒不生；太阴在泉，燥毒不生，《素问病机气宜保命集·本草论》论药物各有其性，"天地赋形，不离阴阳，形色自然，皆有法象"，制而用之，使之无尽，或因其性而为用，或因其用而为使，或因其所胜而为之用制，或气相同则相求，或因其气相克则相求，或因其气有余补不足，或因其气相感则以意使者，或有同质异性、名异实同者，不可胜举。

治病当明阴阳。《素问病机气宜保命集》称："治病者，必明天道地理，阴阳更胜，气之先后，人之寿夭，生化之期，乃可以知人之形气矣。"又云："《经》所谓治病必求其本者，是明阴阳之大体，水火之高下，盛衰之补泻，远近之大小，阴阳之变通。"当顺时令而调阴阳，安脏腑而和荣卫，察病机审气宜，而少有不愈者。大凡治病必求所在，"泻实补虚，除邪养正，于则守常，医之道也"。常病服饵之药，当随四时各有增损，以顺四时之气并随证用之。追求"适可为度，各安其气，必清必净，则病气衰去，归其所宗，此治之大体也"。

治病当明标本。《黄帝素问宣明论方》云："治病之道，俱在临时审其脏腑六气虚实，明其标本，如法治之而已矣。"先除其根底，后削其枝条。《素问病机气宜保命集·伤寒论》举六经标本以为治伤寒之规矩，称：太阳病者，标本不同，标热本寒；阳明病者，虽从中气，标阳本实；少阳病者，标阳本火；太阴病者，标阴本湿；少阴病者，标阴本热；厥阴病者，中气宜温。知标本者万举万全，不知标本者是谓妄行。

治病犹权衡也，执常御变，以通为顺。《素问玄机原病式》云："水火阴阳寒热者，犹权衡也，一高则必一下，一盛则必一衰"，故"治病求其所在，偏为病，以平为期"，"治病之道，泻实补衰，平而已矣"。圣人法有定体，体变布施，药不执方，合宜而用。虽"天以常火，人以常动"，但"奈五运六气有所更，世态居民有所变"，故此一时彼一时，不可因循固步。四时天气及人体脏腑经络皆随五运六气兴衰，总使气得通利则泰和，故"人之眼、耳、鼻、舌、身、意、神、识，能为用者，皆由升降出入之通利也"。若气不通畅则怫热郁结，误治则"或微者郁结开通而不再结，气和而愈也；甚者稍得开通而药力尽，则郁结转甚也"。

总之，以五运六气为医教之大要，将病气绪归于五运六气，以阴阳变化及五行运行、六气临御而指导治病立法，适可为度而使病愈，反映了刘完素重视天地自然运气造化之理，执此以审察病机、确立治法，对后世医学产生重要影响。至于他对五运六气理论格局的阐释，集中于《图解素问要旨论》。

（三）《新刊图解素问要旨论》五运六气探讨

《新刊图解素问要旨论》亦称《内经运气要旨论》、《内经要旨论》，全书八卷，为金代刘完素所著，经弟子马宗素整理、校定。该书流传不广，宋乃光等"以现存唯一刻本清抄本为底本"收入《刘完素医学全书》①。该书撮《素问》枢要，重点探讨五运六气格局及其医学意义。

1.《素问要旨论》考证

《素问玄机原病式·序》称："医教要乎五运六气"，刘完素以其志慕兹道，究之已久，略得其意，"据乎所见，而辄伸短识，本乎三坟之圣经，兼以众贤之妙论，编集运气要妙之说，十万余言，九篇三部，勒成一部，命曰《内经运气要旨论》，备见圣贤之妙用"。

张氏等考证②，《金史·艺文志补》载《素问要旨论》八卷，《四库全书》、丹波元胤《中国医籍考》、《中医大辞典·医史文献分册》未载。郭霭春等《中国分省医籍考·河北省》医经载刘完素《图解素问要旨论》八卷，并引光绪十年修《畿辅通志·艺文略》（卷135）之说。清代嘉庆年阮元集抄《宛委别藏》及《瀛舟笔谈·提要》有载，现存台湾。北京图书馆藏有清抄本《新刊图解素问要旨论》③。《宋元明清医籍年表》认为④，刘完素《素问要旨论》已佚，其徒马宗素重编撰成《新刊图解素问要旨论》，存有清抄本。

---

①　宋乃光主编. 刘完素医学全书. 北京：中国中医药出版社，2006

②　张宗栋，张薜.《内经运气要旨论》之谜. 云南中医学院学报，1995，18（2）：47

③　张宗栋.《内经运气要旨论》小考. 中华医史杂志，1995，（1）：24

④　刘时觉. 宋元明清医籍年表. 人民卫生出版社，2005：15-30

马宗素为刘完素弟子，金代平阳人，生卒年难于确考。著《伤寒医鉴》，又名《刘河间伤寒医鉴》，指括刘完素伤寒理论甚精当，"收于《医统正脉》、《河间六书》"等。又撰《伤寒钤法》，"以歌括言伤寒证治，并加注释，以运气推演伤寒，按日时受病为治"，因提倡"以某生人于某日病某经、用某药"，在后世引起学术论争。

《刘完素医学全书》所录《新刊图解素问要旨论》有刘完素与马宗素两人之序，对该书的著作与流传情况有所说明。刘序先概述天地之道，一气清升浊降，以成天地二仪，阴阳之气各分三品，故有三阴三阳之六气。又云："天之阴阳者，寒暑燥湿风火也，地之阴阳者，木火土金水火也"；"天地之气运升降不已，阴阳相感，化生万物矣"，伏羲、神农、黄帝三坟"通为教之本始，为万法宗源"。又称："（完素）则考圣经，撮其枢要，积而岁久，集就斯文，以分三卷，叙为九篇，勒成一部，乃号《内经运气要旨论》尔，乃以设图彰奥，绮贯纪倜，袭句注辞而敷其言意，或可类推者，以例旁通，例成而陈精粹之文，训古其难明兼义，释字音以附之于后，虽言词鄙陋，所乘从俗，而庶览者昌为悟古圣之妙道矣。"刘序之言与《素问玄机原病式·序》之意相近。

马序言，其师刘完素著《要旨论》三卷，"《要旨论》者，《素问》以为天地六气，人身通应，变化殊途，其理简易，为此经视为龟镜者也。"复称：九篇三卷犹后学者尚难明义，"宗素自幼留心医术，酷好《素问》、《内经》、《玉册灵文》，以师先生门下，粗得其意趣，释《要旨》九篇，分作八卷，入式运气，载设图轮，明五运六气、主客胜负、太过不及、淫邪反正，重释《天元玉册》、《金匮灵文》、《素问》、《灵枢》，撮其隐奥运气之旨也"。序后附文云："今求刘河间守真先生亲传的本，仍请明医之士精加校定，中间并无讹舛，重加编类，镌新绣木，以文其传。"

综合两序信息，并观书中有"旧经"、"新添"诸文，或可推断：《要旨论》确为刘完素所著，但经马宗素整理后由三卷增为八卷，其后才得付梓留传。故书中发明五运六气之旨，应有刘、马两人的学术印记，恐难以区别，马宗素所著诸书亦当列为参考。

2. 五运六气格局之大小运、平气运及"年月日时同"

《新刊图解素问要旨论》以歌诀解说和"假令"举例的形式，详细阐述五运六气格局的不同推演模式，在尊《内经》运气七篇之旨的同时，对其他发明亦予记载。

《新刊图解素问要旨论·彰释玄机》释夫运、客运、主运。其中，"甲乃为夫，己乃为妇"，夫运即太过之运，尊"甲己土运，乙庚金运，丁壬木运，丙辛水运，戊癸火运"经旨，如甲子年土运承天，各主一年，"随乎一岁主一运而太少相次也"，又称"岁中天运"或"司运"。另举甲己为土运，"上半年为甲土运，下半年己土运"，余仿此。其交司之日在大寒前后，太过先至十三日，不及后至十三日。后世亦称"大运"、"岁运"、"中运"，但甲己各主半年之说较少见于其他书籍，"夫运"是否为"大运"之误文，亦未得考。

岁中五运各有主客。客运，甲子年为太宫土运，自大寒前十三日交初之运，则太宫土为初运，余依少商金、太羽水、少角木、太徵火次第。主运，逐年自大寒交司日，初木、二火、三土、四金、五水，相生而行。《新刊图解素问要旨论·六化变用》载："以年干前二干为初运之客"，主运"各随年前交初气之日"，与此略有区别。其五音太少者，阳年为太，阴年为少，但"其寄干者所在之处太少相反也"，故己巳年反为太宫，丙戌年反为少羽，癸丑年反为太徵，丁未年为太角，庚辰年反为少商。客运、主运各主七十三日五刻，与大运主治一年相区别，亦称为"小运"。

据载[1]：元代薛时平《注释素问玄机原病式》认为："为民病者小运主气，断然可凭，不中亦不远，其人受客气，经虽有言，难于准用，守真所以独取小运主气，而不及大运客气者，诚有见于此也。"后世医家多有从其论者。但如任应秋先生所指，《图解素问要旨论》"无论大运小运，主气客气之化之变，无不毕具"，薛说不足凭信。

五运成岁，所以占天望气，察天运所至，定表岁之灾变也。阳

---

① 李仁述. 刘完素大小运气议. 中医药学报，1984，(2)：31，27

干合阳支，用事疾速，太过而盛；阴干合阴支，用事徐迟，不及而衰也。"阴年不及，遇所克所生者，同化也，乃邪气化度也。阳年太过，运只一化，乃正气化度也。"非太过、非不及者为平气运。《新刊图解素问要旨论》对平气运解释颇详，总以"随运之经言病之寒热温凉，以运气推移上下，加临参合而取盛衰，则可以言其病之形势也"。

或以上下干支加临推之。如《新刊图解素问要旨论·推天符岁会太一天符法》曰：五运不及之年，胜己者来克之，己气衰而灾，若遇年前大寒时交气时，各月干德符，则各无胜克交灾之生，便为平岁。且天符、岁会、太一天符（太乙天符）、同天符、同岁会、支德符、干德符之类，"此皆是平运之岁也"，则"其运化行皆应期而至，万物生长收藏及人之脉候，皆顺天气而无先后之至也"。若遇太过之岁，虽得符合相助，则其气转盛，必有变矣。《新刊图解素问要旨论·推大小差郁复》言："太过天刑运反平"，"虽岁运太过而气制之，其化减半，而运反平也"。又"木运上临太阴，则反同正宫，是谓土运之化同地，余皆仿此"。

或以脉气及天气时位为判。《新刊图解素问要旨论·司天不应脉》云："至春分之前，……若得甲子以来，天气温和，是应至而至也。已得甲子，天气大寒者，是至而不至也。未得甲子，天气大寒者，是未至而至也。应至而天气大暄，是至而太过。应至而气反大寒者，是至而不及也。"

《新刊图解素问要旨论》阐释的六气司天司地及主气客气之法，与《内经》大论相同，但以"司地"言"在泉"。书中强调甲子为天地阴阳之气之始，"甲应土运，故为五运之君主"，子为阳气之首，午为阴气之初，"子午之上，少阴火为六气之主，而为元气之标矣"。

《新刊图解素问要旨论·传病法》传"马宗素述黄帝玉甲金钥机要传病法"，运与支同的岁会"得病皆重，年月时同皆仿此"，运、气、支三同的太一天符"九死一生，年月日时并同"。可知，干支甲子实为天地之气运升降与阴阳相感化生的论理工具，故《新刊图解素问要旨论》引入"年月日时同皆仿此"的观念，突破

了仅以五运六气探讨全年或四时的天地阴阳及民病变化的限制，其
开创性对后世产生影响。

　　书中亦阐明："凡天地淫胜，不必皆然。随气胜衰，变生其
病。"故"推其至理，命其所在而可征矣"，格局推演仅为推算模
式，具预测提示功用，重在透彻阴阳变化之理、观察天地与人体的
变化征象，知其常而御其变。

　　此外，《新刊图解素问要旨论》记载有求天运来时法、求五运
交司日法、求大寒交司日法、求司天司地日交司等甲子推演算法，
总以大唐麟德元年甲子岁（AD.664）正月一日己酉朔为基准，至
金代明昌四年癸丑岁（AD.1193）积得530年，按年月日及交司时
刻计算其数，得其确切干支甲子。此计算方法虽显繁复，但易于理
解，结果确切。书中癸丑岁记为大金明昌三年、四年不一，考
《万年历谱》①金章宗完颜璟明昌元年为公元1190年，癸丑当为明
昌四年。

3. 人体与天地五运六气相应，针药补泻以满天寿

　　人体重在脏腑、经脉，其与天地之五运六气相应。故《新刊
图解素问要旨论·通明形气》云："夫天有五运，人有五脏。五脏
者，应五行，乃金木水火土，五运者，乃风火燥湿寒，皆应阴阳，
天地之道也，万物之纲纪，变化之父母，生杀之本始，神明之府
也。"又云："凡脏腑各主一脉，以为手足三阴三阳十二经脉也，
通行荣卫，纵贯百骸，周流而无已矣。"人体通过脏腑、经脉运行
气血，以应天地之五运六气之化。又书中以命门（右肾）为心包
络之脏，应于手厥阴之经，主相火而相行君命，合为六脏六腑，以
应三阴三阳六气之数。

　　天地阴阳运行以平为期，无胜衰则无胜复、淫治、灾眚之变；
人体脏腑、经脉亦以和平顺畅为要，和则无疾病，不和则病由生
也。《新刊图解素问要旨论·五邪生病》称："夫五行之道，正则
和平，而递元相生相济，否则邪生，元相克伐。"而五运六气格局
推演的目的是明自然之理、造化物之由、三才之道，以判断自然、

---

　　①　鞠德源. 万年历谱. 太原：山西人民出版社，1989：164，264

生命及疾病变化规律，便于采用有针对性的有效医疗干预措施而保持中正和平的健康状态。

"密符天机，预防祸患，勿使受邪而生其疾，乃得身安而满其天寿矣。"《新刊图解素问要旨论·守正防危》曰："然养生之要，内功外行，衣饮药食，诸所动止，应其时候，各有宜否，宜者为之，禁者避之，盛者制之，衰者益之，使气血和平，精神清利，内无邪辟，外没冤嫉，安得有祆患夭枉而至于己矣！"又云："五行造化之理，养生之道也，正则和平，互相济养，变则失常。"可知，调动各种修行方法，顺应天时所行之体内外变化，以趋利避害、补虚泻实，是保健养生的基本法则，具体实施有药食、针刺及导引之术。

各岁有所主药食之宜，以药食之五味温凉纠四时之偏。如"上下徵火宜以咸寒"，"上羽宜苦温，下羽宜苦热"等；或以运气加临而论，"必明岁中运气同异、多少而以制之也"。或称"假令风木之胜，多食辛凉制其肝木之胜，少食酸温勿佐木强，多食甘物佐其土衰，以平为期"，余皆仿此，则"五运六气之用，有胜至则以制其胜而益其衰，无胜衰则当明主客同异而以为其法"。客气同宜服主气不相得之化，客气异则可小犯其主之化，邪气反胜其主则可犯其主化，故冬气寒时需厚衣、暖居、饮食宜温，余时同理。又食入五味以养五脏，如"酸先入肝"，五脏得其五味，随其本化，便为五气，"酸化为温，苦化为热，甘化重阴，辛化为凉，咸化为寒"，故气味不可偏食，偏食过久则五脏偏倾而生疾病。

以针刺之法补泻生脉，总以"适其气岁，先取化源而以刺之，郁者取而折之，衰者资而益之，强者抑而制之，弱者扶而补之，以平为期，勿使盛衰而生其病矣"。取其化源之法，"是谓先与五常气位未主之前，适其运气胜复之甚兆已张，方可取其化源而用针补泻也"，如风木将胜，则"苍埃乃见，于林木乃由声，东风数举，雨湿不行，岁星明大，镇星光芒"（彰其兆也），于年前十二月（常位之前），"用针泻其木而补其土"（抑强扶弱），余者类此。又言六化之源即中封（肝木之源）、通里（君火真心之源）、内关（相火少阳心包络之源）、公孙（脾土之源）、列缺（金肺之源）、涌泉（肾水之源），取化源者，谨候其时，而行针刺补泻之法。"其气欲旺之前，迎而取之，泻其盛气，勿使行盛而生其疾；补衰之源，勿令受邪而生其疾。"亦可偏取一脏之背俞，"揣定其穴，先以六字气法调和阴阳"，再诊脉知气至而行补法，且"甲子日子时，乙丑日丑时，丙寅日寅时，丁卯日卯时，补泻最验"。

"无为无事则为清净，乃习道之本，养生之要"，心火纵之则狂，制之则止，故书中主张"常以志意存想丹田，深视内定，则火入水乡，其火息矣"。出先圣"自然胎息"及"达摩胎息至理"，常降心火于丹田，外境不入，内景不出，一气不散，委于气海。又引扁鹊法，于冬至、夏至后，各以鼻引清气，闭口不出而炼就阴阳。或遇伤寒初觉，四肢小疾，五脏微疴，则静坐澄心定息，或运心气于所病之所，则病气自散。又以六字气法治五脏积滞，"春不可呼，夏不可呬，冬不可呵，秋不可呼，四时常唏"，"有余则引其子，不足则杀其鬼"。

可见，人体与天地五运六气变化相应，脏腑、经络通行气血，而养生之法重在应时之所宜，可借助药食、针刺、导引等法补衰抑盛，而达健康和平的长寿目的。

4. 诊病之法合于五运六气之理，论病之标本传变以治病

《新刊图解素问要旨论·元相胜复》曰："大凡治病，先求其治病之由，次审病生之所，知本知标，而悉明矣。"受病之由无非从外、从内，病生之所不离脏腑、经脉，而五运六气为天地与人体之变化纲纪，或寒暑淫胜外感而为病，或盛衰郁怫内伤而致疾，病生之所或在脏腑而之经脉，或由经脉而之脏腑，故书中详列五脏本病、十二经脉本病、五运本病、六气本病及六气化为病等，虽各有别，但同属者病症互有相交。

《新刊图解素问要旨论》尊《内经》大论之旨，详列五运太过不及、六气司天司地等对应的自然及人体变化。如上下加临，"岁火太过，上临少阳、少阴，火燔火燓，水泉涸，物焦槁，病反谵妄狂越，咳喘息鸣，下甚血溢，泄不已，太渊绝者死不治"。又提出：虽平气运之年，其用各异，亦有病变可能，病势多较缓和。

天地之气上升下降，运气常先，无所不胜，归所同合，"虽云归从而生其病，病生者非其位则变生病矣"。故大温发于辰巳，大热发于申未，大凉发于戌亥，大寒发于丑寅，本发于春夏秋冬正位；郁极乃发，待时而作，大纪暴急，其病危，七十五日而发。微者徐，其病相持，一百十五日而发。书中强调病之寒热温凉、徐微急暴与天地之气变化的密切联系，而未以内感、外伤区别其受天地之气变化影响的大小。又载"病生之绪有四"，一者因气变动而内成积聚、癥瘕、癫痫之类，二者因气变动而外成痈肿、疮疡、痛痒之类，三者不因气之变动而病生于内，则留饮、饥饱劳损、喜怒之类，四者不因气之变动而疾病生于外，则暗气、虫蛇、风寒暑湿之类。此以病势之气变动与否、病位之内外的疾病分类法，耐人寻味。

诊病之法合于五运六气之理，医者"必凭闻望切知其病，总而与天地时日阴阳相合，推其生克而为法"。诊脉可反映脏腑、经脉之气盛衰，而"凡天之六气所至，则人脉亦应之而至也"（卷五·五脏所宜），故有"天和六脉所至之状"（随六部主客气所至而应见之脉），"地之六脉"（如厥阴风主肝其脉弦），司天不应脉（皆随君火所在乃脉沉不应也），六气六位之脉（左尺阳气之始，太阳寒水之位，肾与膀胱之脉见之；次生木，左关厥阴风木之位，肝胆脉见；次生君火，少阴暑火之位，心与小肠脉见；次生相火，右尺阴气之始，命门与三焦；次生土，右关，太阴湿土之位，脾胃脉见；次生金，右寸阳明燥金之位，肺与大肠脉见，次生水于左尺，周而复始），岁中六步主位之脉（如初之气分，其脉大小长短不等）等。书中申明，"大凡脉候神明"，应"天地相参，审其同异，察其胜衰，适气之用，可以切脉之盈虚，断病之祸福矣"。五运六气所应脉法，较之四时之平和脉（春弦、夏数、秋涩、冬沉）更为细致，反映了脉以候神、脉以候气之变化的日益深化。

治病之法，或用针刺，或用药食。《新刊图解素问要旨论·通明形气》称："用针者，明脏腑阴阳，调合逆顺，补泻迎随。"故针可治神，养身，攻邪顺宜，知脏腑血气之渗，随病所宜，内外调之，以平为期。用药食者，体察药之温热寒凉、升降浮沉，辛散、酸收、甘缓、苦坚、咸软，"适其病之标本，脏腑寒热虚实、微甚缓急，而以将其药之气味，随正所宜，而以制其方也"。列岁主药食之宜等。

知百病之害需论标本。"大凡治病，必明标本中气之化而寒热温凉之治耳"，"少阳、太阴从本，少阴、太阳从本从标，阳明、厥阴不从标本"，《新刊图解素问要旨论·论标本》在旧经所言六气标本不同的基础上，新添解释："少阳之本火，太阴之本湿，本末同，故从本也。少阴之本热，其标阴，太阳之本寒，其标阳，本末异，故从本从标。阳明之中、厥阴之中气之化者，阳明中气为湿，厥阴之中气热，故阳明、厥阴不从标本之化，从乎中。中气者人气也，人气为庸矣。"又少阴本热，其标少阴；太阳本寒，其标太阳；太阴本湿，其标阴；少阳本热，其标阳；"阳明其本燥，标为阳，其性凉，清化凉，与标本不同，而反同其太阴湿土也"，三阴三阳标本不同，故感于寒而病热者有两感所受，表里俱病，内外受病，上下加临，需从标本论治。

此外，《新刊图解素问要旨论·传病法》强调体察运气造化之理，"习之者，先明运气逆顺，胜负造化，四时旺相，调治四时所用，皆先看司天日也"。所载"桑君所传加临法"，以五行生克而论四时与司日休王，如"春，木王，火相，土死，金囚，水休，甲乙日同"。所载"四时伤寒传正候法"，则"须将人之相属加在左右间气之上，司地在阳乃加左间气，在泉在阴乃加右间气，数至司天气上，见何脏腑，先受病也"。即以某年生人在某年某日得病，或用时辰，或用时辰加左右间气，或用左右间气与相属者，推算日辰及脏腑病位、病势预后等。《伤寒钤法》亦为类此之说。

同时，《新刊图解素问要旨论·六气本病》指摘未达经旨而以小法旁门递相传授者，"则如世传《灵枢》、《甲乙》以为课之术，以六十甲子为法，将日干取运，日支取气，便言何脏受病，其宜何治，而几时痊愈"，或"世传十二经络病证歌诀以为课病之法，然以始病之日以干取运，以病人支干加在日运帝王之辰，阳命之人顺而数之，阴命之人逆而数之，至于得病之日，见何干支，便为是何脏腑受病，如何传"，或"及夫日中运气与人命相合加临，取其相生相克以定吉凶者"，"或将日中支干纳音与病人命及支干相合而定吉凶者"，仅以此类推算为识病治病之法者误也，因"此是推平人灾福之法，非为占病之道也"。

从书中尚难分辨刘完素原论为何种观点。《新刊图解素问要旨论·六气本病》亦载："欲穷病之吉凶，必明岁之天地盈虚，运之太少，谨察复胜之用，适主客同异盛衰，次推病之标本，何气使然，以厉何脏及虚实，将岁中运气加临，取其同异逆从，而可定其吉凶者也。""凡言病之吉凶，必明病之脏腑虚实，而与岁中运气胜负之变而以加临可以言也。""必凭闻望切知其病，总而与天地时日阴阳相合，推其生克而为法。审察间其逆从而以随证治之，适其治之逆从可否而以言其吉凶，慎不可治其阴阳而已。"可见，病势、传变及预后可以推测，但应全面考虑身体状态、运气加临、脏腑虚实、疾病邪气等多种因素，以临证考察所见及疾病客观规律作为推测的依据，不可脱离实际而故弄玄虚。

综上所述，《新刊图解素问要旨论》传承刘完素学术思想，就五运六气格局及其医学意义进行了较为详细的说明与阐释，可为后人进行临证体验提供线索或依据。虽然无法确切推断何出完素、何出宗素，但瑕不掩瑜，值得深入探讨。

（四）《儒门事亲》五运六气治法述要

张从正，字子和，自号戴人，金代名医，位列金元四大家之列，创攻下学派。其学宗河间刘完素，用药侧重寒凉，著《儒门事亲》3卷，为中医理论与临床实践紧密结合的著作，后以门人弟子补录、增刊为15卷本，流行于世[①]。

《儒门事亲·治法心要》卷14载运气歌一首："病如不是当年气，看与何年气运同，便向某年求治（活）法，方知都在至真中。"运气歌在刘纯、汪机、张介宾等的后世著书中有较多转引，具有一定学术影响。研读《儒门事亲》可知，张从正承宋元医学推崇五运六气经旨之风，侧重于将五运六气之理融会运用于临证治

---

① 金·张子和撰．邓铁涛，赖畴整理．儒门事亲．北京：人民卫生出版社，2005：
348

法之中，对后世多有启迪。

1. 风暑火湿燥寒六气为识病究治之纲

《儒门事亲》多以风、暑、火、湿、燥、寒六气为纲，论述病症，确立治法，归纳遣方，排列病案。如张从正亲撰的《儒门事亲》（卷1~3）30论中，有9论言及六气，言及五运、运气者各1论。治病百法（卷4~5），首论风、暑、湿、火、燥、寒之病症与用药，其六气与五脏为病的解释不同于常，风者厥阴风木之主，肝木为病，人气在头；暑者为少阴君火之主，肺金为病，人气在胸、在腹；湿者为太阴湿土之主，肾水为病；火者少阳相火之主，肺金为病；燥者是阳明燥金之主，肝木为病；寒者是太阳寒水之主，心火为病。十形三疗（卷6~8），首载风形、暑形、火形、湿形、燥形、寒形病案99篇；撮要图（卷10）综论六郁之病、六气主时特点及其运针、用药治法等；治病杂论（卷11）、三法六门（卷12）均列风、暑、火、湿、燥、寒诸门，阐述六气病证及其调治之法。

张从正禀《内经》气论而释六气司化之常与六气之变。天以气为橐，地以气以持，万物感以气而生，及其病莫不以气而得。《儒门事亲·九气感疾更相为治衍》云："夫天地之气常则安，变则病，而况人禀天地之气，五运迭侵于其外，七情交战于其中。是以圣人啬气，如持至宝。"风之气和平而璺启，热之气暄而舒荣，火之气炎暑而出行，湿之气埃溽而员盈，燥之气清劲而凄怆，寒之气寒气而归藏，"此六气时化，司化之常也"。及其变，风之气飘怒而反大凉，热之气大暄而反寒，火之气飘风燔燎而反霜凝，湿之气雷霆骤注而反烈风，燥之气散落而反湿，寒之气寒雪霜雹而反白埃，"此六气之变也"。

张从正认为，疾病因邪气而生，"夫病之一物，非人身素有之也。或自外而入，或由内而生，皆邪气也"。主张吐汗下三法，"先论攻其邪，邪去而元气自复也。"《儒门事亲·汗吐下三法该尽治病诠》以天邪、地邪、人邪论发病，言："天之六气，风、暑、火、湿、燥、寒；地之六气，雾、露、雨、雹、冰、泥；人之六味，酸、苦、甘、辛、咸、淡。故天邪发病，多在乎上；地邪发病，多在乎下；人邪发病，多在乎中。"发病归之于三，祛邪外出之治疗大法亦三。以辛甘发散，"发散者归于汗"；淡渗泄，"渗为解表，归于汗，泄为利小溲，归于下"；酸、苦、咸涌泄，"涌者归于吐，泄者归于下"。故以汗、吐、下三法而兼众法。张从正称："圣人止有三法，无第四法也。""（《素问》）至真要大论等数篇，言运气所生诸病，各断以酸、苦、甘、辛、咸、淡以总括之"，其言补时见一二，然其补非今之所谓补也，如"辛补肝，咸补心，甘补肾，酸补脾，苦补肺"，乃所以发腠理、致津液、通血气。

张从正临证用药力倡"发表不远热，攻里不远寒"。《儒门事亲·攻里发表寒热殊途笺》称："此寒热二字，谓六气中司气之寒热。"司气用寒时，用药者不可以寒药，司气用热时，用药者不可以热药，此常理也。惟攻里发表则反之。"若病在表者，虽畏日流金之时，不避司气之热，亦必以热药发其表；若病在里者，虽坚冰积雪之时，不避司气之寒，亦必以寒药攻其里。"若因循于司气寒热用药之忌，则"其药留而不出，适足以司气增邪"，寒热内贼，其病益甚，无病者必生病，有病者必甚，犯寒药冰其里、热药燥其中的虚虚实实之戒。

2. 依六气时位辨析诸病本源以立治法

张从正为金元时期卓然超群、勇于创新的著名医家，"起疾救死多取效"，《儒门事亲》所涉立论、辨析、病案等重在阐明临证治法，其治法常依六气及其主时特点而确立。

《儒门事亲·指风痹痿厥近世差玄说》辨析风、痹、痿、厥四证，立论"风、暑、燥、湿、火、寒六气皆能为四末之疾"，非止《左传》"风淫末疾"一论。如风疾之作，多发于每年十二月、大寒中气之后及三四月、九十月之交，或为厥阴主气，或为厥阴用事，或多疾风暴雨，均风木郁极甚者而发作，以汗、吐、下法令其条达为治。痿疾作于五、六、七月，少阴君火之位，或湿土庚金伏火之地，或少阳相火之分，凭"火淫于内，治以咸寒"，以盐水越其膈间宿痰再因而下之为治。

《儒门事亲·嗽分六气毋拘以寒述》强调"六气皆能嗽"，非止为寒。或岁火太过，炎暑流行，金肺受邪而咳嗽，或岁木不及，心气晚治，上胜肺金，咳而衄，或从革之纪金不及，坚成之纪金太过等均为咳嗽，六气之咳嗽症状表现各有侧重。其治法，风嗽治以通圣散加半夏、大人参半夏丸，暑嗽治以白虎汤、洗心散、凉膈散加蜜呷之，火嗽治以黄连解毒汤、洗心散、三黄丸，甚者加咸寒大下之，湿嗽治以五苓散、桂苓甘露散及白术丸，甚者加三花神佑丸下之，燥嗽治以木香葶苈散、大黄黄连阿胶丸，甚者加咸寒大下之，寒嗽治以宁神散、宁肺散，寒痰在上者瓜蒂散越之。

张从正深受刘河间六气皆从火化之论的学术影响，《儒门事亲·刘河间先生三消论》以天地六位、人身六位、胸腹六位立论，提出"消渴之病者，本湿寒之阴气极衰，燥热之阳气太甚，更服燥热之药，则脾胃之气竭矣。"需分辨五运六气之虚实、脏腑六气之虚实，"盖肺本清，虚则温；心本热，虚则寒；肝本温，虚则清；脾本湿，虚则燥；肾本寒，虚则热。"《儒门事亲·三消之说当从火断》从河间之说而论"心为君火正化，肾为君火对化；三焦为相火正化，胆为相火对化"，阳明司天，四之气，嗌干引饮，是心火为寒水所郁；少阳司天，三之气，炎暑至，民病渴；太阳司天，甚则渴而欲饮，为水行凌火、火气郁；少阴之复，渴而欲饮，或少阳之复，渴引水浆，或伤寒五日，少阴受之，口燥舌干，或肾热病者，苦渴数饮，皆燥热之渴，当异其治。

张从正认为，"七窍有病，不可独归之五脏，当归之六阳经也"。口眼㖞斜与中风掉眩并非一证，《灵枢经》所谓"足之阳明，手之太阳，筋急则口目为僻"，此十二经乃受病之处也，非为病者。"及为病者，天之六气也。六气者何？风、暑、燥、湿、火、寒是也。"不可似俗工知经而不知气者。（《儒门事亲·证口眼㖞斜是经非窍辨》）

《儒门事亲·疝本肝经宜通勿塞状》在辨析各类疝证之时，云："至如运气中，又言岁太阳在泉，寒淫所胜，民病少腹控睾。盖寒客于小肠膀胱，则肝木缩而不得伸行，母传之子也。阳明司天，燥淫所胜，丈夫癞疝，妇人少腹痛，此言肝气不得上行，为金所抑，鬼贼故也。又言太阴在泉，土胜则寒气逆满，食饮不下，甚则为疝，此亦言寒客太阴湿土，土不胜水，水传之肝经也。"虽病在肝经、肝气，而有因于寒客、燥金、湿土之不同。

《儒门事亲·五积六聚治同郁断》指出，五积六聚病名、病状已言之分明，但治法独隐，"不过三棱、广茂、干漆、硇砂、陈皮、礞石、巴豆之类"，或磨积、取积之药，"知其不效，遂为改辙，因考《内经》，骤然大悟"。书中认为，"《内经》曰：木郁则达之，火郁发之，土郁夺之，金郁泄之，水郁折之。王太仆（王冰）曰：达，谓吐；发，谓汗；夺，谓下；泄，谓利小便；折，谓折其冲逆。此五者，五运为司天所制，故立五法，与五积若不相似然？盖五积者，因受胜己之邪，而传于己之所胜，适当旺时，拒而不受，复还于己者，胜己者不肯受，因留结为积。故肝之积，得于季夏戊己日；心之积，得于秋庚辛日；脾之积，得于冬壬癸日；肺之积，得于春甲乙日；肾之积，得于夏丙丁日。此皆抑郁不伸而受其邪也，岂待司天克运然后为之郁哉！"积之成或因暴怒喜悲思恐之气，或伤酸苦甘辛咸之食，或停温凉热寒之饮，或受风暑燥寒火湿之邪，故积之病因非止司天克运之郁，各种"抑郁不伸而受其邪"皆可致积，其治法仍依五郁之发而以汗、吐、下三法治之。

总之，张从正《儒门事亲》以六气为纲而立汗、吐、下三法及诸病治法，由此可见其学术之准绳规矩之一斑，亦如《儒门事亲·补论》所记："先生之学，明妙道之渊源、造化之根本，讲五运之抑郁发越，六气之胜复淫郁，定以所制之法，配以所宜之方，准绳既陈，曲直自正，规矩既设，方圆自成。"

第三节　五运六气的论争与传薪（明清）

五运六气是医学与天文、历法、气象等多种学科有机结合的产物。由于天文、历法、气象渐渐不闻于下，使五运六气理论反对者的呼声日渐高涨。五运六气理论在有褒有贬、有毁有誉的斗争中存在和发展，这种学术观点上的争论在明清时期表现尤为明显。

明清时期，还有不少医家继续研讨五运六气理论，并努力把五运六气所涉及的认识、诊断、治疗原则用于临床，为中医诊断学、治疗学充实内容，对温病学、疫病学的发展具有启发意义。

一、对五运六气理论的肯定与阐发

自明至清致力于著书立说、宣扬五运六气的医家颇多。有的著书立说，阐发五运六气格局和哲理；有的以之指导诊断和治疗；有的以五运六气所示方略探讨温病的病因和病机，形成了崇信运气、运用运气的一派，成为五运六气理论发展的推动力量。明清时期的五运六气专著或专论，或繁或简，或略或详，或浅出或深入，都能提纲挈领，契合经旨，并提出自己的见解，发布自己的实践体会，其中留存了一批记载详细、疗效奇特、论理精彩的五运六气病案，为中医诊断学、治疗学增添了新内容。

明代楼英《医学纲目》强调五运六气的预测能力。《医学纲目》列有"运气占候"和"内经运气类注"专篇。《医学纲目·运气占候》"占"乃测之意，强调五运六气的预测能力，主要根据《内经》运气七篇原文对五运六气的"天道、气化、物候、病候"规律进行阐述。《医学纲目·内经运气类注》对运气七篇分类进行了注解发挥，很有见地。楼英对于前辈医家的态度是：择其善者从之，其不善者改之。其书对于五运六气的推广解难产生一定影响，运气七篇通过楼英发明经旨，变得易读易懂。

明代汪机《运气易览》以识病机、知变化为五运六气纲领。汪机为明代正德、嘉靖间名医，所著《运气易览》论以明理，图以揭要，歌诀便于记诵，语言通俗，深入浅出，是较好的入门读物。《运气易览》开篇以"学五运六气纲领"，引朱丹溪、杨太受所论，提出学医者"须先识病机，知变化，论人形而处治"，然后乃可习运气。反对《伤寒钤法》之说，如"即其时，当其处，随其变而占焉，则吉凶可知"，并提出读五运六气不应只限于一年一时，而应考虑百千年间五运六气的规律，别世、运、会、元之律，实揭后世大司天理论之端倪。《运气易览》还记载汪机运用五运六气理论指导临证的四则实案，结合岁气、岁运分析病情，加减方药，确实可取得较好效果。

明代李时珍《本草纲目》阐发运气药物大法，列"采药分六气岁物"、"四时用药例"和"五运六淫用药式"等章节，对于运用五运六气理论指导药物采收和组方用药很有价值。李时珍认为，"岁物"为逢运气之岁而生长的药物，药工采集药物不宜在气散质异的"毒"气不生的年份，应在司天、在泉所主的年份内采收味正专精之品。"四时用药例"讨论了用药必先岁气，因时制宜。

明代王肯堂重视五运六气对病症的影响。王肯堂以《六科准绳》最负盛名，但《六科准绳》有意回避依经审运之法，给后世以"表面推崇，实则不用"的印象。非其不信、不用也，乃因其不易理解，有意避而不谈而已。临床实用却避而不谈，成为明清一些医家流行的做法。王肯堂"知圣经运气之说，为审证之捷法，疗病之秘钥"，另撰《医学穷源集》六卷，倡"运气之说为审证之捷法"。《医学穷源集》前二卷为运气图说，系王肯堂本人所撰，后四卷是殷宅心整理的殷氏本人及其他门人记录的王氏医案。医案以就诊年的岁运归类，合计十四年一百一十二病案，是以气、运分析病情、指导处方用药的珍贵史料。

明代张介宾《类经》、《类经图翼》阐发经旨。张介宾（景岳）为明代万历、崇祯年间名医，学识广博，精医且通象数、星纬、律吕之学，费时四十年著《类经》一书。对于五运六气中寓意艰深、言而不能尽意之处，另撰《类经图翼》加以说明。《类经》将《内经》分门别类，立"运气类"，对运气七篇注文释义，为后世讲述五运六气者推崇。《类经图翼》前二卷论运气、阴阳、五行、二十四气、中星、岁差、主运客运、主气客气、南北政等，阐释周详，多为独到见解。《类经附翼》中径作"医易义"，把医理和易理结合起来，然偏于易而略于医，重于"理"而与临床诊病相去稍远。

明代李延昰《脉诀汇辨》论五运六气脉象。李延昰为明代名医李士材之侄孙，约生于明末至清康熙年间，撰《脉诀汇辨》，对五运六气与脉象的关系做专门探讨，卷末附有一例以气运断病死期的病案，为验证全书所阐理论提供证据，给后世医家以启示。

清代陆懋修完善六气大司天理论，所著《世补斋医书》包括"六气大司天"上下篇、"内经运气病释"、"内经运气表"等。《世补斋医书·六气大司天》对六气司天、六气大司天进行专论，在其外祖王丙（朴庄）的基础上，完善了五运六气的大司天理论。强调欲明"前人治法，必先明六气司天之为病"。对张仲景、刘完素、李杲、朱震亨等人之所以用温、用寒、用补、用滋逐一分析，并指出大司天理论对疫病治疗的指导作用，并引同治二年上海霍乱流行治疗经验为例，加以印证。本书还附有大司天三元甲子考，颇有参考价值。"内经运气病释"分析陈无择《三因方》运气诸方治疗方义，"内经运气表"制十三表以明运气格局。据传另著有《时病气候决病法》，详述六气及六气合离兼化，重视《素问·遗篇》，强调"三年化疫"之说，尚未得见。

明清时期还有众多医家对五运六气理论及其中的部分内容进行专题论述，也对后世产生了影响。如明代汪宦著《六气标本论》，阐发运气标本病治；聂尚恒著《医学汇函·运气》对五运六气的重要原文和原理进行了注解阐发；杜文燮著《药鉴》，以运气为纲，阐发百病生于六气，生死决于五运；赵献可《医贯·病论》对五郁有所发挥。清代陆儋辰著《运气辨》，强调医易合参；黄元御著《医学摘粹·六气解》，讨论六气从化衰旺，论六经脏腑气化等。大量著作中所见五运六气论述，反映了五运六气理论对明清时期中医学的影响巨大。

二、对温病学、疫病学的临证贡献

明清之际受外感发热的传染性疾病毒害较深，在医疗实践中，逐渐创立了温病学派。由于五运六气对天地间不正之气与违时邪气的论述，具有对临床的指导与提示作用，在温病学、疫病学的发展中做出了一定的贡献。

清代吴瑭（鞠通）在《温病条辨》中开宗明义，卷首原病篇首标运气，以明温病发病之原。晚年所著《医医病书》，强调明理在先，气运论曰："五运六气之理，天地运行自然之道。宋人疑为伪书者，盖未体验也。"载医必备四时五行六气论。

清代叶桂（天士）临证辨治尤其注重五运六气对人体的影响。《临证指南医案》中多处论及"人在气交，法乎天地"的观点，以四时气运之不同阐述人体生理、病理特点，在辨证、治疗上也参考五运六气之理，用药上谨依四时之令。

清代王孟英倡伏气之说，对伏气、新感等做出新的解释。所著《温热经纬》重在分辨伏气发病与新感发病的区别，并论述风、寒、暑、湿、燥、火六气。其论述的理论源头均为《内经》大论。

清代马印麟著《五运六气瘟疫发源》，强调刚柔失守与瘟疫流行的密切关系，认为"医之道，运气而已"，以大量篇幅论述运气对病候的影响，并对康熙、雍正时期多次疫病实情进行分析。

清代雷少逸专为时病而著《时病论·五运六气论》，以《素问·阴阳应象大论》八句经旨为纲，集四时六气之病为目，先论病以述其常，次治案以明其变。自序中言：治时病"必按四时五运六气而分治之"。按春、夏、秋、冬四季分类，每类中又依病因、季节复分小类。使四时时病的分析、证治条分缕析，一目了然。

此外，清代一些疫病著作中也有气、运之论。如余霖《疫疹一得》，参合六十年客气旁通图，作论"疫疹因乎气运"；杨玉衡《伤寒瘟疫条辨·治病须知大运辨》、余霖《疫疹一得·论疫疹因乎气运》分析乾隆诸年疫病变化；刘松峰《松峰说疫》详解五运天时民病、六气天时运病及五运五郁天时民病；叶霖《痧疹辑要》专列运气之卷。

总之，明清临床医家进一步把五运六气理论用于温病、疫病的诊断、治疗，取得了可喜的成果。

三、对五运六气理论的质疑分析

明清两代部分医家对五运六气理论提出了较为尖锐的质疑，也有持否定观点者。综观其质疑或否定的理由，主要涉及五运六气出处、五运六气运用两个方面。

1. 对运气七篇的质疑

元末明初王履（安道）《医经溯洄集》剔运气七篇于《素问》之外，认为"运气七篇与《素问》诸篇自是两书，作于二人之手，其立意各有所主，不可混言。"但王履并未否定五运六气理论，《医经溯洄集》"亢则害承乃制论"、"五郁论"等篇肯定了六节分治、地理相应、亢害承制、五运郁极而发等医理。

2. 反对《伤寒钤法》

明代虞抟（天民）撰《医学正传》，反对以五运六气推算病证决定治法，对马宗素等主张的"运气钤法"大加斥责，谓："此马宗素无稽之术而以世之生灵为戏玩耳。"但虞抟对五运六气理论以十干配五运、以十二支配六气、胜复加临之法并不排斥，云："窃谓上古圣人仰观天文，俯察地理，以十干配而为五运，以十二支合为六气，天以六方寓之，岁以六气纪之，以天之六气加临于岁之六节，五行胜复盈亏之理，无有不验。"其后，如万全（密斋）、何梦瑶等所批判的，也是"伤寒钤法"之术，认为《伤寒钤法》悖逆《内经》之旨，惑乱仲景辨证论病之法，有损五运六气声誉。

从学术角度分析，《伤寒钤法》所主张的某年生人易于某时生病而病某经的观点，为先天五运六气推演格局，其临床价值还有待挖掘。但是，一些不明五运六气实质又好断章取义者，往往囿囵于事，随之否定或疏离了五运六气医理。

附：伤寒钤法与图括定局

马宗素为刘完素弟子，所著《伤寒钤法》于元泰定间由程德斋刊行。《伤寒钤法》注重从病者的生年干支和得病之日的干支，推算出所患何病，所病何经，当见何症，当用何方，当于何日汗解、小愈或大凶，引发后世五运六气之说不辨脉理唯以干支推算的误解和争议，也成为一些医家质疑五运六气之理的实证。

明代正德、嘉靖间名医薛己，曾任御医及太医院使，在其刊印《薛氏医案》中全文收录了《伤寒钤法》，未加片言批驳或评述，为该书的传播提供了阵地。

熊宗立，明代中期人，自撰《素问运气图括定局立成》附刻于《内经》之素问、灵枢之后。《素问运气图括定局立成》承袭马、程"识证归钤认字号用药"之法，更简化做成"五运逐年主气定局"、"六气逐年客气定局"等固定的程式，将《伤寒论》六经病各依"本命"和"得病日"归于不同"字号"，从"逐日司天得病归证局"中查出某生人于某日得病则病在某经后，再到

"识证归铃认字号用药定局"中查所需方药，对后世产生一定影响。

3. 对运气甲子格局的态度

历法变迁引发对五运六气以甲子记时为工具的格局推算的质疑，其代表如缪希雍。缪希雍对五运六气的态度表现出耐寻味的先抑后扬、初倨后恭。

明代缪希雍，万历时人，著《神农本草经疏》，认为运气为汉魏之后所出，无益于治疗而有误学者；运气格局只是"虚位"，实践中是否按其规定推算要看实际气候情况，即"岁有是气至则算，无是气至则不算"；对待五运六气的正确态度应该是"取其大者，略其烦碎"、"弃其绲缪而时时体验于人身"。

4. 对不求医理而侈谈五运六气的质疑

清代张倬，为康熙、乾隆年间名医张璐的次子。他在《伤寒兼证析义》中批评了那些医理不精而侈谈五运六气者的无知；认为运气七篇非《素问》原文，"无关于医道"；以四方高下之殊，百步千里之异而否定五运六气所叙各种规律性。但《素问·五常政大论》明确指出：地理、方位的差别，天道、地理、气化、人体形质等都是影响疾病形成的因素，诸种因素的综合才决定某个具体的疾病过程。

5. 对五运六气术语的解释产生分歧

清代喻昌著《医门法律》中有"运气格言"。喻昌主要持反对态度，否定以干支纪年推算五运六气，认为天、地、人都在变化，因而否定运气之常。提出对主气、客气、在泉等术语的解释，与五运六气理论中所言不同。抨击持运气之学者是"遗人害矣"。喻昌的反对态度对后世影响较大。

明清以来，五运六气理论在医学界引起较大争议，形成有毁有誉、或奉为圭旨或弃而不用的复杂局面。反对者的质疑促使人们进一步研究五运六气理论，对五运六气理论的发展并非绝无好处；而崇信者中间有些人夸大了五运六气格局的程式化作用，因循而失变通，也为五运六气理论的发展带来了不良影响。

任何医学理论都存在理论模型与临证实际之间的差异。最大限度地修正理论模型，使之更接近临证实际，同时尽可能地说明理论模型的建构原理及其限定性，明确其应有的临证价值，是医学理论不断完善、发展的必由之路。五运六气理论作为一种医学理论模型，同样遵循这一原则。

四、五运六气理论的传薪与介绍

(一) 五运六气普及读物

明清之际，一些医学入门或普及性读物将五运六气作为中医基础理论的重要内容予以介绍，这些著作在五运六气经文、经旨、术语、格局推演及临证运用方面起到了引领和推广作用；在图文并茂、深入浅出、方便记忆等方面具有各自的特色。

明代李梴著《医学入门》，认为学医入门须学运气，提出"有在天之运气，有在人之运气。天时胜，则舍人之病而从天之时；人病胜，则舍天之时而从人之病"的观点，重视运气升降。

明代朱橚撰《普济方》，承续宋朝《圣济总录》传统，全面总结了六十年运气变化图，图文并茂，体现了"气候、天时、物候、病候"和"司天、在泉、左右四间气六节中见五运"的系统格局，认为运气变化有常有变，须不拘常数。

清代吴谦主编《医宗金鉴·运气要诀》将五运六气要语编成歌诀，并列图于前，便于学习记忆，适于初学者。书中提倡以公允态度来认识五运六气，主张运气当审常变。对五运、六气所主诸病状进行归纳、合并，以便临证简化实用，"不使初学医工枉费心思而不得其头绪也"。

此外，还有清代朱咏清著《医理元枢·运气要略》，陈在山著《运气举要》，翁藻编《运气要诀》等。随着中国对周边国家的文化传播与交流，五运六气理论亦伴随中医学术而远播海外，并在当地的医学发展中占有一席之地，其影响尚待研究。

(二) 五运六气在日本的流传与影响初探

以日本国遣汉使、遣唐使及鉴真大师东渡为代表的中日交流史显示，中日之间的医学、文化交流源远流长，大量中国文化与医学文献传入日本，并对日本国医学、文化的发展产生了巨大而深远的影响。伴随中日医学与文化的密切交流，中医五运六气文献亦由国内传入日本，并对日本医学发展产生相应影响。由于获得的相关文献有限，本节仅做初步探讨。

1. 五运六气在传日中医文献中占有重要地位

自隋唐以后，中医学在日本蓬勃发展，两国医学家交流密切，大量中医典籍被引进或传播至日本，既有中国珍本医籍版本在日本的传世保存，又有日本抄写或翻刻刊行版本的流传。国内重要医学著作如《诸病源候论》、《太平圣惠方》、《和剂局方》、《幼幼新书》、《三因方》、《伤寒杂病论》等，不仅传至日本，而且成为日本编撰医书的重要取材，如日本《顿医抄》、《万安方》、《福田方》等均偏重于宋代医学文献传入日本者取材。同时，中国医学发展的新学说，在日本汉方医学发展中也多有相应的建树和反映。如李杲、王好古、朱震亨、王履、刘纯、汪机、虞抟等学说与著作，均先后传入日本，产生相应影响①。

日本对中国医学文献的选取倾向，在很大程度上表现出临床应对实用热情远甚于医学理论承袭愿望。丹波元胤《（中国）医籍考》② 所载八十卷中，方论类共计五十六卷，医经类八卷，本草类六卷，诊法类四卷，明堂经脉二卷，藏象、食治、史传、运气各为一卷。方论卷医书不仅有方书，也包括各科医书与医案等，但已明显表现出日本对中国医学文献的选取倾向。

国内流传的中医五运六气文献，主要存在于《内经》类编注释或运气七篇注释、五运六气阐发专著、重要医著的五运六气论述专篇等，较具代表性的如唐代王冰《重广补注黄帝内经素问》、《玄珠密语》，宋代《素问入式运气论奥》、《圣济总录》、《注解伤寒论》、《三因极一病证方论》等。从丹波元胤《医籍考》可见，重要的五运六气文献均传入日本，并产生一定影响。

---

① 李经纬. 中外医学交流史. 长沙：湖南教育出版社，1998
② 日本·丹波元胤. （中国）医籍考. 北京：学苑出版社，2007

　　中国五运六气理论的传播与推广，以宋代徽宗时期为分水岭。其前虽有王冰补经和注经的影响，但在宋初《太平圣惠方》（982～992年）中尚未载入气运用药之事。同样，在日本丹波康赖所撰《医心方》（984年）中，亦无五运六气方面的记载。但其后五运六气理论影响日盛，中国医学文献相关论述与记载日益繁荣，其影响波及日本，从丹波元胤《医籍考》专列运气一卷可见其影响之一斑。

　　《（中国）医籍考》为日本江户时代汉方医学家丹波元简及其子元胤、元坚相继编纂而成，著录《内经》至清道光年间的中国医书共2880余种，成为20世纪以前医家解题书目之冠，素有"收书完备、援引浩博、分类合理、考论功深"之称。

　　该书卷八十专列运气医籍，居医经、本草、食治、藏象、诊法、明堂经脉、方论、史传、运气九大类别之一，说明五运六气文献在中国传日医学文献中占有重要地位。《医籍考》运气一卷，共录存、佚、未见等五运六气类专著31部，引原书序跋并附考证按语。其所存王氏（冰）《玄珠密语》、刘氏（温舒）《素问论奥》、亡名氏《运气图解》、熊氏（宗立）《素问运气图括定局立成》、汪氏（机）《运气易览》、楼氏（英）《运气类注》、张氏（三锡）《运气略》，均为中医五运六气的重要文献，中国国内亦广为流传。其所未见《太始天元册元诰》、刘氏（完素）《内经运气要旨论》、吕氏（复）《运气图说》、亡名氏《运气精华》、王氏（三杰）《运气指明》、亡名氏《运气总论》、亡名氏《运化玄枢》、吕氏（夔）《运气发挥》、邵氏（弁）《运气占候补汇》、董氏（说）《运气定论》、石氏（震）《运气化机》、钱氏（宝）《运气说》、李氏（中梓）《运气考》，在中国国内流传亦不广泛，部分如刘完素《内经运气要旨论》现已重刊流传。其注为"佚"者包括《太始天元册文》、《昭明隐旨》、启玄子《天元玉册》、蓝先生（阙名）《素问入式钤》、赵氏（从古）《六甲天元运气钤》、亡名氏《五运六气玉锁子》、马氏（昌运）《黄帝素问入试秘宝》、陈氏（蓬）《天元秘演》、叶氏（玠）《五运指掌赋图》、邓氏（焱）《运气新书》、曹氏（大本）《运气考定》，多据《艺文略》、《宋志》等载而未传世者，中国亦不得见。

此外，《医籍考》运气一卷之外，亦涉及部分重要五运六气文献，如医经类张介宾《类经》，本草类张志聪《本草崇原》，伤寒类熊宗立《伤寒运气全书》，疫病类刘奎《松峰说疫》，方论类王氏《泰定养生主论》，教材类清高宗御定《医宗金鉴》等，均有重要的五运六气论述并在日本流存，显示具有相当的学术影响。

2. 日本学者编撰五运六气著作

查考中图联目和中医研究院馆藏图书目录可见，日本学者不仅传播和评述中国传入日本的五运六气文献，而且参以己见，编撰刊刻了五运六气著作，由此亦可表明五运六气理论对日本医学产生了重要的影响。

日本松下见林所著《运气论奥疏钞》5 卷，以宋代刘温舒《素问入式运气论奥》为蓝本，"证之本经，引援诸书，粗加以己意，作疏钞"，对五运六气理论进行系统论述。该书认为五运六气是以阴阳五行为核心的理论，"尝谓五运六气一五行也，夫人千变万化之病态皆不出乎阴阳五行，用药视时盛衰，体升降浮沉，或补或泻，无不之拟于阴阳五行，故欲奉天道，顺五行以燮理之则运气必不可废"，"素问问气运"最为治病之要。强调天人一理，万物一气，气数是运气的至要，"运气二字互相为用"，"运气有常有变，自其常而观之，则不离于气数"，掌握气数的规律必须以"变"为主，"当因常以察变，即此以致彼，非极数通变则其孰能与于此哉"。松下见林另有《论奥辨证草稿》5 卷及《辨证》3 卷，合为 13 卷，"为知运气诸篇之一助云尔"。

据《十竹斋刊袖珍本医书》，《五运六气详解》为桔斋董修订，日本从胡正言校。该书论述"气化、气候、病候、治疗"规律，对不同年份司天、在泉及不同时段的天时、气候、民病、治疗原则进行归纳，认为"语云治证不知五运六气，如涉海问津渺乎道矣"。

闲流子（元仲）《运气论纂要全解》（12 卷）自序云："医之大经大法在《素》、《灵》，启《素》、《灵》之蕴者在《难经》、《运气》之二书，皆所以发明天地人身阴阳五行之理也，而《难经》论人而兼天，此书主天而说人。""如经水约日而来，疮疾以时而发，疫疠期气运生死，应支干、南北之不应，六气之变脉，皆所以天与人为屈伸者，岂尽数举之哉。"该书引用书目包括玄璞《运气论口议》，石斋《运气论句解》，宗恂《运气一言集》，见林《运气论疏钞》等。

据中图联目（第 2 版）所载①，日本撰著的五运六气著作还有：冈本为竹（一抱子）的《运气论奥谚解》[7 卷，日本宝永元年甲申（1704）刻本]、《年中运气指南》[日本正德五年乙未（1715）木虫村九兵卫刻本]，玄璞的《运气抄》[3 卷，日本宽永十二年乙亥（1635）刻本]，宗恂的《运气一言集》[4 卷，日本承应三年甲午（1654）刻本]，闲流子（元仲）的《运气论奥纂要全解》（3 卷）、《运气纂要图说》[3 卷，附录 1 卷，日本贞享元年甲子（1684）刻本] 等。

从以上日本编撰五运六气著作可知，宋代刘温舒《素问入式运气论奥》因其为通俗晓畅的五运六气入门著作而备受日本青睐，并以此为蓝本撰著阐发五运六气之理，如松下见林所言"世之学运气者谈及宋刘温舒《论奥》，知《内经》运气诸篇者鲜矣"，这与中国国内多本于《素问》运气七篇进行注释、阐发的风尚有较大区别。

3. 中国、日本之五运六气流传与影响特点比较

五运六气理论随着中日交流的日益频繁而得以流传至日本，并对日本医学产生一定的影响。但中医五运六气理论的流传与影响在中日两国之中各有特点，中国崇经而日本尚方，中国为探讨阴阳五行之理而细究五运六气之原，日本为申明伤寒六经的用方之法而阐释运气论奥之义。

五运六气理论以阴阳五行学说为纲，以天干、地支为目，阐释自然、生命、疾病不同层次的离合规律与迁复变化。五运六气理论为阐发"医理"而言，强调"顺天察运，因变以求气"，五气更立，各有所失，非其位则邪，当其位则正；"知常而达变"，亢则害，承乃制。中国古代对五运六气理论的发展与实践，大多围绕对

---

① 薛清录．全国中医图书联合目录．北京：中医古籍出版社，1991

"医理"的探究而展开，尊崇《内经》经典的倾向严重，动辄即言经旨，因语出《重广补注黄帝内经素问》而受到重视。医理地位尊贵，往往专论于前，至临床技能描述时不再赘述，致有理、术分离之误。

日本虽亦有对《内经》的研读与医理的探究，但毕竟文化背景存在巨大差异，因此，日本对大量流传的各类中医医籍（包括五运六气文献），更多倾向于其中简捷实用的临证用方之法，通俗易明的方书类或入门类著作流传更广、影响更大。正如民国时期谢观《中国医学源流论》①所论："中国医家好谈《灵》、《素》，喜言运气，遂病其空言无施；日本汉医多远宗《伤寒》、《金匮》，近师《千金》、《外台》，尽心于研究证状，肆力于钩稽药性，其切于实用，殊非中国医家所及。"

日本汉医推崇张仲景之学，而宋元以降中国医学运用五运六气注解伤寒六经之法的学术观点占有重要地位，影响着仲景方药的临证使用技巧。因此，有关伤寒六经的五运六气解读和伤寒运气钤法的著作，如成无己《注解伤寒论》、熊宗立《伤寒运气全书》等，在日本具有一定影响。同时，以宋代刘温舒《素问入式运气论奥》为蓝本的五运六气入门类著作，既有中国传入者，也有日本自己编撰的，成为提高其临证用方技巧的畅行读物。日本编撰的此类著作在20或21世纪又返传至中国，部分得以刊刻，如冈本为竹撰的《运气论奥谚解》于1958年在江苏人民出版社刊行。

对五运六气理论的学术争鸣，同样出现于日本，在丹波元胤《医籍考》运气卷末即附有对于五运六气之说的考按，对五运六气兴起于唐代王冰、兴盛于宋代杨子建、沈存中、刘温舒等流传情况，五运六气当察虚位、实位以遵养天和之道的医理认识，以及不当泥于伤寒运气钤法、妄推某年月日时生病当用伤寒六经证候为治的批驳谬误之论等，中日之间并无分歧，见识基本相同。

总之，对于五运六气理论的认识应采取一分为二的扬弃态度，承认其重要的医理价值，又谨防其临证运用泥固的不足，是中日两

---

① 谢观. 中国医学源流论. 福州：福建科学技术出版社，2004

国一致的观点。至于五运六气理论对日本汉医学的学术影响，尚需进一步深入考察日本相关文献，留待日后再做专门探讨。

第四节 五运六气的中落与复兴（近现代）

一、近代五运六气实践

1. 废经之论

近代以来，随着西学东渐和疑古之风盛行，一些文人对传统中国文化中的经典著作提出质疑与否定。中医经典《内经》也遭责难，而经王冰补入之运气七篇更成为废经论者口诛笔伐的重要标靶。

清末俞樾著《俞楼杂纂》提出否定中医的"废医论"。余岩《灵素商兑》，直陈否定《灵》、《素》、否定中医的观点，认为《内经》无一字可取，是数千年来杀人秘本和利器。还有一些著述，以补正的姿态，附议废经论观点。

清末著名思想家严复、梁启超率先提出了否定阴阳、五行的观点，影响巨大，对中医理论，特别是五运六气理论，冲击甚重。

其实，对阴阳、五行等经典理论的一知半解，局限于哲学领域，误导了一些人的观点；急于废除腐败政治制度的愿望，又加剧了他们革除一切旧思维、旧经典的偏激。而处于当时社会经济劣势、政治优势地位的西医们急于打击异己、确立主导地位的初衷，最终导致了以学术打压为先导、政治打击为支撑的废除旧医运动。

2. 医经阐发与中医实践

在废经论与废除旧医论的学术与政治争斗之中，五运六气理论受到强烈的抨击和彻底的否定。与此同时，中医界对废除旧医的政治打压和学术观点进行了坚决的抗争。

首要是维护《内经》的学术地位。上海的恽铁樵、湖南的吴汉仙、浙江的杨则民等发先后发表见解。北京的赵文魁、袁鹤侪也在北京中学社上呼吁维护《内经》的学术地位。在师承相授或家族传承的中医教育中，在一些民间的中医学校里，都把《内经》

作为必学的基础课，并编撰了多种《内经讲义》版本，其中对运气气化理论的介绍尤属重要。

1927年出版的《内经气化篇》[韦格六（贯一山人）编]，认为"气化之原理"是五运六气的总纲，强调易学是气化的渊源，阐发"气化"病机。1912年出版的《五运六气真诀》（为朱雨琴所著），对五运六气应病及治方治药做了具体论述，注释的批语也很有参考价值，对时病的防治也有借鉴意义。1922年出版的《群经见智录》（系恽铁樵面对余岩《灵素商兑》对中医质疑，历五年钻研《内经》和思考而著），既指出余岩非难的断章取义之谬，又立足中医基础概念的"四时"思维角度，阐发医理，以存见仁见智之识，提出"四时为主"的解经方法。认为"《内经》言五行配以五脏，其来源本于天之四时"。主张"五行六气为宾，四时为主"，"气血运行以四时为法则"，"五行六气皆所以说明四时也"。恽铁樵重点论述四时，以四时阐释运气，符合其所处时代的认知方式。

近代有识之士对五运六气理论的坚守，除表现在著书立说、阐发微旨、办校传道之外，还在中医临证治疗、特别是疫病诊疗中运用得法，取得令当时政府刮目、民众信服的成绩。

如1917年初，晋绥地区（北京周边地区）流行鼠疫，迅速蔓延。当时公推中医人员杨浩如、陈启董、陈伯雅、赵云卿、曹巽轩等人率医首先组成晋绥防疫队前往，主要用中药防治，使疫情得到了及时控制。疫情迅速控制之后，编写《温疫八种》，成为当时中西医防疫的主要参考书目。1918年夏秋之交，廊坊一带霍乱开始传染流行。由于前次中医防治疫情取得较好疗效，北京中医界取得政府信任，迅速组成中医防疫队，遣外城官医院医长杨浩如，医员陈世珍、张汉卿等至廊坊，临时施治靡不应手，不匝月而报已肃清疫情。事后整理成《廊坊防疫录》，分期在《北京医药月刊》上发表。

《廊坊防疫录》序言云："气交变大论曰：'岁土不及，民病飧泄霍乱'，'土郁之发民病霍乱'，己土之岁为不及，不及则土气不能制水而郁，郁则发。今岁己未太阴司天，太阳在泉，岁土不及经训甚明，民病霍乱甚于往昔有是征也。自西学东渐，五运六气悉置不论，病之阴阳伤感亦皆茫然，惟以防为主。此次廊坊时行霍乱，势甚汹涌，行者居者咸有戒心，于是若内务、若交通、若陆军提署、警厅当道会商防务之策，而京师警察厅吴总监独成竹在胸，知西医之防逊于中医之治。遂遣外城官医院医长杨浩如，医员陈世珍、张汉卿等至廊坊，临时施治靡不应手，不匝月而报肃清于总监，并辑霍乱治验为一卷，以存施治之成绩也。"由此可证，五运六气理论是当时中医认识疫病、防治疫病的重要理论指导。

二、五运六气的现代研究

（一）现代研究概况

1. 一分为二的扬弃态度

现代学者多从不同角度对五运六气理论进行研究与评价，看法基本一致，即采取一分为二的态度，既承认五运六气学术的重要价值，又指出其中的疑问与不足。尤以著名中医学家任应秋先生和方药中先生等的论述最得中医界认同。

任应秋先生在《五运六气》中说："第一，认为五运六气理论十之八九是有征验的；第二，当知天道有是理，不当曰理必如是，故不能拘泥其法；第三，对待五运六气理论应该是随机达变，因时识宜，顺天以察运，因变以求气，也就是要灵活地掌握和应用；第四，对待五运六气理论既不知不谕，便云乌有而不信，这种态度只能说明他下愚无知；第五，欲以有限之年辰，概无穷之天道也是过分夸大五运六气理论的作用，这也是不科学的；第六，运气虽有一定的征验，但亦必须结合人体本身的强弱来因机辩理，不能一概而论。"

方药中先生在《黄帝内经素问运气七篇讲解》中说："我们对于五运六气理论的正确态度应该是认真研究，但对于其中的具体运用又不能机械地对号入座。"方药中先生等从理论体系、《素问》诸篇互证、天文、历法以及语言特色等方面分析认为：运气七篇不是伪书，说是王冰塞入的私货是没有根据的；七篇大论不是与

《内经》无关，而是与《内经》密切相关，是《内经》中一个不可分割的重要组成部分。

2. 日见繁荣的研究局面

2003 年以前，对五运六气理论研究的课题资助较少，导致五运六气理论研究系统性不足，在与五运六气相关的时间医学、气象医学等交叉领域的基础研究有所开展，但对五运六气理论本身的挖掘不够深入。2003 年以后，针对传染性疾病的预防与治疗受到重视，国家和地方相继开展了五运六气理论与疫病预测、防治的研究项目，推动了五运六气理论的研究工作。如国家中医药管理局组织完成 SARS 专项研究中设有相关研究课题，一些省市、院校也开展了相关研究工作。近期在国家或部委有关重大传染病的专项研究中，也考虑到五运六气理论对重大传染病防治的学术贡献与临证价值。

在中医养生、保健、临床等医疗活动中，许多临床医生自觉运用五运六气理论，产生了极佳的临床疗效，但囿于各种原因，这些临床经验没能很好地给予总结、阐释与理论升华。近年来，由于国家卫生保健工作重心的前移与下移，中医"治未病"思想的大力提倡，五运六气预见疾病发病与变化规律的理论功用逐步得到重视，五运六气理论指导的临床经验重新获得关注，但也存在质疑之声。

1949 年以后，五运六气学术研究主要经历了 20 世纪 60 年代初、80 年代初、90 年代末及 2003 年后 4 个热点时期。自 SARS 流行和高致病性禽流感困扰之后，五运六气对疫病理论与预测的贡献日益受到学术界重视，掀起新的五运六气研究高潮，在防治疫病的中医理论与方法研究中起到积极作用，进而促进了五运六气理论探讨、临床观察及相关科研的深入开展。

国内医学专业期刊发表的相关论文，20 世纪后 50 年约 400 篇左右，21 世纪论文呈日益繁荣之势。论文内容涉及五运六气的文献考证和整理、理论诠释与方法比较、实验验证或探索、临床观察与经验总结、疫病防治及预防养生等方面。论文作者以高等院校基础研究者、研究院所中医理论研究者为主，包括医学、中文学、医学哲学、流行病学、天文学、物候学、气象学、兽医学等多学科专家的参与。近 5 年，在中医高等学位教育中，涌现出一批围绕五运六气的理论和实验研究工作，一批五运六气研究相关博硕士学位论文相继面世，一批科研课题支撑的高水平研究论文相继发表，表明本领域研究的关注程度日益提高。

旨在介绍或阐发五运六气理论的著作近年逐渐增多。20 世纪影响较大的著作有：《五运六气》（任应秋，1959），《运气学说》（任应秋，1982），《运气六讲》（程士德，1981），《黄帝内经素问运气七篇讲解》（方药中、许家松，1984），《运气学说的研究与考察》（王琦等，1989），《运气与临床》（汪德云，1990），《运气探秘》（王玉川，1993），《运气学研究》（张年顺、方文贤，1993），《中医运气学》（杨力，1995，1999）等。

其他还有：《五运六气详解与运用》（权依经、李民听，1987），《运气医学》（曹培琳，1991），《黄帝内经与运气的推算》（覃贤茂，1993），《实用运气推算》（覃贤茂，1994），《阴阳五行运气八卦及其在中医学中的应用》（曹培琳，1999），《中国八卦运气》（刘杰，1999），《中医运气学解秘》（田合禄、田蔚，2002），《疫病钩沉》（顾植山，2003）等。2003 年之后，五运六气研究著作如雨后春笋，不断涌现。

3. 令人期待的未来发展

五运六气理论研究已成为中医本原理论研究的重要组成部分，带动了相关的中医藏象、病因、病机、诊法、防治及现代多学科的研究开展。其研究方向存在两大趋势。一方面，将天文、地理、气象、物候等多个自然科学学科的观念和证据引入五运六气研究当中，以复杂系统与时空的阐述丰富五运六气理论内涵。另一方面，遵循简捷实用原则，试图将运气格局中较难掌握的天文、历法内容剥离出去，回归五运六气理论的医学目的，着力于五运六气对临床健康及疾病、疫病防治的指导方法与手段。

从理论研究手段、方法及其对理论发展的贡献分析，五运六气理论研究应在以下三个方面重点展开工作。

其一，文献整理与理论体系建设。近年出版了很多涉及五运六气理论的古代医学著作，但其缺憾在于，很多文献的整理工作并非由五运六气理论研究人员完成，存在一些明显有悖五运六气之旨的谬误。系统、全面的文献整理是传播和研究五运六气理论的基础性工作，亟须投入更多的精力，对一些难得一见的孤善本文献也应抢救与校刊出版。五运六气理论由于内容浩大、旁及各科且存在一定的历史争议，因此需要开展五运六气理论体系研究与建设，以揭示五运六气的理论内涵，确立五运六气在中医理论体系整体中的位置。

其二，多学科基础实验研究。借助现代科学的研究技术与手段，设计科学严谨的基础实验研究方案，是五运六气理论贡献当今社会、自身得以发展的必然趋势。五运六气研究应结合天文、历法、气象、物候、地理等交叉学科的研究成果与研究手段，开展多学科交叉研究，以揭示人体生命、疾病节律和病原微生物、病原媒介生物的运气相关变异特征。令人遗憾的是，某些研究者急于求成，缺乏对五运六气理论的系统学习和深刻认识，徒以高新指标或多学科标榜科研设计，所得结论难以服人甚至贻人口实。

其三，临床诊疗与防治研究。充分利用五运六气研究中对于运气预测方案、运气诊断方法、运气治疗学等方面的研究成果，指导临床医疗活动，提高临床疗效水平。针对特定的运气相关优势病种，如流行性感冒、呼吸系统疾病、心血管系统疾病等，设计并组织严谨的临床观察与疗效评价研究，拿到符合现代临床研究要求的科学证据。还可利用现有的医院病案，回顾性调查分析医院特定病种的病因病机、证候特点、治则治法规律等与运气规律的相关性，或利用名老中医验案经验，挖掘和推广相关的临床诊疗思想与诊疗技能，以促进中医疾病治疗学的发展，建立指导中医养生、保健及疾病预防的个性化五运六气指导方案，更好地发挥其在保障人民健康水平方面的积极作用。

（二）现代主要研究进展述要

五运六气理论是中医学的重要组成部分，将时间、空间、气象、物候、体质、生物、疾病等纳入一个大系统加以综合考虑，以阴阳五行生克制化之理揭示生命与疾病变化规律，其理深奥，其演繁复（注：以下引用资料冒昧直呼作者之名，不敬之处恳请谅解，挂一漏万之失亦请原谅）。

1. 五运六气学术源流研究

（1）运气七篇大论的成书年代

关于《内经》运气七篇的成书年代，古来即有争论，从《内经》文字学、文献考据、运气推算方式与天象的关系等多方面各有证据，难以统一，近年以汉前观点略占上风。

任应秋、李今庸等撰文指出，运气七篇成书于东汉；钱超尘《内经语言研究》根据文字、音韵等考证指出，七篇大论成书于东汉。乔海法等用文献学方法考证，认为运气七篇的纳入非王冰所为，当为王冰之前纳入[1]；且运气七篇与《素问·阴阳大论》属医学气象学范围的不同学术体系[2]。张灿玾[3]从运气诸篇的内容形成考证，认为魏晋南北朝时期较合于历史文献佐证。孟庆云[4]从哲学观点、天文历法、理论架构、文辞音韵等方面分析，认为七篇大论可能是东汉末期医易大家郑玄独特的解《易》之作——《天文七政论》的内容。从七篇大论所涉及的五行、五星及五方位对应关系等结合天文学证据分析，其成书时代可能在汉代前更古的年代。廖育群[5]考察了七篇大论的多种运气推算方式，深入分析各种推运方法的理论构想，进而推断运气学说产生是在东汉中后期。汪德云[6]认为，《内经》中包含有上古时代医学学术思想。王庆其[7]提出，七篇大论原作成书年代并不重要，重要的是其学术价值，它将气候、物候、病候置于时间和空间的整体上加以考察和研究，从人

---

①　乔海法，等. 运气七篇大论之纳入《素问》考析. 中医文献杂志. 1999，（1）：16 – 17

②　乔海法，等. 《阴阳大论》与运气七篇大论的关系. 北京中医药大学学报. 2003，26（1）：20 – 21

③　张灿玾. 《素问》对运气七大论渊源探讨. 中医文献杂志. 2002，（1）：3 – 5

④　孟庆云. 七篇大论是东汉郑玄解《易》之作. 中国中医基础医学杂志. 1995，1（3）：3 – 5

⑤　廖育群. 《素问》"七篇大论"运气不同推算方式之分析. 中华医史杂志. 1994，24（2）：78 – 84

⑥　汪德云. 《内经》上古医学学术思想初探. 中医药学报. 1988，（2）：14 – 16

⑦　王庆其. 《素问》运气七篇学术思想探讨. 上海中医药杂志. 1994，（12）：37 – 39

与自然的相互关系中把握人体的生理病理活动规律，对当今临床仍有指导意义，值得深入研究。

（2）文化背景的影响

五运六气的产生与发展，离不开博大精深的中国传统文化的涵养。对历代文化思想的挖掘有利于更好地理解运气理论的精神实质。

顾植山等[1]分析易学对中医学思想的影响，认为医易同源主要指阴阳太极变化之理，为"医易同理"，医学与易学同取法于易象，在易理上同源相通。徐仪明[2]分析宋明时期医学受理学影响，极为重视《周易》关于数的论述，围绕运气理论的"五"、"六"之数展开理论探讨，使古代医易学得以进一步体系化。

郝葆华等[3]从先秦社会的五行阴阳以及四风系统的时空方位观分析其对中医理论发展的影响，说明中医理论是接受先秦科学技术思想及社会观念发展起来的，虽然许多内容有待进一步探讨，但确为正确理解五运六气等医学观点的基础。林琳[4]对中国古代官制文化的社会文化背景进行溯源和分析，中国古代官制源于传统文化，而官制文化又作为文化背景对中医学理论以及五运六气学术思想产生一定的影响。梁峻[5]从北宋时期的医政政策进行分析，宋徽宗时期五运六气被列为医学学校的必修课，要求学生学习，规定在考试时必加考其题目，在《圣济经》、《圣济总录》中大量运用五运六气论述医理，每年发布该年的运气走势，由于政策性因素的影响，在北宋时期掀起五运六气高潮。范启霞等[6]认为，中医五音理论是世界医学史上最早确立的声学与医学相关的、具有特色的声学医学理论框架，"五音建运"是以角、徵、宫、商、羽五音建于五运之

---

① 顾植山，等. 易学对中医学思想的影响. 中华医史杂志. 2001，31（3）：160 – 164

② 徐仪明. 数与宋明医易学. 复旦学报（社会科学版），1998，（6）：62 – 66，97

③ 郝葆华，等. 先秦社会时空方位观对中医理论的影响. 中华医史杂志. 2000，30（4）：243 – 246

④ 林琳. 中国古代官制文化对《黄帝内经》运气学说的影响. 辽宁中医杂志. 2002，29（6）：322 – 323

⑤ 梁峻. 北宋中医政策对学科发展的影响. 中医教育. 1995，（5）：56 – 57

⑥ 范启霞，刘文龙. 中医五音理论及其科学价值. 陕西中医学院学报. 1994，17（3）：3 – 5

上，根据五音的太、少来推求主时五运的太过或不及。

中华文化史上的其他文化思想，如道学、儒学及理学等，均对五运六气产生一定影响。

（3）五运六气与历法的关系

五运六气的推演基础是干支历法，干支历法在历史上的变迁为研究五运六气的理论价值和应用前景提出考验。

南京大学天文系卢央指出，五运六气是一种独特的历法系统。孟庆云[1]认为，五运六气是"医学气象历法"，是以天文测量结合物候为基础用逻辑学方法编排制定的，以春分为岁首，以甲子岁为纪元，将一年分为厥阴、少阴、太阴、少阳、阳明、太阳六个季节，并通过一系列的谐调周期的巧妙安排来调整岁差。靳九成[2]称五运六气为"五运六气历"，在此基础上发展而成通用医历法；李应钧[3]认为其与《夏小正》及十月太阳历有关。

郝葆华[4]从历史和历法的角度考究，认为西汉太初历制中的年干支存在三种纪年的矛盾，提出使用干支推演运气须结合天象物候而定，干支纪年与五运六气的对应规律仍应慎重研究。柯资能等[5]结合文献考证和天文模拟等方法，对太初历年干支进行考证，解决了太初历年干支的矛盾，肯定了连续到现在的干支纪年，论证"岁星超辰"问题与纪年干支无关，化解了五运六气中两个被人认为是致命缺陷的问题。杨仁哲等[6]探讨了清初汤若望的历法改革，发现原本在天文学界争议最大的觜参顺序问题，对五运六气毫无影

---

① 孟庆云. 五运六气：医学气象历法. 吉林中医药. 1984，（4）：5-8

② 靳九成. 通用医历法及其天人合一意义. 湖南中医杂志. 2003，19（4）：1-3

③ 李应钧.《黄帝内经》与《夏小正》及十月太阳历. 中医药学报. 1988，（2）：1-2

④ 郝葆华. 西汉太初历制定中的年干支变化与中医运气学说. 陕西中医学院学报. 1999，22（3）：7-8

⑤ 柯资能，等. 五运六气研究中关于干支纪年若干问题的讨论. 中国中医基础医学杂志. 2005，11（6）：412-413

⑥ 杨仁哲，张恒鸿. 清初汤若望改历对运气学说的影响. 中华医史杂志. 2001，31（3）：155-159

响，其时刻制和节气的变革让五运六气的历算更加精确。郝保华[①]
考证时令节气的古今不同，认为古代节气时间是交平气时间，至清
初《时宪历》才用定气注历本，沿用至今。

2. 五运六气理论探讨

（1）理论继承与发展

近年来有学者在继承五运六气理论的基础上，力图有所创新，
有所提高，相继提出各自的观点。

方药中、许家松[②]认为，《内经》运气七篇是对《内经》全书
基本精神的总结，提出在整体恒动观指导下对人体生命活动的气化
论认识。马坚[③]认为，刘温舒"六气模式"即"司天在泉左右间气
图"所表达的六气运动是顺时方向的整体运动规律，有违于《素
问》原旨，将天枢上下天位的左间右间连接起来，形成"8"字形
运动轨迹，是对太阳周年视运动投影的客观反映。

汪德云[④]依据人体胚胎发育受值岁大运影响，与后天生理、病
理变化存在因果关系，提出人体胎历病理内脏定位规律以预测后天
发病的病理定位，其在儿科上有较大的符合率[⑤]。靳九成等[⑥]、刘
玉芝等[⑦]对此予以肯定。李景祥[⑧]研究人体中存在天干合化五行规
律，脏腑除本气功能外，也存在天干化气的功能，病理上存在化气
倾向。按五行特征确立五形人特征[⑨]，五形人的先天相貌与其出生
当日天干相类似，其旺衰主要取决于出生当日的月令和时辰，在不
同的季节里有旺、相、休、囚、死的旺衰变化。喻嘉兴[⑩]提出运气

———————————

① 郝保华，郭小青. 中医理论中节气及其古今时值的变化. 中国中医基础医学杂
志. 2002, 8 (9): 1-2

② 方药中，许家松. 黄帝内经素问运气七篇讲解. 人民卫生出版社, 1984

③ 马坚. 对"六气模式"的改造. 成都中医学院学报. 1994, 17 (1): 9-13

④ 汪德云. 出生年月的运气与疾病的关系. 浙江中医杂志. 1981, (3): 106

⑤ 汪德云，等. 运气学说在儿科的运用. 湖北中医杂志. 1984, (5): 23

⑥ 靳九成，等. 胎历值岁运气综合病理定位预测研究. 湖南中医杂志. 1999, 15
(6): 64-65

⑦ 刘玉芝，符文增. 300例肝火上炎型眩晕患者出生时相运气特征研究. 河南中
医药学刊. 1998, 13 (4): 4-5

⑧ 李景祥. 天干合化五行与脏腑功能. 辽宁中医杂志. 2003, 30 (4): 263-265

⑨ 李景祥. 论五形人. 辽宁中医杂志. 2004, 31 (3): 201-203

⑩ 喻嘉兴. 《内经》运气构架初探. 湖南中医杂志. 2000, 16 (2): 7-8

学说是干支阴阳五行形气运动结合的学说，其运气构架为"干支形气"。王米渠等①试图结合现代生物学基因研究探讨五运六气的分子基础。

（2）推演方式

五运六气以其独特的推演而具有预测功能，任应秋在《运气学说》中详细阐述了五运六气推演方式及意义。程士德②对五运、六气、运气合治推演予以阐释。王玉川指出运气推演方式分为五运推演与六气推演两种。赵辉等③认为，历代各种推算方法均是由果循因的可能性解释，观察五运六气的应时而至是推算平气之年较科学、准确的方法。顾植山强调"三年化疫"之说。周铭心、王树芬等人设计了圆盘式干支推演表。也有运用计算机运算功能制造的相关计算软件。

（3）与时间医学的关系

《内经》在医学史上最早提出比较系统的时间生物医学思想，五运六气是其核心的部分。其理论基础是"天人相应"，人体生命现象存在时间节律，其周期节律变化源于日月星辰的天体运动对人体产生的影响及人体的反馈调节，其时间周期存在时、日、月、节气、年、甲子、大司天等不同层次。临床有待时自愈、待时施治、待时调养的调治思想和方法④。

刘济跃等⑤认为，阴阳五行是自然界时间和空间物理特性的高度概括，五运六气是整体统一的时间医学体系，是中医理论的核心，对现代时间医学的发展具有借鉴和指导作用。黄秋贤等⑥以

① 王米渠，等. 运气与寒暑的基因研究切入. 甘肃中医学院学报. 2002，19（4）：4-7

② 程士德. 运气六讲. 北京中医学院讲义. 1981

③ 赵辉，等. 平气之年推算方法及其意义. 安徽中医学院学报. 2000，19（6）：4-7

④ 吴润秋，谢宇峰. 《黄帝内经》待时调治思想初探. 湖南中医学院学报. 2003，23（4）：25-26

⑤ 刘济跃，等. 论五运六气对现代时间医学发展的指导作用. 山东中医药大学学报. 1997，21（2）：93-98

⑥ 黄秋贤，柳郁. 从《内经》的时间医学观察恶性肿瘤的节律. 哈尔滨医药. 1995，15（3）：40-41

《内经》时间医学理论指导，观察到恶性肿瘤病人的昼夜节律和月节律，以及午后至深夜病情加重以至死亡的死亡规律。张剑宇等[1]对 1968～1988 年 1128 例住院病人死亡时间的统计分析，表明五脏病的死亡时间与五运六气有密切关系，与年月时有相适应的节律性，揭示了五脏病死亡脏腑定位律。

现代时间医学以研究人体的日节律为主，并注意到四季的节律变化，多采取临床观察与实验研究手段，其理论基础是人体"生物钟"，但生物钟产生的物质基础和作用机制不能用现有的医学知识完全解释。与五运六气相比较，时间医学研究的层面较单调，理论体系较粗糙，但它所用的临床观察与实验研究方案较周密、细致。其研究成果可部分佐证五运六气的时间节律性，两者在更大空间的融合与借鉴应成为时间医学的发展方向。

（4）与气象医学的关系

气象医学研究自 20 世纪 50 年代以来发展较快，其内容主要包括气象生理学、气象病理学、气象环境学等，在《内经》中已有相关论述。

张爱青等[2]通过对天体运行、时间推移及相应的气候条件的长期观察和研究，认识到自然界的气候随着时间的推移而表现出有规律的循环变更，气象因素对生理和病情的影响有助于疾病的预测、诊断和治疗。苏颖等[3]总结 1978～2002 年有关运气学与现代气象学的相关性研究资料 30 余篇，认为已有的气象资料的比较研究、某病与气候变化相关的临床统计分析研究虽然取得了成绩，但仍缺乏系统性的深入研究。

从有关气象资料的比较研究文献分析，各地学者对当地（如北京、天津、沈阳、长春、杭州、成都、郑州、连云港、烟台、包头、兰州、福建等）20～30 年间气象资料与运气推测结果的分析，

① 张剑宇，等. 运气学说中的时间病理节律. 山西中医药. 1990, 6 (1)：6-9
② 张爱青，等. 《黄帝内经》与气象医学考释. 中医药学刊. 2001, 19 (4)：365-366
③ 苏颖，等. 中医运气学与现代气象学理论相关性研究概况. 长春中医学院学报. 2003, 19 (6)：49-50

符合率较高；但也有学者对山西[1]、河南[2]等数千年气象资料进行分析，认为符合率很低。分析结果的巨大差异应与其所用分析方法有关，尚需建立更加严密的分析方法。

有学者从疾病发病与气象的关系角度进行了相关的研究工作。如刘玉芝[3]回顾性研究郑州地区 1953～1983 年气象与 6 种传染病的发病资料，认为传染病的高发与其时气候变化剧烈相符，对 1987～1988 年以运气观点所做的气象特点及传染病多发情况的预测，也得到了基本符合的印证。冯玉明等[4]对邢台地区 1968～1979 年流感、流脑、痢疾各月平均发病情况与同期月平均气象资料相关性分析，认为气象要素与外感热病存在一定的密切关系，如流感与气压、痢疾与相对湿度、流脑与风速的正相关关系，流感与辐射量、气温、日照时数、降水量，流脑与相对湿度，痢疾与风速呈负相关关系。

（5）与物候学的关系

《内经》运气学说包含有物候学方面的描述，近年有学者提出"物候－气候－病候相统一"的学术观点。

唐农[5]从现代物候学观点出发，认为一定时间内由昼夜长短变化引起的生物内部生理状态相应的改变是物候变化的重要决定因素，也是五运六气"主气"的物候学基础，主气因素在中医辨证中是一个重要的参数，从而在一定程度上揭示了阴阳五行和天人相应学说在医学领域的具体的合理的运用与描述。苏颖[6]从五运三气

① 张剑宇. 山西二千年异常气候资料对运气学说的验证. 中医药研究. 1990，(4)：40

② 张年顺. 河南省三千年异常气候资料对运气学说价值的验证. 河南中医，1985，(6)：27 - 31

③ 刘玉芝. 运气学说与预防医学. 江苏预防医学. 1998，(4)：31 - 34

④ 冯玉明，等. 四时、六气、阴阳的变化与热病流行的相关性分析. 中医药学报. 1988，(1)：8 - 10，31

⑤ 唐农. 试论运气学说中"主气"的物候学基础与辨证意义. 湖南中医学院学报. 1995，15 (3)：1 - 3

⑥ 苏颖.《内经》医学物候学思想研究. 长春中医学院学报. 2002，18 (1)：1 - 2

的物候与病候、六气司天在泉的物候与病候两方面，归纳总结了《内经》的医学物候学思想，认为人体脏腑生理病理有着与物候现象一致的生物体特性，病候表现与物候表现同步，物候与病候均受五运六气周期气候变化节律的影响，是随气候变化而变化的。

（6）与天文医学的关系

《内经》运气七篇中参有许多天文现象的记载，五运六气的推演也与天文星相的变迁有很密切的关系，将天文现象与医学理论相结合，有人称之为"天文医学"。

傅立勤经天文学测量和计算，以月地关系计算出月地关系的系数为53，又据此肯定了60年周期。杨振平等①将《内经》的天文医学思想归纳为"日－人相应"、"月－人相应"、"星－人相应"和"医用历法的建立"等，认为开展天文医学研究有助于时间医学、气象医学研究的深化，从更高层次揭示人类生命活动规律。黄惠杰②运用北京、上海两地30多家医院冠心病协作组1972～1983年资料，以及北京天文台逐年太阳黑子相对数分析，冠心病死亡率与太阳黑子高发年正相关，太阳黑子高发年岁运为火运或火的司天在泉，认为太阳生物效应与中医运气理论对冠心病的防治有实际意义。

（7）学术争鸣

五运六气的科学性古来即有争议，前文所述肯定了其科学价值和实用价值。但亦有许多医家对此持有不同的看法。

如王玉川③通过对干支纪年的历史、天文依据、超辰法、同一年份纪年干支不同等问题的考察，指出以干支纪年推算和预报气象在理论上难以自圆其说，从以往的气象记录中寻找干支纪年与气象变化之间的特定关系的研究方法值得商榷；运用五行生成数标示五

① 杨振平，等.《内经》天文医学思想初探. 中国医药学报. 1988, 3 (5): 6-10
② 黄惠杰. 从两城区冠心病死亡率窥探运气发病学和"太阳生物学". 中医药信息. 1986, (4): 3-4
③ 王玉川. 干支纪年与五运六气. 北京中医学院学报. 1991, 14 (1): 10-13

运与六气司天在泉的化度，亦有误入歧途之嫌①。干祖望②强调应以实事求是的科学态度对待运气研究，认为五运由五行嬗变而来，六气由六淫蜕化而来，经此之后，其含义已面目全非，与道教占验派完全相同。

五运六气应用的地理范围也是争议的焦点之一。如王奕功等③论述经纬度与五运六气理论的诞生地和适应区问题，认为运气理论建筑在地球绕日公转及自转的基础上，带有"环球性"的可能。而程彦杰等④分析地理气候因素，认为五运六气"广泛适用于全球"缺乏根据，而南岭以北的中东部地区比较合适。

自古以来，肯定五运六气者认为其对临床的指导意义很大，妙用无穷；持否定意见者认为此说过于呆板、机械，与实际情况难以符合。实事求是、科学合理、系统全面地评价五运六气，是研究五运六气理论的当务之急，而深入全面的五运六气文献挖掘与理论体系研究是解决这些学术争鸣的根本方法之一。

3. 五运六气临床应用研究

（1）对历代医家的学术影响

历代各医学大家与学术流派的主要学术观点有很大差距，其形成原因除医家个人经验偏好与当时社会因素影响之外，用大司天理论⑤加以解释可以帮助更好地理解其学术差异。

李应存⑥分析了《金匮要略》条文有关运气理论的内容。周崇

① 王玉川. "生成数"与《素问》经注. 北京中医学院学报. 1992, 15（4）：9 - 15

② 干祖望. 闲话"运气". 江苏中医. 1999, 20（4）：33

③ 王奕功，徐慧清. 试论经纬与五运六气诞生地和适应区. 江西中医药. 1996,（2）增刊：18 - 19

④ 程彦杰，等. 五运六气产生与适合的疆域问题. 北京中医药大学学报. 2000, 23（1）：12 - 13

⑤ 蔡坤坐. 从大司天理论探讨元明医家用药变化的原因. 中医文献杂志. 2002,（2）：5 - 8

⑥ 李应存. 《金匮要略》运气学说初探. 甘肃中医学院学报. 1994, 11（2）：6 - 7

仁①认为王冰在阐发五运六气文献时剖析入微，卓见纷披。李自然②分析历代医家的主要学术观点与运气特征的关系：阳明燥金司天，少阴君火在泉，故 1144～1203 年刘守真、张洁古、钱仲阳均主张寒凉，1504～1563 年汪机主张清凉，1864～1923 年陆九芝主张寒凉；太阳寒水司天，太阳寒水在泉之年，1204～1263 年李杲、王好古、陈文中，1564～1623 年薛立斋、赵献可、张介宾、万密斋、聂久吾主张温补；1624～1783 年太阴湿土司天，厥阴风木在泉，吴又可、费建中主张寒凉；少阳相火司天，少阴君火在泉，1324～1383 年朱丹溪，1684～1343 年叶天士、徐大椿主张清滋；1744～1803 年阳明燥金司天，太阳寒水在泉，王朴庄、庄在田主温补。民间也流传着用药寒、凉、温、热的周期性变化规律。

其他学者分别阐释古代及近现代医家，如沈括、汪机、张介宾、赵献可、万密斋、秦昌遇、吴鞠通、黄元御、仲学辂、马培之、雷少逸、高宜民、阎洪臣、洪哲明、蒋文照等，他们的学术思想与五运六气有着密不可分的关系。

（2）临床经验总结

运气理论应用于临床医疗的病因、诊断、治则治法、组方用药、预测和预防等诸多方面。

马坚③总结干支纪辰法，以干支纪辰的周甲与干支纪日相联系，用以根据疾病六日之中的愈、甚、持、起的病情变化规律推断病位，由病性活动与阴阳干支的对应规律推断病位，依据病脏虚实及其气胜复规律以把握最佳施治时辰和遏其传变，并以此推断患者的死生之期和疾病间甚之时。

何永祥④认为五运六气要诀在于"综合分析，不可执一，通常知变，穷究其微"，应用在于太过不及，同病异治；以病测气，天

① 周崇仁. 剖析入微，卓见纷披——王冰在医学方面的贡献. 上海中医药杂志. 1985，（5）：41-43

② 李自然. "五运六气"初探. 天津中医，1985，（5）：43-47

③ 马坚. 干支纪辰法的中医学内涵及其应用举隅. 成都中医学院学报. 1988，11（4）：18-20

④ 何永祥. 运气学说应用举要. 浙江中医杂志. 1988，（12）：557-558

人相应，从实出发，假者反之；药随时转，无逆气宜。王奕功等[1]分析1996年（丙子）春"寒气时至"气象现象与"邪害心火"病理现象的关系，提出顺应运气"必折其郁气，先资其化源，折其运气，扶其不胜"的治疗原则，指导临床用药偏于温补，方选散寒通阳的柏子养心丸、栝蒌薤白桂枝汤合二陈汤。

苏颖[2]从司岁运、司六气、司季节、司地域、和五味调五脏5个方面归纳、阐述了《内经》的运气治则。王玉来等[3]研究六气消长与中风发病的关系。张洪钧等[4]研究急性白血病患者与其胚胎期气候特征的相关性。王更生[5]以五运六气用于肾病的临床辨治；李家庚[6]以五运六气用于肝病临床辨治。夏桂成[7]以之阐释六十甲子与妇女月经周期节律与生殖节律的形成与演变，指导妇科疾病的防治。汪德云[8]以五运六气指导诊治小儿疾病。张守杰[9]以天人相应理论指导耳鼻喉科疾病的防治。钟丹等[10]以运气论述《内经》因时针刺理论。闫爱国[11]以运气理论剖析原穴与俞募配穴的应用。

---

① 王奕功，等. 试论丙子春寒与邪害心火. 湖南中医杂志. 1996，12（6）：43 - 44

② 苏颖.《内经》运气治则探析. 长春中医学院学报. 2002，18（9）：1 - 2

③ 王玉来，等. 六气消长与中风发病关系的研究. 北京中医药大学学报. 1995，18（4）：21 - 24

④ 张洪钧，等. 急性白血病易患体质研究及病因病机探讨. 北京中医药大学学报. 2002，25（1）：46 - 50

⑤ 王更生，等. 略论运气学说与肾病临床辨治. 湖北中医学院学报. 2001，3（1）：9 - 10

⑥ 李家庚. 略论运气学说与肝病临床辨治. 中西医结合肝病杂志. 2001，11（6）：363 - 365

⑦ 夏桂成. 试析六十甲子及其在妇科学中的意义. 南京中医药大学学报. 2003，19（2）：69 - 72

⑧ 汪德云，等. 运气学说在儿科的运用. 湖北中医杂志. 1984，（5）：23

⑨ 张守杰，余养居.《黄帝内经素问》天人相应理论对耳鼻喉科指导作用. 中国中西医结合耳鼻喉科杂志. 1998，6（3）：155 - 158

⑩ 钟丹，杜小正.《内经》因时针刺理论浅述. 长春中医学院学报. 2002，18（2）：3 - 4

⑪ 闫爱国. 浅析原穴与俞募配穴在五运六气、子午流注中的应用. 针灸临床杂志. 2003，19（8）：12 - 14

（3） 对疫病流行及疾病预测的研究

推测疫病流行情况及流行特点，是五运六气临床实用价值的体现之处。面对 2003 年突如其来的 SARS 疫情，很多学者进行了相应的研究，取得了一定的研究成绩。历年来对其他感染性疾病的运气学分析，也受到了学术界的关注。

顾植山[①]认为，疫病的发生不仅与当时的岁运气候有关，而且与近 3 年的运气有关系，倡《素问·遗篇》"三年化疫"之说。因庚辰年（2000 年）阳年太过、火胜热化等运气特点，出现旱情和气温偏高的异常气候，以致 2003 年金疫大作，引发肺性疫病，其运气特点与 SARS 的流行特征相符合。周岁峰等[②]运用五运六气理论分析中山市气候变化特点与 SARS 流行的一致性关系，进而分析 SARS 的病因为燥热夹湿之邪，病机为肝木虚损，肺金偏亢，湿热互结。刘敏雯[③]等对广州市 2003 年 1～4 月收治的 103 例 SARS 病例进行分析，认为其运气特点一为阳热之火夹风运基础上的太阳寒水主气被阳明燥金客气扰动为病，二为火运不及基础上太阴湿土被厥阴风木所扰动发病；其病理贯穿"湿热蕴毒（火）并易夹瘀"，提倡中西医结合个体化治疗。白贵敦等[④]根据运气气化"天道－气化－物候－病候"规律分析，2001 年暖冬的气候异常可能是导致 SARS 病毒突变的气候条件，只有相同或相似的地理和气候条件周期再现时才有"非典"的爆发流行。同时，依据经络电位测量数据分析，气候变化可引起人体内环境的紊乱，病邪有机可乘。于铁成[⑤]推算 2003 年为太阴湿土司天，用药原则当"以苦燥之温之，甚

① 顾植山.《内经》运气学说与疫病预测. 中药临床杂志. 2004，16（1）：93－95

② 周岁峰，等. SARS 疾病中医病因学探讨. 深圳中西医结合杂志. 2003，13（4）：222－224

③ 刘敏雯，等. 103 例 SARS 患者发病的中医时间和运气学说特点. 中国中西医结合急救杂志. 2003，10（4）：208－210

④ 白贵敦，毛小妹. 从中医运气学看 SARS 的流行趋势. 天津中医药，2003，20（3）：65－67

⑤ 于铁成. 从《黄帝内经》的"五运六气"学说谈对非典的中医治疗. 天津中医药. 2003，20（3）：50－52

者发之泄之"。刘杰①分析 2003 年天候、气候、物候、病候、证候相关性，提出 SARS 为传染性热病之时气疫毒范畴，药物配伍上半年太阴湿土司天，治以苦温为主，年中夏季岁火不及，治以咸温为主，下半年太阳寒水在泉，治以甘热为主。

　　吴奇②回顾了中国历史上的几次温疫大流行，强调乾隆癸未年（1793 年）发生在中国河北、北京一带的温疫，其医学气象病理因素与 2003 年完全相同，其时余师愚创制清瘟败毒饮重用生石膏的宝贵经验对 SARS 的救治有很好的借鉴意义。王奕功等③回顾研究 20 世纪世界性流感流行情况，认为其大流行在天符年、太乙天符年几率较大，以此预测全球性流感大流行趋势。

　　①　刘杰. 中医运气学说与 SARS 的相关性认识. 中国医药学报. 2004，19（3）：135 – 138

　　②　吴奇. 从古论今谈中医气象医学与防治温疫——非典. 天津中医药. 2003，20（3）：60 – 63

　　③　王奕功，等. 运气学说预测全球性流感大流行初探. 1999，15（4）：50

中篇　原理与格局

　　五运六气理论是究天人之际、谋天人合德的具体体现，讲求"数之可十，推之可百，数之可千，推之可万"，是中医学理论与临床发展的重要基石。五运六气对自然、生命、疾病时间轴向规律的系统阐发，源于古人对由自然至人体的现象观察与总结提炼，而非先验性哲学理论框架的医学引入。对五运六气理论原理与格局的认识，需反思古人的理论构建过程，融会贯通地去理解，不可断章取义，甚至标新立异或以点概面，应力求使其最为关键的科学内容能为现代所理解和应用。本篇主要就五运六气的科学原理、基本格局及理论体系涉及的关键问题进行讨论。

第四章 源于天地人的运动变化规律

第一节 日月地星相对运动化生五运六气

对五运、六气及五运六气规律的认识，来源于古人对日、月、地、星相对运动的观察与记录，其间阐释涉及很多天文、历法、术数等知识，为本人所欠缺，故书中不做详细论述。兹在前贤阐释的基础上，简述个人对部分关键问题的研究心得。

一、由身及远的古代认知思维

（一）黄帝坐明堂以正天纲

《素问·五运行大论》曰："黄帝坐明堂，始正天纲，临观八极，考建五常。请天师而问之曰：论言天地之动静，神明为之纪，阴阳之升降，寒暑彰其兆。余闻五运之数于夫子，夫子之所言，正五气之各主岁尔，首甲定运，余因论之。"参王冰之注文，明堂为布政之宫；八极为八方目极之所；五常谓五气，行天地之中者，端居正气，以候天和。可见，远古黄帝时代的知识积累，主要来源于古人对天地自然及自身变化的现象观察与规律提炼。

综合个人能力所及的知识进行推测：

古人对天地自然变化的了解，首先立足于身体感官所及，由近及远，以自身所在为世界中心（形成地心说宇宙观），并注重体外变化与体内变化的关联性、协同性。

由于中华民族生活区域恰在四季分明的中纬度大陆地区，所感受到的自然变化具有季节性变化规律，与身体内在感受的季节性变化相呼应，逐渐总结、提炼，升华为阴阳五行学说。

出于不同时间所感受到的体内外变化的记录、传承需要，以日影、月象及星辰位置记录时间，进而在时间记录的规律总结基础上，发展成为中国传统的天文历法系统。

（二）七政运动而现二仪、四象、五行、六气

遥望天空，日、月及木、火、土、金、水五星（古称"七政"）最为显著，其运动轨迹的记录与地球上古人所感受到的变化关系最为密切。天（日、月、五星）右旋，地左旋，按逆时针方向运行的周年黄道视运动称为"天气右行"，按顺时针方向运行的周日黄道视运动称"地气左行"。日、月、地、星各自轨迹平面及运行周期不同，以地为宇宙中心的视运动记录逐渐形成二仪、四象、五行、六气、大衍之数等传统观念。

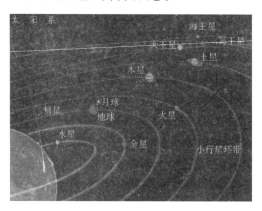

图4-1　太阳系示意图（网络下载）

古人夜以观星，昼则观日，正立而待之，移光以定位，则气至可待矣。其中，立竿测日影以计量、记录太阳运行轨迹，冬至、夏至两点昼夜差异最大，春分、秋分两点昼夜各半，其日影长度随之变化；又按"五日为候，三候为气，六气为时，四时为年"，划分节与气，一年分二十四节气。以月的盈亏影响记录月的运行轨迹，而形成月的朔、上弦、望、下弦，一年按斗建分为十二月，或"大小月三百六十五日而成岁，积气余而盈闰矣"（《素问·六节藏象论》）。从地球观测，五星时而行于日与地之内，时而行于日与地之外，而有不同天文术语表达。

据田合禄先生考证，由立竿所测日影的长短轨迹，可得到阴阳

太极之图；夏至日出点为天门，冬至日出点为地户；月相盈亏，由先天八卦图表达。阴阳再分为四数的开放周期；在四数基础上返回原点，则形成五数的封闭周期；以阴阳多少而分，成三阴三阳六气。田合禄先生称阴阳术数是以日、月、星象为依据，以天文历法之数为推算逻辑系统的自然科学。主运为日地关系的反映，为地球倾角和太阳直射点在南北回归线的移动规律；客运为月、星与地关系的反映；主气、客气仿此。

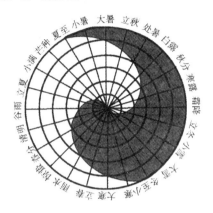

图4-2　立竿测影所得阴阳太极图①

《新刊图解素问要旨论》主张甲为十干之首，子为元气之初，甲子为天地阴阳之气之始，而"甲应土运，故为五运之君主"，子为阳气之首，午为阴气之初，"子午之上，少阴火为六气之主，而为元气之标矣"。"天地各有三阴三阳，先圣测之，立为十二支矣。"可见，干支纪年、纪时是古人对天地阴阳之气运动变化轨迹的特定时间位点描述，其历法意义来源于自然现象的观测与经验总结，而非单纯的哲学思辨。

二、年周期规律的重要时间概念

（一）重要时间节段

一阴一阳之谓道，"阴阳之义配日、月"。道之所生，候之所

---

① 田合禄，田峰. 周易基础十五讲. 太原：山西科学技术出版社，2009：53

始，由日、月为主的星辰运动影响并记录着古人感官所见的气候、物候、病候等现象。《素问·六微旨大论》曰："天气始于甲，地气始于子，子甲相合，命曰岁立。"干支甲子为天地之气运升降与阴阳相感化生的论理工具。

三十年为一纪，为五、六调谐之数。六十年为一甲子，为日月运动的会合周期。有研究认为：岁，即回归年，即地球绕太阳一周365.25日，《内经》以太阳两次连续过冬至点的时间间隔为一岁。年，一般指从正月朔（初一）至下一年正月朔的时间间隔，多以立春为正月朔，《内经》以太阳两次连续过立春的时间间隔为一年，故《素问·六节藏象论》云："求其至也，皆归始春。"冬至与立春相差45天。推而广之，一年12月、365天，一天12时，亦以甲子纪之。

年、月、日、时的甲子推算法，以特定的天文学现象时刻作为专业标准，按年、月、日、时之数顺序推算；普通民众与普通医生，或以官府公布的纪时为标准，或以普及度较高的某特定甲子岁时刻为基准进行推算。如唐代启玄子所著《天元玉册》以大唐麟德元年甲子岁（664年）正月一日己酉朔为基准进行推算；金代刘完素、马宗素所著《新刊图解素问要旨论》亦以大唐麟德元年甲子岁（664年）正月一日己酉朔为基准，至金代明昌四年癸丑岁（1193年）积得530年，按年月日及交司时刻计算其数，得其确切干支甲子。

传统农历属阴阳合历，有利于日、月为主的星辰运动及地面生物变化规律的记录，其特点是历法年同回归年基本相符，历法月同朔望月基本相符。虽然历代不断进行历法修订，但甲子纪年、纪日的天文学基础一以贯之，故未影响由甲子纪年、纪日所表达的自然、生命、疾病时间规律。

现代以西方公元纪年为通用的时间记录法，此法以太阳历为主，故二十四节气基本固定于每年的特定日子（上半年在每月6日、21日，下半年在每月8日、23日，前后相差1~2天），但月象的盈亏错落变化很大。太阳从黄经零度起，每运行15度经历一个时日"节气"或"中气"，全年360度共二十四节气，反映太阳周年视运动。

表 4-1　　　　　　　　　　二十四节气对应日期

春		夏		秋		冬	
节气	公元日期	节气	公元日期	节气	公元日期	节气	公元日期
立春	2月3-5日	立夏	5月5-7日	立秋	8月7-9日	立冬	11月7-8日
雨水	2月18-20日	小满	5月20-22日	处暑	8月22-24日	小雪	11月22-23日
惊蛰	3月5-7日	芒种	6月5-7日	白露	9月7-9日	大雪	12月6-8日
春分	3月20-22日	夏至	6月21-22日	秋分	9月22-24日	冬至	12月21-23
清明	4月4-6日	小暑	7月6-8日	寒露	10月8-9日	小寒	1月5-7日
谷雨	4月19-21日	大暑	7月22日-24日	霜降	10月23-24日	大寒	1月20-21日

二十四节气歌：春雨惊春清谷天，夏满芒夏暑相连；秋处露秋寒霜降，冬雪雪冬小大寒

（二）干支甲子与公元纪年换算

在公元纪年与农历甲子纪年之间的换算，造成了现代五运六气学习与运用的新困难，因此，在很多现代出版的五运六气著作中，干支甲子纪年与公元纪年的换算方法成为重要的或占用篇幅较大的内容，并创造出若干各具特色的简便换算法或速查表盘。

总体来说，公元年尾数与天干均为十进制，月、时与地支均为十二进制，其间存在明确的对应关系，可直接换算；不对应的部分，可根据特定时间如某年元旦日等进行推导换算。

（三）历年起始时间

对五运六气理论的年度时间规律起始点有不同的描述，自王冰以降长期存在学术争议。从阴阳合历以记录日、月、地为主运动轨迹的角度理解，应以农历正月朔甲子日为起始时间，甲子纪年已连续达数千年之久。

表4-2　　　　干支、公元纪年换算及五运、司天速记简表

天干	辛	壬	癸	甲	乙	丙	丁	戊	己	庚
公元纪年尾数	1	2	3	4	5	6	7	8	9	0
五运（＋太过，－不及）	水－	木＋	火－	土＋	金－	水＋	木－	火＋	土－	金＋

《素问·天元纪大论》云："甲己之岁，土运统之。乙庚之岁，金运统之。丙辛之岁，水运统之。丁壬之岁，木运统之。戊癸之岁，火运统之。"

《素问·五运行大论》云："土主甲己，金主乙庚，水主丙辛，木主丁壬，火主戊癸。"

地支	子	丑	寅	卯	辰	巳	午	未	申	酉	戌	亥
属相	子鼠	丑牛	寅虎	卯兔	辰龙	巳蛇	午马	未羊	申猴	酉鸡	戌狗	亥猪
公元纪年	2008	2009	2010	2011	2012	2013	2014	2015	2016	2017	2018	2019
	1996	1997	1998	1999	2000	2001	2002	2003	2004	2005	2006	2007
	1984	1985	1986	1987	1988	1989	1990	1991	1992	1993	1994	1995
	1972	1973	1974	1975	1976	1977	1978	1979	1980	1981	1982	1983
	1960	1961	1962	1963	1964	1965	1966	1967	1968	1969	1970	1971
	1948	1949	1950	1951	1952	1953	1954	1955	1956	1957	1958	1959
公元时	23－1	1－3	3－5	5－7	7－9	9－11	11－13	13－15	15－17	17－19	19－21	21－23
农历月	十一	十二	正	二	三	四	五	六	七	八	九	十
六气司天（＋先天，－后天）	少阴热气＋	太阴湿气－	少阳相火＋	阳明燥气－	太阳寒气＋	厥阴风气－	少阴热气＋	太阴湿气－	少阳相火＋	阳明燥气－	太阳寒气＋	厥阴风气－

《素问·六微旨大论》云："寒湿相遘（太阳、太阴），燥热相临（阳明、少阴），风火相值（厥阴、少阳）。"

《素问·天元纪大论》云："子午之岁，上见少阴；丑未之岁，上见太阴；寅申之岁，上见少阳；卯酉之岁，上见阳明；辰戌之岁，上见太阳；巳亥之岁，上见厥阴。……厥阴之上，风气主之；少阴之上，热气主之；太阴之上，湿气主之；少阳之上，相火主之；阳明之上，燥气主之；太阳之上，寒气主之。"

　　上古三代历法的历年起始时间不同。田合禄《中医运气学解秘》[①]云："颛顼历年首于立春，以气候为主旨。夏历年首始于雨水，万物始生，以物候为主旨。商历年首始于大寒，是以地气阴极一阳生为主旨。周历年首以冬至为始，是以天气阴极一阳生为主旨。"

　　一年之六气推步的起始时间亦有不同观点，皆云出于唐代王

---

　　① 田合禄. 中医运气学解秘. 太原：山西科学技术出版社，2007：4-15

冰。《重广补注黄帝内经素问·六节藏象论》云："立端于始，表正于中，推余于终，而天度毕矣。"王冰注曰："言立首气于初节之日，示斗建于月半之辰，退余闰于相望之后。"初节为立春日，以立春为首。又注：四时谓岁，"各从主治，谓一岁之日，各归从五行之一气而主以王也"。"时，谓立春之前当至时也。气，谓当王之脉气也。春前气至，脉气亦至，故曰时立气布也。"新校正云：王冰时立气布，"按此正谓岁立四时，时布六气，如环之无端"。可见当王之脉气应时而早至。

又《重广补注黄帝内经素问·六节藏象论》云："求其至也，皆归始春。"王冰注曰："始春，谓立春之日也。春为四时之长，故候气皆归于立春前之日也。"又注："凡气之至，皆谓立春前十五日，乃候之初也。""候其年，则始于立春之日；候其气，则始于四气定期；候其日，则随于候日，故曰谨候其时，气可与期也。"立春前十五日，为"大寒"。

《重广补注黄帝内经素问·六微旨大论》王冰注亦曰：天之六气也，"初之气，起于立春前十五日，余二、三、四、五、终气次至，而分治六十日余八十七刻半"。又云："火有二位，故以君火为六气之始也。相火，则夏至日前后各三十日也，少阳之分，火之位也。"自春分后六十日有奇，斗建卯正至于巳正，君火位也。"风之分也，即春分前六十日而有奇也，自斗建丑正至卯之中，初之气也。"

唐代王冰之后，主张以大寒为六气之始的医家占大多数，以立春为六气之始的医家数量较少，也有医家认为正二月为初之气。由于古代历法多以立春为正月之始，故以立春为六气始、以正二月为初之气的观点，差异不大。个人认为，若以见春升之气象为标准，应以立春为初之气始；天地之气的升降浮沉是否先于所见春升气象而出现，目前尚无确切可信的研究方法与结论；脉气可先于所见春升气象而出现，在临床中已有所体验，但亦缺乏科研证据，有待进一步研究。

三、人与天地之气相应

（一）人受命于天地

人生于天地之间，与天地之气相参、相应。《素问·宝命全形论》云："天覆地载，万物悉备，莫贵于人。人以天地之气生，四时之法成。""人生于地，悬命于天，天地合气，命之曰人。"故《灵枢·邪客》曰："人与天地相应也。"《灵枢·岁露》云："人与天地相参也，与日月相应也。"《周易·乾·文言传》称：人"与天地合其德，与日月相应其明，与四时合其序，与鬼神合其吉凶。先天而不违，后天而奉天时。"

人从于天地之气，天地之气变化有时、有度，故万物之生荣有常时，脉气之至有常期，故《素问·六微旨大论》称："物生其应也，气脉其应也。"

人之气血不循天常则生疾病。《重广补注黄帝内经素问·六节藏象论》王冰注曰："言苍天布气，尚不越于五行，人在气中，岂不应于天道？夫人之气乱，不顺天常，故有病死之征矣。"因此，中医主张，人与天地之气相通、相应，藏气有法时之论，气失所养则生疾病，需医者诊而治之。明代宋濂撰《宋学士文集·赠惠民局提领仁斋张君序》称："人之生也，与天地之气相为流通，养之得其道则百顺，集百邪去。苟失其养，内感于七情，外感于六气而疾疢即生焉。医者诊而治之，必察其根本、枝末，其实也从而损之，其虚也从而益之，阴平阳秘，自适厥中。"

（二）对医学观念的影响

根植于"人与天地之气相应"的观念，对中医产生了深刻的影响，形成了中医学独具特色的理论观念与医疗原则。

人与天地之道同，一理通则百理通，故重视天文、历法等自然科学知识与医学知识的融会贯通，"上知天文，下晓地理，中明人事"成为高明医生的知识素养衡量标准。

以天地之道为法，顺之则生、养，逆之则病、死，故养生、防病、诊病、治疗皆取法于天地之道。

人生于天地气交之间，天命不可违逆，故顺天承运，修身养德以合天地之气变化，必与天地和谐相处，不妄自尊大；不能通达、顺和则生病痛、灾眚，治之必以疏导为法，以重归和谐为目的。

第二节 五运六气时绪观的初步阐述

《说文解字》曰："时，四时也。""绪，丝耑也。""序，东西墙也。"

时间也许是人类最早体会和领悟的朴素而复杂的概念之一。作为重要的生命坐标，时间具有"神转不回"又"终而复始"、"如环往复"的特性。

以《素问》运气七篇为核心的五运六气理论，反映着中医学对"时间"端绪的认识水平。依据人与天地相应的自然观、生命观、健康观，通过不同时间次序下自然与生命规律的层析观察与集合分析，构建了独特的时绪观，并立足于顺应时绪规律而预测灾眚变化、指导健康生命活动、防治各种病证。

对《素问》五运六气时绪观的理性思考与科学探求，有利于理解中医五运六气的理论内涵，有助于时间相关医学领域的进一步发展。

一、五运六气时绪观的思想基础

五运六气时绪观根植于中华古代文明对时间规律的独特理解、表达与运用，其形成的思想基础在于：

1. 时间、空间的一体化表达

中华古代文明以斗转星移、日晷月影作为时间计量的参照对象，以日月、星辰的空间位置（黄道坐标等）表达时间进程。

《素问》五运六气时绪观以代表星辰空间方位及其移动距离的步、位等概念，作为描述时间端绪的重要概念；浩瀚星空的天文现象，成为五运六气理论表达时间概念的重要参照坐标。

2. 神转不回与如环往复的矛盾谐和

时间如白驹过隙一去不返，故有"时不我待"之慨叹。而日月星辰以近乎圆周为主导的方式运动，日月盈昃，辰宿列张，寒来暑往，秋收冬藏，表达了时间坐标近乎周期性的序列性往复特征。

《素问》五运六气时绪观寻求时间表现两极矛盾的谐和统一，在时间表现惟一性的前提基础上，以回顾思考和现实观察的方法，充分挖掘时间表现的周期性规律，以预测前瞻的描述方式，追求其与时间独占性表现的高度融合，建构开放波浪式的时间规律模式。对时间矛盾谐和思想的把握，直接影响对五运六气"格局"运用规律性与灵活性相协调的认知。

3. 人与天地相应、相参

人处于天地之间，天地之气变化直接作用于人体，对人体产生巨大影响。人为万灵之长，而天地包容万物、万灵，天地为万法之源，因此，人需遵循自然规律，人的能动性与创造力应表现在主动揭示自然规律，能动地顺应自然规律以增强其对人的有益影响，合理地预防或减低自然对人的不利影响。

《素问》五运六气时绪观强调人与天地之气相通、相应，故藏气有法时之论，气失所养、不循天常则生疾病，需医者诊而治之。

4. 层析与集合思维的目标、动力

古人通过细致入微的观测，运用层析分解的研究方法，观测到不同时间周期内天、地、人多维度规律性表现，进而以观测到其间的复杂联系与相互影响进行归纳和理论升华。通过缜密深入的思考，以集合一统的思维追求，实现了不同层次、不同角度观测归纳结果的高度融合和一致性指向。因此，层析与集合两种思维方法，成为探求自然与人体之规律的有效目标与强劲动力。

《素问》五运六气时绪观，虽有日为众阳之宗、月为太阴之象的阴阳分野，以及在天之六气、在地之五运的气运区别，但上下相应、运气相临的集合与融合，更能体现五运六气时绪观的表达。为今之计，当泛观博览，深入考察，以细致观测、潜心考证、缜密思考为基础，实事求是地探讨时间轴向丰富表现所潜藏的客观规律。

二、五运六气时绪观的核心观念

古人对五运六气时绪规律的提炼与把握并非繁复难明，只是从不同的视角与层次，多维度地归纳出以常（平）、变（过高或过低）、异为核心的特征表达，其繁复存在于对这些视角、层次的划分与组合，而非异常高妙的哲学思辨。

个人理解，五运六气时绪规律在不同的视角与层次下包含定度、定性、定向、定位、定时、定序、定谐等核心观念，这些多维度的核心观念最终构建了独具特色的中医理论体系。

表4-3　　　　　　　天地与人体之气的程度特征举例

五行属性			木	火	土	金	水
天地之气	五运之纪（主岁）	平气	其气适中				
			敷和（敷布和气，物以生荣）	升明（火气高明）	备化（广被化气，资于群品）	审平（金气清，审平而定）	静顺（水体清静，顺于物）
		不及	不足，其气偏衰				
			委和（阳和之气，委屈而少用）	伏明（明曜之气，屈伏不申）	卑监（土虽卑少，犹监万物之生化）	从革（从顺革易，坚成万物）	涸流（水少，流注干涸）
		太过	有余，其气过盛				
			发生（宣发生气，万物以荣）	赫曦（盛明）	敦阜（土余，高而厚）	坚成（气爽风劲，坚成庶物）	流衍（泮衍，流溢）
	六气（主时）	气和	当至而至者，和				
			厥阴风气下临，和平，风摇	少阴热气下临，暄，形见；少阳火气下临，炎暑，蕃鲜	太阴湿气下临，埃溽，云雨	阳明燥气下临，清劲，雾露	太阳寒气下临，寒雾，周密
		有余	未至而至，来气有余也				
			飘怒	大暄；飘风燔燎	雷霆骤注	散落	寒雪冰雹
		不及	至而不至，来气不及也				
人体之气	藏气、经气	平气	气血充实、平和，各行其所主				
		太过	薄所不胜，而乘所胜（假令肝木有余，则肺金不足，金不制木，而乘于脾土。余同）				
		不及	所胜妄行，而所生受病，所不胜薄之（假令肝木气少，不能制土，土气无畏而妄行，木被土凌；肺金之气自薄。余同）				

注：司天、在泉之气太过，为淫胜。承乃制，亢则害，亢极则反兼胜己之化

（一）定度（程度特征）：太过，不及，平气

此观念反映运动变化的强烈程度特征。其与运动变化出现的时间又存在密切联系，难以截然分割。

与天地之气、人体之气的太过（有余、多）、不及（不足、少）、平气（气和、平）相应，中医确定"补其不足，泻其有余，以平为期"的治疗法则，临床采用针、药、导引等相应治法补虚泻实，以达平和谐调的健康状态。

（二）定性（性质特征）：温、湿、动

此观念反映天地及人体之气运动变化的三种性质特征，其中"动"的定向特征参见后文。五运、六气各具性质特征，兼有多、少或平的程度差异。

表4-4　　　　五运、六气的性质特征及其药食补泻

五运		木运	火运		土运	金运	水运
六气		厥阴风木	少阴君火	少阳相火	太阴湿土	阳明燥金	太阳寒水
		风	火	暑	湿	燥	寒
定性	温	+	+	+	±	-	-
	湿	-	-	+	+	-	±
	动	+↑	+↑	+↑	±↓	+↓	-↓
脏腑		肝胆（木）	心小肠（火）	三焦命门（火）	脾胃（土）	肺大肠（金）	肾膀胱（水）
药食补泻法	气	温补，凉泻	热补，寒泻		温热补，寒凉泻	凉补，温泻	寒补，热泻
	味	辛补，酸泻	咸补，甘泻		甘补，苦泻	酸补，辛泻	苦补，咸泻

注：+太过，-不及，±平；↑向上、向外，↓向下、向内

与天地之气、脏腑之气的性质特征相应，病性亦有寒、热、温、凉、平之别，有升降、出入动势之异。中药药性同样有寒、热、温、凉、平的差别，又有升散、沉降及气味厚薄的区别，或称辛甘发散为阳，酸苦涌泄为阴，咸味通泄为阴，淡味渗泄为阳等。中医有寒者热之，热者寒之，湿以燥之，燥以润之及因势利导的治疗法则。如《素问·五常政大论》云："治热以寒，温而行之；治寒以热，凉而行之；治温以清，冷而行之；治清以温，热而行之。"

（三）定向（运动趋向）：升、降、枢，或出入枢

此观念反映运动变化的空间运动趋向。

表 4-5　　　　　　天地与人体之气的运动趋向举例

总则	非出入则无以生长壮老已，非升降则无以生长化收藏 出入废则神机化灭，升降息则气立孤危					
天地之气	六气升降	风（升）	火（升）	暑（升）	湿（降）	燥（降）	寒（降）
	四时升降	春（升）	夏（升）	盛夏（升）	长夏（枢）	秋（降）	冬（降）
人体之气	五脏之气	肝（升）	心（升）	相火（升）	脾（枢）	肺（降）	肾（降）
	六腑之气	以降为顺，以通为顺					
	躯体	表里、内外，浮沉、出入等					
注：上下垂直运动，趋向为升、降、中枢；内外水平运动，趋向为出、入、中枢 升已必降，降已复升。若升降失其常，则为气交之变，变生民病							

升降、出入号为气机，《素问·六微旨大论》云："是以升降出入，无器不有。"无不出入，无不升降。"四者之有，而贵常守，反常则灾害至矣。"升降、出入居常而守，为生化之元主，不可失之。反其常道，则神去其室内，生化微绝，灾害、病患骤至。

天地之气，升降更用，气升已而降，降者为天，天气下降，气流于地；气降已而升，升者谓地，地气上升，气腾于天，"故高下相召，升降相因，而变作矣"（《素问·六微旨大论》）。人体之气

应于天地,《素问·五藏别论》云:"五脏者,藏精气而不泻也,故满而不能实。六腑者,传化物而不藏,故实而不能满。"传化之府,其气象天,以沉降为顺。肝气升于左,肺气降于右,心火上炎,肾水下泽,而脾胃为升降之枢纽,号为枢机。

天地之气,升降顺乎其势则平和,逆乎其势则灾害生。同理,脏腑之气亦需顺乎其势,逆则疾病生。临证治疗之法,或顺其升降、出入之势,因势利导,以顺其情,司天天气为病,治宜降,在泉地气为病,治宜升;或调其枢纽,枢机流畅则升降各行其道,病患易瘥。

(四) 定位(空间特征):上中下,或左中右

此观念反映变化所出现的空间位置特征。

天地之气的异常变化存在一定的空间分布规律,人体疾病所生也归之于皮、肌、脉、筋、骨等不同部位。中医对空间的认识,根植于混沌而有序化的宇宙观,大天地与小天地类同的全息观,因此,以人体比拟于自然,日月、山岳、云雨、湖海、河流、植被等均被借喻于躯体组织、器官的描述。而时间、空间的一体化观念,使空间定位与时间次序紧密联系在一起,其规律提炼存在交融、交叉,甚至难以严格区分。

与天地之气变化的空间位置密切联系的是,天地之气异常变化所发生的地域范围与特征,其规律描述亦存在于《内经》特别是七篇运气大论中,有待于进一步理解和揭示。对人体疾病所生处所的探讨,亦有相应的五运六气理论阐释。《新刊图解素问要旨论·元相胜复篇》曰:"大凡治病,先求其治病之由,次审病生之所,知本知标,而悉明矣。"对疾病所生部位的认识相对清晰,无外乎脏腑、经脉、表里等空间特征,但对疾病所生部位的规律提炼相对模糊,涉及五脏本病、十二经脉本病、五运本病、六气本病及六气化为病等,病症各有所别,又互有相交,还需深入探讨。

表 4-6　　　　　天地与人体之气的空间特征举例

	地理方位	东	南		中	西	北
天地之气	方位特点	鱼盐之地，海滨傍水，暄敷和风，万物始生	阳盛之处，暑热明曜，彰显郁蒸，万物盛长		地平以湿，静兼濡渎，万物化生，充盈丰备	金玉之域，沙石之处，水土刚强，凉燥清劲，万物收敛	地高陵居，风寒冰冽，寒凛凄沧，万物闭藏
	地势气位	下（天满，地不满）			平	高（地满，天不满）	
	六节气位	显明之右，君火之位也；君火之右，退行一步，相火治之也；复行一步，土气治之；复行一步，金气治之；复行一步，水气治之；复行一步，木气治之；复行一步，君火治之					
人体之气	五脏	肝	心	（心包）	脾	肺	肾
	十二经	足厥阴肝经	手少阴心经	手厥阴心包经	足太阴脾经	手太阴肺经	足少阴肾经
	五输穴	大敦 行间 太冲 中封 曲泉	少冲 少府 神门 灵道 少海	中冲 劳宫 大陵 间使 曲泽	隐白 大都 太白 商丘 阴陵泉	少商 鱼际 太渊 经渠 尺泽	涌泉 然谷 太溪 复溜 阴谷
	六腑	胆	小肠	三焦	胃	大肠	膀胱
	十二经	足少阳胆经	手太阳小肠经	手少阳三焦经	足阳明胃经	手阳明大肠经	足太阳膀胱经
	五输穴 及原穴	窍阴 侠溪 临泣 （丘墟） 阳辅 阳陵泉	少泽 前谷 后溪 （腕骨） 阳谷 小海	关冲 液门 中渚 （阳池） 支沟 天井	厉兑 内庭 陷谷 （冲阳） 解溪 足三里	商阳 二间 三间 （合谷） 阳溪 曲池	至阴 通谷 束骨 （京骨） 昆仑 委中
	躯体	身半以上，为天之分，天气主之；身半以下，为地之分，地气主之。半，为天枢					
	脉位	左关	左寸	右尺	右关	右寸	左关

注：阴经（五脏）五输穴为井木、荥火、输土、经金、合水，以输为原穴。阳经（六腑）五输穴为井金所出，荥水所溜，输木所注，原所过，经火所行，合土所入

（五）定时（时间特征）：常，变，异

此观念反映运动变化的时间趋向特征。

表4-7　　　　　天地与人体之气的时间特征举例

常	当期而至	春气温和，夏气暑热，秋气清凉，冬气冰寒，为四时正气之序，民无疫疠之患。五运六气进一步细化对四时正气之序的规律提炼 各时间节点或时间节段均有其特定的气候、物候、藏象、病候特点					
		二十四节气（特征略）	立春、雨水、惊蛰、春分	清明、谷雨、立夏、小满	芒种、夏至、小暑、大暑	立秋、处暑、白露、秋分	寒露、霜降、立冬、小雪	大雪、冬至、小寒、大寒
		农历十二月（特征略）	正二月	三四月	五六月	七八月	九十月	十一、十二月
		六气	初之气	二之气	三之气	四之气	五之气	终之气
		五运	木运	火运	土运	金运		水运
		五季（特征略）	春	夏	长夏	秋		冬
变	先天时而至	气太过，早于天时而至（五运太过者先天，太阳、少阴、少阳三气司天先天）						
	后天时而至	气不及，晚于天时而至（五运不及者后天，厥阴、太阴、阳明三气司天后天）						
异	非时之戾气	邪气、戾气与天时应至之气相逆。如春时应暖而反寒，夏时应热而反冷，秋时应凉而反热，冬时应寒而反温，易致时行疫病流行						

注：在季节、节气、月份及五运、六气各时间段或时间节点，均有其特定的自然（气候、物候等）、人体（藏象、病候等）特征描述

　　"四时不失其期，六气为常准者，信之谓也。"古人把时间作为一种较为衡定可靠的度量标准尺度，以天之日月星辰的运行位置（天象）及树竿所测之影作为计量定时标准。不同时间节点或时间段具有相应的可观测、感知的正常表现，如寒热、燥湿、（风）动静等气候现象，植物的生长化收藏等物候现象，人体的生长壮老已及藏象变化等生命现象等。时间节点或时间段所对应的气候、物

候、藏象特征性表现，成为该时间的特征。当该时间的特征产生提前（先天）、滞后（后天）或逆时（乖戾）而出现时，则为时间特征的变与异，随之易发生灾眚或疾病。

应时为正，非时为邪，邪有微、甚之别。《素问·六微旨大论》云："应则顺，否则逆，逆则变生，变则病。"强调万物及人体应时当期为顺，则天地之气生化不息，无滞碍影响。若不应有而有，应有而无，是造化之气失常，失常则气血纷扰而为病，万物与人皆失其常而成病；小逆其时当至之气则病微，大逆其时当至之气则病甚，病甚或见病势危急、病死伤害较大，或见传播迅疾、流行广泛。

虽然尚无条件人为改变天地之间不当时而至之气，但对不当时的邪气、戾气所致伤害可以采取相应的防治之法。其一，可在自然与医学规律总结的基础上加强预测和观测，以便及时准确获知其变、异的性质、程度、范围及发生时间。其二，可积极采取相应的社会人事与医学措施，改善局部小环境或个体状态，如居处条件改善，着装及时增减，脏腑气血补虚泻实以纠偏等，甚至涉及政治清明、社会安定、灾害救援、物资储备调剂等。

（六）定序：次第之序

此观念反映各种运动变化的次第顺序特征，以达周流不息。

天地、人体之气均按一定规律顺序而行，其运行顺序具有一定次第，或升降相因，或太过、不及相间，或以阴阳相递、五行相生次第而行。天地之气次第周流，则生长化收藏，万物荣养，不生灾害。若天地之气不能按序周流，则亢极生害或迁正、退位失时，致生灾害。人体之气同理，次第周流，相生相助，失序则气血壅滞，变生疾病。临证治疗需审其失序之因、机，或抑强扶弱，或补母泻子，以求疏其滞碍。

天地、人体之气的次第运行多具特定的时间特征，如年之四时、日之旦暮等，宜与时间特征相参。

表 4-8 **天地与人体之气的周流次第举例**

天地之气	甲子相合	天气始于甲,地气始于子,子甲相合,命曰岁立
	周天终地	周天气者,六期为一备;终地纪者,五岁为一周
	升降相因	天气下降,气流于地;地气上升,气腾于天。故高下相召,升降相因,而变作矣
	(客气)司天在泉之位	上下有位,左右有纪。故少阳之右,阳明治之;阳明之右,太阳治之;太阳之右,厥阴治之;厥阴之右,少阴治之;少阴之右,太阴治之;太阴之右,少阳治之
	五运相生	木运→火运→土运→金运→水运→(木运)
	主气(五行相生)	厥阴风木→少阴君火→少阳相火→太阴湿土→阳明燥金→太阳寒水→(厥阴风木)
	客气(阴阳相递)	厥阴风木→少阴君火→太阴湿土→少阳相火→阳明燥金→太阳寒水→(厥阴风木)
	中运太少	阳干太过,阴干不及,相兼而行
	五音太少	有余而往,不足随之;不足而往,有余从之
人体之气	五脏相生	肝木→心火→脾土→肺金→肾水→(肝木)
	十二经流注	手太阴肺经→手阳明大肠经→足阳明胃经→足太阴脾经→手少阴心经→手太阳小肠经→足太阳膀胱经→足少阴肾经→手厥阴心包经→手少阳三焦经→足少阳胆经→足厥阴肝经→(手太阴肺经)

注:上下升降、迁正退位各有经纶,若诸气运动失其正常次第(失守)则生灾害、民病、疫疠。天数有余,复布其政,为不退位;逆之为不迁正。上下失之迭位,则四时不节。刚柔二干失守其位,则三年化疫、化疠

（七）定谐：调谐之法

此观念反映各种运动变化的调谐法则，以达自稳调和。

表 4 - 9　　　　　各种运动变化的调谐法则举例

上下相加（运气加临，客主加临）	太过，得天刑、地刑、不和，则平气运					
	太过，得同气相助，则太过转甚					
	不及，得同气相助，则平气运					
	不及，得天刑、地刑、不和，则不及转甚					
	上临下为顺，下临上为逆，逆为不当位，郁抑而病生。如土临相火、君火之类					
	君位臣则顺，臣位君则逆。逆则其病近，其害速；顺则其病远，其害微					
标本中气	厥阴之上，风气治之，中见少阳	少阴之上，热气治之，中见太阳	少阳之上，火气治之，中见厥阴	太阴之上，湿气治之，中见阳明	阳明之上，燥气治之，中见太阴	太阳之上，寒气治之，中见少阴
六气胜复	凡先有胜（淫胜），后必有复（报复）。客主之气，胜而无复					
	胜至则复，无常数也，衰乃止。所复者，胜尽而起，得位而甚，胜有微甚，复有少多，胜和则和，胜虚则虚					
	上胜则天气降而下，下胜则地气迁而上					
	上胜而下俱病者，地气郁也。下胜而上俱病者，天气塞也					
	六气分正化、对化。正司化令之实，对司化令之虚。对化胜而有复，正化胜而不复					
	初气终三气，天气主之，胜之常也。四气尽终气，地气主之，复之常也。有胜则复，无胜则否					
六承气（承乃制，制则生化）	风位之下，金气承之	君火之下，阴精承之	相火之下，水气承之	土位之下，风气承之	金位之下，火气承之	水位之下，土气承之
亢极兼化	亢过极，则反兼胜己之化，制其甚也。所谓木极似金，金极似火，火极似水，水极似土，土极似木者也（制甚而兼化者，乃虚象也）					
	五行之理，微则当其本化，甚则兼有鬼贼					

郁极乃发	有怫之应而后报也。郁极乃发，待时而作
	火郁待三气火时而发，土郁待四气土时而发，金郁待五气金时而发（待旺时而发） 水郁每发于二气、三气二火时（水阴见阳初退） 木郁发无定时（善行数变，其气无常）

注：概括而言，阴阳、五行之间的相互关系为生、克、同，其影响为顺、逆、平。六气、五运有相胜制也，同者盛之，异者衰之，此天地之道、化生之常也。万物之中互有所宜

　　调谐之法为各自存在的多种规律的系统整合与调节法则，可概分为三类。①为天地、运气、主客等不同层次、不同视角的规律表现的调谐整合，为不同性质特征的调谐，强调阴阳、五行之间的生、克、同关系及顺、逆、平影响。②为同一层次规律表现的太过、不及、平和之间的自主纠偏，为不同程度特征的调谐，强调克制其太过，补充其不足，以平为期。③为时间及空间次第失序的适度修正，并非对时间、空间特性的改变，而是对所处时间、空间应当出现的特定性质、程度、方向等特征进行自主修订或人为干预，以尽可能达到相对平和的理想状态。

　　医疗干预行为也可以看作是纳入到天地、人体系统之中的一个层次，其对人体的医疗作用也是通过与天地、人体各种规律的整合与调节实现的，故强调"补上下者从之，治上下者逆之，以所在寒热盛衰而调之"，"无盛盛，无虚虚，而遗人夭殃，无致邪，无失正，绝人长命"。

　　《医学六要·五运要略》云："主气，以其年年不移，故谓之主。""客气，以其逐年迁移，故谓之客。"主突出稳定性、主体性，客突出变化性、客体性。主客之分具相对性，五运为主，六气为客；或者主气、主运为主，客气、客运为客；或者四时之常为主，四时之变与异为客。

　　以上所论是对五运六气理论之核心观念的概要剖析，限于本人学识、体悟，尚难穷尽其理、其法，希望有助于对五运六气理论原理的阐释与理解。

三、五运六气时绪观的层次离合

离，分开，分别也。合，会集，汇聚也。

《素问》以不同时间层次视角，剖析、描述了一系列时绪规律，主要包括自然时绪规律、生命时绪规律、疾病时绪规律。

（一）自然时绪规律

以不同的层次审视时间，以区分自然时绪的时、日、月、节气、季、年等节段，以及五运六气理论所重视的"五日谓之候，三候谓之气，六气谓之时，四时谓之岁，而各从其主治焉"；"周天气者，六期为一备；终地纪者，五岁为一周"；"五六相合而七百二十气为一纪，凡三十岁；千四百四十气，凡六十岁而为一周"（《素问·天元纪大论》）；后世"以三百六十年为一大运，六十年为一大气，五运六气迭乘，满三千六百年为一大周"（陆懋修《世补斋医书·六气大司天》）等。各种自然时间节段的划分与确定，既有日月星辰影响的考虑，又照顾到观察自然变化与发现变化规律的需要。

同一时间节段，还可以根据不同视角的需要进行不同的划分，以描述不同的时绪规律。如一日的划分、描述，可以按昼夜，也可按时辰；一年的划分、描述，可以按四季，也可按五季、六季，或上下半年的司天、在泉。

《素问》描述了不同自然时绪规律所表达的自然变化，主要包括自然界天象、气候、物候等规律性变化。如春温、夏暑热、秋清凉、冬冰冽，为四时之气序（《素问·上古天真论》注）。春三月谓发陈，夏三月谓蕃秀，秋三月谓容平，冬三月谓闭藏，并以四时之气应养生、养长、养收、养藏之道（《素问·四气调神大论》）等。《素问·阴阳应象大论》总结为"天有四时五行，以生长收藏，以生寒暑燥湿风"。

七篇运气大论的自然时绪规律描述更为详细、全面。如《素问·五常政大论》载："委和之纪，是谓胜生。生气不政，化气乃扬，长气自平，收令乃早。凉雨时降，风云并兴，草木晚荣，苍干凋落，物秀而实，肤肉内充。……伏明之纪，是谓胜长。长气不宣，藏气反布，收气自政，化令乃衡，寒清数举，暑令乃薄。"《素问·六元正纪大论》详述每岁六气的不同气候、物候。

自然时绪同一层次的不同时间节段之间，还存在着一定条件下的生克联系，如《素问·金匮真言》即有"春胜长夏，长夏胜冬，冬胜夏，夏胜秋，秋胜春，所谓四时之胜也"的记载，《素问·气交变大论》言及五运之化不及，则"木不及，春有鸣条律畅之化，则秋有雾露清凉之政，春有惨凄残贼之胜，则夏有炎暑燔烁之复。……火不及，夏有炳明光显之化，则冬有严肃霜寒之政，夏有惨凄凝冽之胜，则不时有埃昏大雨之复……"

（二）生命时绪规律

人与天地相应，生命过程与自然时绪对应，存在各种生命时绪规律。《素问》对此进行了多视角的描述，并以此指导养生和保健。

如《素问·上古天真论》开篇言："昔在黄帝，生而神灵，弱而能言，幼而徇齐，长而敦敏，成而登天。"生、弱、幼、长、成为一生的不同时绪节段。本篇还重点论述了"女子七七、丈夫八八"的生命时绪规律，谓为"天数"。

《素问·生气通天论》描述了阳气盛衰的一日规律，"故阳气者，一日而主外，平旦人气生，日中而阳气隆，日西而阳气已虚，气门乃闭。"

《素问·八正神明论》描述了月节段气血变化规律："月始生，则血气始精，卫气始行；月郭满，则血气实，肌肉坚；月郭空，则肌肉减，经络虚，卫气去，形独居。是以因天时而调血气也。"

五脏旺气、营卫运行、经络联属等生命活动均存在时绪规律，对生命状态的诊察与判断也需参考不同的时绪规律，以达到更为精确的目的。如《素问·移精变气论》言："色以应日，脉以应月，常求其要，则其要也。"《素问·六节藏象论》提出，"不知年之所加，气之盛衰，虚实之所起，不可以为工矣"，把对生命时绪规律的把握当作考察医工诊察水平的重要标准。

（三）疾病时绪规律

疾病时绪规律的描述，往往与自然、生命时绪规律相互联系，主要提示不同时间节段的疾病易患情况、进展程度及传变规律等。

《素问·藏气法时论》详细描述了五脏之病在不同时间节段当中病情平稳、减轻、加重或病死的时绪规律。如"病在肝，愈于夏，夏不愈，甚于秋，秋不死，持于冬，起于春，禁当风。肝病者，愈在丙丁，丙丁不愈，加于庚辛，庚辛不死，持于壬癸，起于甲乙。肝病者，平旦慧，下晡甚，夜半静。……病在心，愈在长夏，长夏不愈，甚于冬，冬不死，持于春，起于夏，禁温食热衣。心病者，愈在戊己，戊己不愈，加于壬癸，壬癸不死，持于甲乙，起于丙丁。心病者，日中慧，夜半甚，平旦静……"并提出五味补泻之法。

《素问·玉机真藏论》总结了五脏之间疾病的传变规律："五脏受气于其所生，传之于其所胜，气舍于其所生，死于其所不胜。病之且死，必先传行至其所不胜，病乃死。"并云："肝受气于心，传之于脾，气舍于肾，至肺而死。心受气于脾，传之于肺，气舍于肝，至肾而死……"其与五脏主时内容相互印证，即可勾画出五脏疾病的时绪规律。《素问·玉机真藏论》直言："五脏相通，移皆有次，五脏有病，则各传其所胜。不治，法三月若六月，若三日若六日，传五藏而当死，是顺传所胜之次。"运气七篇中也有相似描述。

此外，《素问》中还描述了以真藏脉判断脏病预后或死期（如阴阳别论）、伤寒热病等疾病的传变时绪（如热病论和三部九候论）、不同气运时段的疾病表现（如至真要大论）等。《素问·藏气法时论》更提出："五行者……以知死生，以决成败，而定五脏之气，间甚之时，死生之期也。"

中医学的整体观念体现在五运六气时绪观中，就是以五运、六气、运气相临逐层叠加的方法，对不同层次和视角的自然、生命、疾病时绪规律进行集合，最大限度地修正单一时绪规律的粗疏与失误。离而后合的探索方式，正是五运六气时绪观优于其他时间医学观念的高明之处。

（四）五运六气时绪的迁复变化

迁，迁徙也。复，往来也。步，行也。位，列中庭之左右谓之位。（《说文解字》）

《素问》五运六气时绪规律，以"步"描述时间运行节段，天步即天空星象的运行，《后汉书·张衡传》言："经纬历数，然后天步有常。"以"位"确定时绪表现是否符合其应有规律，所谓"五运所加，六气所临，迁移有位，应期变化"。由此而有"正气更立，各有所先，非其位则邪，当其位则正"之说，以及"先期而至为太过，当至未至为不及"之论，随后引出胜复、郁发及虚实之位等问题，胜而后有复，郁然后有发，理论推导与实际观察到的虚实之位需要更合理的方法修正其间误差。

五运六气时绪迁复中出现的偏差并未影响其对临床防治实践的引导，"察阴阳升降之准，审气候递迁之失，以知人死之时节"成为医工处理临床问题的基本准则。《素问·六节藏象论》提出："求其至者，气至之时也。谨候其时，气可与期。失时反候，五治不分，邪僻内生，工不能禁也。"

《管子》曰："天不变其常。"《荀子》曰："天行有常。"《素问》曰："化不可待，时不可违。"对五运六气时绪观的探究，其目的是增强临证应对效果，解决健康问题。顺者则昌，逆者则亡，持养顺时有度成为医疗干预方法。通过预知先备、诊察应时、调养顺势等方法，顺时以养身、调神、祛病，分时以诊察、辨证、施治，实现"治未病"的时绪持养目标。

总之，深入研讨《素问》独具特色的五运六气时绪观念，"博学之，审问之，慎思之，明辨之"（《中庸》），以明确时间轴向的自然、生命、疾病规律及其医学价值，必将有助于中医诊疗方法与干预措施的发展与完善。

四、五运六气时绪观对藏象理论的影响

藏象理论是以人体五脏六腑生理功能、病理变化及其相互关系为研究核心的中医基础理论，源于古代解剖知识积淀、人体现象的长期观察、不断成熟的医疗实践。藏象理论以五脏为中心的复杂广泛联系、形质与气化并重的独特理论模型构架等，难以简单地通过人体"有诸内必形诸外"研究方法建立，而是深受五运六气时绪观的影响。四时顺序运行，时间规律如丝纹交错纵横，绪归于五运六气，强调"五运所加，六气所临，迁移有位，应期变化"，主张顺应时绪规律以梳理脏腑功能、指导健康生命活动、防治各种病证、规避灾眚变化。

（一）以四时立五运六气之运行次第而释五行生克之理

天人一理，故"善言天者，必有验于人；善言人者，必有验于天"。中医学的阴阳、五行、六气等概念密切联系于四时之气的规律运行。

四时有序，又具胜复之化。《素问·上古天真论》注称："春温、夏暑热、秋清凉、冬冰冽，为四时之气序。"《素问·阴阳应象大论》总结为"天有四时五行，以生长收藏，以生寒暑燥湿风"。《素问·金匮真言论》曰："春胜长夏，长夏胜冬，冬胜夏，夏胜秋，秋胜春，所谓四时之胜也。"《素问·气交变大论》言："木不及，春有鸣条律畅之化，则秋有雾露清凉之政。春有惨凄残贼之胜，则夏有炎暑燔烁之复。"黄元御《四圣心源》[①] 解释：清气浮升为阳，浊气沉降为阴，清浊之间为阴阳升降枢轴，为土；清升化火，浊降化水，化火则热，化水则寒；方其半升为木，木之气温而升；方其半降曰金，金之气凉而降。"（一年而周）阳之半升则为春，全升则为夏，阴之半降则为秋，全降则为冬。春生夏长，木火之气也，故春温而夏热。秋收冬藏，金水之气也，故秋凉而冬寒。土为专位，寄旺于四季之月，各十八日，而其司令之时则在六月之间。土合四象，是谓五行也。"

五运即五行的运行，五行相生相克，"皆以气而不以质也，成质则不能生克"。四时顺化为五行相生，"春之温生夏之热，夏之

---

① 清·黄元御. 黄元御医书十一种（下）. 北京：人民卫生出版社，1990：36 – 45

热生秋之凉，秋之凉生冬之寒，冬之寒生春之温，土为四象之母，实生四象"，土寄宫于六月火令之后。五行相克是制其太过之气，故"木性发散，敛之以金气，则木不过散；火性升炎，伏之以水气，则火不过炎；土性濡湿，疏之以木气，则土不过湿；金性收敛，温之以火气，则金不过收；水性降润，渗之以土气，则水不过润，皆气化自然之妙也"。

五行各一，而火分君、相，以成六气。《医宗金鉴》[①] 云："（六气）主气者，厥阴风木主春，初之气也；少阴君火主夏，二之气也；少阳相火主盛夏，三之气也；太阴湿土主长夏，四之气也；阳明燥金主秋，五之气也；太阳寒水主冬，六之气也。此是地以六为节，分六位主之。六气相生，同主运五气相生，四时之常令也。"

人与天地相参。人身之太极亦含抱阴阳，阴阳之间为中气，中气左旋，则为己土（脾），中气右转，则为戊土（胃）。"己土上行，阴升而化阳，阳升于左则为肝，升于上则为心。戊土下行，阳降而化阴，阴降于右则为肺，降于下则为肾。肝属木而心属火，肺属金而肾属水，是人之五行也。"五行之中，各有阴阳，阴生五脏，阳生六腑。因此，王冰注称：肝主春以应木、足厥阴肝、少阳胆主治等。又《素问》云："病在肝，愈于夏，夏不愈，甚于秋，秋不死，持于冬，起于春。""肝病者，平旦慧，下晡甚，夜半静。"《素问·藏气法时论》称："合人形以法四时五行而治"，"五行者，金木水火土也，更贵更贱，以知死生，以决成败，而定五脏之气，间甚之时，死生之期也"。

（二）四时五运六气为《内经》五脏总纲

《素问·经脉别论》云："合于四时五脏阴阳，揆度以为常也。"民国时期中医大家恽铁樵先生立足四时阐发医理，批驳余岩等断章取义非难《内经》之谬，认为"《内经》之五脏，非血肉之五脏，乃四时的五脏"。

在《群经见智录》[②] 中，恽铁樵论言："《内经》言五行配以

---

① 清·吴谦，等. 医宗金鉴. 北京：人民卫生出版社，2006：752 - 753

② 余云岫，恽铁樵. 灵素商兑与群经见智录合刊. 北京：学苑出版社，2007：109

五藏，其来源本于天之四时。"五行生克之理皆四时变化规律的反映，"气血运行以四时为法则"。"以故天元经以下七篇，皆以甲子为言，是好四时为全书总骨干之证据。"而病为奇，不病为恒，"揆度奇恒，道和于一，神转不回，回则不转，乃失其机"。"《内经》认定人类生老病死皆四时寒暑之支配，故以四时为全书之骨干。四时有风寒暑湿之变化，则立六气说以属之于天；四时有生长化收藏之变化，是予五支（运）之说以属之于地。五行六气皆所以说明四时也。"

借助哲学的视角以理解藏象、五行等概念并无不可，还应认识到：中医学是实用医学知识体系，其概念的确立与体系化必然立足于对人体生命、疾病现象与规律的把握，而回溯远古，还原时间端绪的视角，也不失为良途之一。

（三）脏腑功能不离四时五运六气之化生

《素问·宝命全形论》云："天覆地载，万物悉备，莫贵于人。人以天地之气生，四时之法成。"人体的五脏功能不离四时五运六气之化生。

春生、夏长、秋收、冬藏，又春温、夏热、秋凉、冬寒，人体五脏气血亦应四时之气而变化。气原于胃，血本于脾；气统于肺，心火清降而化金；血统于肝，肾水温升而化木。黄元御《四圣心源》说："盖脾土左旋，生发之令畅，故温暖而生乙木，胃土右转，收敛之政行，故清凉而化辛金，午半阴生，阴生则降，三阴右降，则为肺金。肺金即心火之清降者也，故肺气清凉而性收敛。子半阳生，阳生则升，三阳左升，则为肝木。肝木即肾水之温升者也，故肝血温暖而性生发。肾水温升而化木者，缘己土之左旋也，是以脾为生血之本。心火清降而化金者，缘戊土之右转也，是以胃为化气之原。"故由四时五运六气之特性可推知五脏功能及其偏盛偏虚。如肝木主升发而喜温暖，肺金主肃降而喜清凉，心火畏寒而得肺金以清降，肾水畏热而得肝木以温升等。

万物负阴而抱阳，六气以三阴三阳为标，以风、燥、火、湿、寒、热为本。《素问·至真要大论》云："六气标本，所从不同，奈何？岐伯曰：气有从本者，有从标本者，有不从标本者也……少阳、太阴从本，少阴、太阳从本从标，阳明、厥阴不从标本，从乎中也。故从本者，化生于本；从标本者，有标本之化；从中者，以中气为化也。"六气标本之阴阳属性并非完全一致，以中气济之，故阳明本燥，燥从湿化，而中见太阴湿；厥阴本风，木从火化，中见少阳相火；少阴本热为阳，其标为阴；太阳本寒，其标为阳。标本中气的从化不同，五脏功用的体用有别，因此疾病常见标本兼杂之象、内外寒热并见之证，需依六气从本、从标、从中气之异或五脏体用功能之别而变通论治。

（四）脏腑偏盛偏衰从于四时六气

天有六气，以生风、热、暑、湿、燥、寒；地有五行，以化木、火、土、金、水。人为天地之中气，秉天气而生六腑，秉地气而生五脏。六气五行，皆备于人身，内伤者，病于人气之偏；外感者，因天地之气偏，而人气感之。"初之气，厥阴风木也，在人则肝之经应之。二之气，少阴君火也，在人则心之经应之……"故天人同气，六气统焉。足厥阴以风木主令，手少阳以相火主令，手少阴以君火主令，足太阳以寒水主令，足太阴以湿土主令，手阳明以燥金主令。

平人六气调和，病则六气不相交济而以一气独见，或风、或火、或湿、或燥、或寒、或热，如厥阴病则风盛，少阴病则热盛，少阳病则暑盛，太阴病则湿盛，阳明病则燥盛，太阳病则寒盛。其气之偏盛缘于本脏经气之虚，如厥阴阳气左升而木荣，其风盛者生意之不遂也；少阴君火显达而上清，其热盛者长气之不旺也；阳明阴气右降而金肃，其燥盛者收令之失政也；太阳相火闭蛰而下暖，其寒盛者藏气之不行也；土为四维之中气，太阴己土之阳升也，阳明戊土之阴降也。

六气相因，此气之偏盛定缘彼气之偏虚。如《四圣心源》云："厥阴风盛者，土金之虚也。少阴热盛、少阳暑盛者，金水之虚也。太阴湿盛者，水木之虚也。阳明燥盛者，木火之虚也。太阳寒盛者，火土之虚也。以六气之性，实则克其所胜而侮所不胜，虚则己所不胜者乘之，而己所能胜者亦来侮之也。"而土为升降之枢轴，中气旺则戊己转运而土和四维谐，中气衰则脾胃湿盛而不运，诸脏难安，故脾胃为水谷之海、后天之本。又足太阴脾以湿土主令，足阳明胃从燥金化气，湿为本气而燥为化气，故燥气不敌湿气之旺，阴易盛而阳易衰，土燥为病者少，土湿为病者多见。

总之，在人与天地之气相应的观念下，从五运六气时绪观的视角出发，重新审视和解读藏象功能及其相互关联，或可开启藏象理论深刻理解之门径。

第五章　源于经旨的五运六气格局

格局即规格、式样，五运六气格局是对五运、六气及运气加临等运动变化规律的模式阐述。历代文献对五运六气格局的阐发各有侧重，各有体验与创新。

以年周期为核心的基础格局（六十甲子年内的四时变化规律），是五运六气格局的核心与基础，历代很多医家或文献都有相关阐述，其阐述内容基本相同，均禀承《内经》经旨，惟对基本格局的原理认识存在高下之别。参照或依据年周期为核心的基础格局认识，部分医家或文献提出了以日、时为核心的短期运气格局、以超甲子年为核心的长期运气格局，使五运六气格局更加丰富、完善，也带来了更多的学术分歧与论争。

第一节　以年周期为核心的五运六气基本格局

五运六气时绪规律以年周期为核心和基础，用以表明一年内的不同季节变化规律。在"春温、夏热、秋凉、冬寒"的基本季节规律认识的基础上，五运六气理论在六十甲子年周期内总结年度差异的季节变化规律，概括为中运、主运、主气（正常规律），客运、客气、司天、在泉、胜复、郁发等（异常变化规律）。

按《内经》之旨，"天有精，地有形"，天以六为节，地以五为制。五运主有形，六气主无形，二者又相互影响，也反映了季节变化规律的不同侧面，故《素问·天元纪大论》曰："在天为气，在地成形，形气相感，而化生万物矣。"徐振林先生①解释说："无形"指具有较强的可变性，"有形"指具有较强的稳定性。田合禄先生主张"以五运定病位，以六气定病性"。

---

① 徐振林. 内经五运六气学. 上海科学技术文献出版社，1990：19

一、中运统主一年

中运，也称"岁运"、"大运"，按木、火、土、金、水五运各主一年。《素问·天元纪大论》云："甲己之岁，土运统之。乙庚之岁，金运统之。丙辛之岁，水运统之。丁壬之岁，木运统之。戊癸之岁，火运统之。"《素问·五运行大论》云："土主甲己，金主乙庚，水主丙辛，木主丁壬，火主戊癸。"

中运所主之年，以天干纪年为纲，与公元纪年均为十进制，公元纪年的末位数与天干数相对应，可进行快速换算。

表5-1　　　　　　　　　中运速查

公元纪年末位数	1	2	3	4	5	6	7	8	9	0
天干纪年	辛	壬	癸	甲	乙	丙	丁	戊	己	庚
五运（＋太过，－不及）	水－	木＋	火－	土＋	金－	水＋	木－	火＋	土－	金＋

（一）中运太过、不及、平气

中运有盛衰规律，阳干纪岁气有余，为太过之年；阴干纪岁气不足，为不及之年；太过被抑，不及得助，岁气平和，为平气之年。

阳干之年为有余，阴干之年为不及，按纪年天干排序，中运有余、不足之年相继而行，故《素问·天元纪大论》云："有余而往，不足随之。不足而往，有余从之。"

非太过、非不及，则为平气之年，因其不定而不纪年辰。平气之年岁运虽有岁气偏性，但较和缓。《素问·五常政大论》称："故生而勿杀，长而勿罚，化而勿制，收而勿害，藏而勿抑，是谓平气。"王冰注曰："天气平，地气正，五化之气不以胜克为用，故谓曰平和气也。"平气之年主要运用运气加临规律来确定，见太过岁气被抑、不及岁气得助之年，则为平气之年。《医宗金鉴》注为："太过被抑，不及得助，皆曰平运。"

从气之盛衰而论，中运太过、不及之年，其运所主特点偏盛或偏衰，相应的人体脏腑、经络之气亦随之呈现偏盛、偏衰之象。平气之年，虽亦有偏盛偏衰的倾向，但程度较轻微，病势多和缓。

从气所至之时期而论，中运太过之年先时而至，不及之年后时而至，平气之年应时而至。《素问·六元正纪大论》云："运有余，其至先，运不及，其至后，此天之道也，气之常也。"《素问·气交变大论》归之于"先天"、"后天"。

《素问》五常政大论、气交变大论两篇中，对五运太过、不及及平气有较详细描述，后世认识亦以此为依据，下文将之归纳于简表。

（二）中运平气之年特征

《新刊图解素问要旨论》对平气运解释颇详，总以"随运之经言病之寒热温凉，以运气推移上下，加临参合而取盛衰，则可以言其病之形势也"，或以上下干支加临推之，或以脉气及天气时位为判。

《新刊图解素问要旨论·推天符岁会太一天符法》曰："非太过、不及也，则其气当时而至，是谓平气之岁也。然虽皆以应期而至，细而推之，其用各异，不可不通矣。"

《新刊图解素问要旨论》云：五运不及之年，胜己者来克之，己气衰而灾，若遇年前大寒时节交气时，各月干德符，则各无胜克交灾之生，便为平岁。且天符、岁会、太一天符、同天符、同岁会、支德符、干德符之类，"皆是平运之岁也"，则"其运化行皆应期而至，万物生长收藏及人之脉候，皆顺天气而无先后之至也"。诸不及之岁，得与天符、岁会、同岁支德符、干德符之类符合相助，则方得平和，而己不衰则物化同化，各无胜克之变也。若遇太过之岁，虽得符合相助，则其气转盛，必有变矣。又云："凡此诸岁，虽是平运，而胜衰之用亦有异也。"

《新刊图解素问要旨论·推大小差郁复》言："太过天刑运反平"，即火运上临太阳，金运上临少阴、少阳，"虽岁运太过而气制之，其化减半，而运反平也"。虽不能胜，"亦有自沸之病而生于己矣"。又云："木运上临太阴，则反同正宫，是谓土运之化同地，余皆仿此"，其化反同天正气耳。但"或云既运同天正化则便为平岁而无变灾也，误也"。明其太、少，运与天气不相得，而其化反同司天正气之化，胜复之纲也。

《新刊图解素问要旨论·新添五天之气》云："五太甲丙戊庚壬，五少乙丁癸辛己，于是平运命加临。"以上下干支加临推之，曰正角、正徵、正宫、正商、正羽。

《新刊图解素问要旨论·司天不应脉》云："故冬至之后，得甲子，少阳王。……加在冬至之后，正谓大寒中气日也，是始交入初之气分。至春分之前，风木之位也。……若得甲子以来，天气温和，是应至而至也。已得甲子，天气大寒者，是至而不至也。未得甲子，天气大寒者，是未至而至也。应至而天气大暄，是至而太过。应至而气反大寒者，是至而不及也。"其时位以大寒至春分之间（初之气分）的甲子日至为基准，其天气温和者为应至而至。

对平气之年（纪）的认识是五运六气格局中的难点之一，历代文献的阐释亦存在差别，有待进一步系统研究。

表 5－2　　　　　　　　中运平气之年特征

公元年末位数	五运之纪	要点	自然特征	人体特征
1，6	静顺之纪（水±）	藏而勿害，治而善下，五化咸整	其气明，其性下，其用沃衍，其化凝坚，其类水，其政流演，其候凝肃，其令寒。其谷豆，其果栗，其实濡，其应冬，其虫鳞，其畜彘，其色黑，其味咸，其音羽（深而和），其物濡，其数六	其脏肾，肾其畏湿，其主二阴。其养骨髓。其病厥
2，7	敷和之纪（木±）	木德周行，阳舒阴布，五化宣平	其气端，其性随，其用曲直，其化生荣，其类草木，其政发散，其候温和，其令风。其谷麻，其果李，其实核，其应春，其虫毛，其畜犬，其色苍，其味酸。其音角（调而直），其物中坚，其数八	其脏肝，肝其畏清，其主目。其养筋。其病里急支满
3，8	升明之纪（火±）	正阳而治，德施周普，五化均衡	其气高，其性速，其用燔灼，其化蕃茂，其类火，其政明曜，其候炎暑，其令热。其谷麦，其果杏，其实络，其应夏，其虫羽，其畜马，其色赤，其味苦，其音徵（和而美），其物脉，其数七	其脏心，心其畏寒。其主舌。其养血。其病瞤瘛
4，9	备化之纪（土±）	气协天休，德流四政，五化齐修	其气平，其性顺，其用高下，其化丰满，其类土，其政安静，其候溽蒸，其令湿。其谷稷，其果枣，其实肉，其应长夏，其虫倮，其畜牛，其色黄，其味甘，其音宫（大而重），其物肤，其数五	其脏脾，脾其畏风，其主口。其养肉。其病痞

续表

公元年末位数	五运之纪	要点	自然特征	人体特征
5，0	审平之纪（金±）	收而不争，杀而无犯，五化宣明	其气洁，其性刚，其用散落，其化坚敛，其类金，其政劲肃，其候清切，其令燥。其谷稻，其果桃，其实壳，其应秋，其虫介，其畜鸡，其色白，其味辛，其音商（和利而扬），其物外坚，其数九	其脏肺，肺其畏热，其主鼻。其养皮毛。其病咳
注：平气之纪，年辰无定，所列公元纪年末位数为可能出现的时间				

（三）中运太过、不及之年特征

岁运太过，助本属气运化生，且所胜与所不胜之气运所化生得以同化；其脏病在所主之脏腑太过而自病盛，而其他脏腑影响较小。

岁运不及，本气、所不胜之气与所生之气兼化，其脏病在所主之脏不足而自病虚，邪气乘虚而侵，其他脏腑相因随病。

表 5 - 3　　　中运太过、不及之年特征

公元年末数	五运纪年	五常政大论			气交变大论	
		五运之纪	要点	自然特征	人体特征	自然特征	人体特征
1	水－	涸流之纪	反阳，藏令不举，化气乃昌，长气宣布	蛰虫不藏。土润水泉减，草木条茂，荣秀满盛，其气滞，其用渗泄，其动坚止，其发燥槁，其果枣杏，其实濡肉，其谷黍稷，其味甘咸，其色黅玄，其畜彘牛，其虫鳞倮，其主埃郁昏翳，其声羽宫	其病痿厥坚下，从土化也，其脏肾。其病癃秘，邪伤肾也	湿乃大行，长气反用，其化乃速，暑雨数至，上应镇星。藏气不政，上应辰星，其谷秬	民病腹满身重，濡泄寒疡流水，腰股痛发，腘腨股膝不便，烦冤，足痿，清厥，脚下痛，甚则跗肿，（藏气不政）肾气不衡

续表

公元年末数	五运纪年	五运之纪	五常政大论			气交变大论	
			要点	自然特征	人体特征	自然特征	人体特征
2	木 +	发生之纪	启陈，土疏泄，苍气达，阳和布化，阴气乃随，生气淳化	万物以荣。其化生，其气美，其政散，其令条舒，其动掉眩巅疾，其德鸣靡启坼，其变振拉摧拔，其谷麻稻，其畜鸡犬，其果李桃，其色青黄白，其味酸甘辛，其象春，其虫毛介，其物中坚外坚	其经足厥阴少阳，其脏肝脾，其病怒	岁木太过，风气流行，上应岁星。化气不政，生气独治，云物飞动，草木不宁，甚而摇落，上应太白星	脾土受邪。民病飧泄食减，体重烦冤，肠鸣腹支满，甚则忽忽善怒，眩冒巅疾。（化气不政，生气独治）甚而摇落，反胁痛而吐甚，冲阳绝者死不治
3	火 -	伏明之纪	胜长。长气不宣，藏气反布，收气自政，化令乃衡	寒清数举，暑令乃薄，承化物生，生而不长，成实而稚，遇化已老，阳气屈伏，蛰虫早藏，其气郁，其动彰伏变易，其发痛，其果栗桃，其实络濡，其谷豆稻，其味苦咸，其色玄丹，其畜马彘，其虫羽鳞，其主冰雪霜寒，其声徵羽	其脏心。其病昏惑悲忘，从水化也。邪伤心也	寒乃大行，长政不用，物荣而下，凝惨而甚，则阳气不化，乃折荣美，上应辰星。（甚则）上应荧惑辰星，其谷丹	民病胸中痛，胁支满，两胁痛，膺背肩胛间及两臂内痛，郁冒朦昧，心痛暴瘖，胸腹大，胁下与腰背相引而痛，甚则屈不能伸，髋髀如别

续表

公元年末数	五运纪年	五运之纪	五常政大论		人体特征	气交变大论	人体特征
			要点	自然特征		自然特征	
4	土 +	敦阜之纪	广化，厚德清静，顺长以盈，至阴内实	物化充成，烟埃朦郁，见于厚土，大雨时行，湿气乃用，燥政乃辟，其化圆，其气丰，其政静，其令周备，其动濡积并稸，其德柔润重淖，其变震惊飘骤崩溃，其谷稷麻，其果枣李，其色黅玄苍，其味甘咸酸，其象长夏，其虫倮毛，其物肌核	其经足太阴、阳明，其脏脾肾，其病腹满，四支不举	雨湿流行，上应镇星。变生得位，藏气伏，化气独治之，泉涌河衍，涸泽生鱼，风雨大至，土崩溃，鳞见于陆，上应岁星	肾水受邪。民病腹痛，清厥，意不乐，体重烦冤。甚则肌肉萎，足痿不收，行善瘛，脚下痛，饮发中满食减，四肢不举。（藏气伏，化气独治之）病腹满溏泄肠鸣，反下甚而太溪绝者死不治
5	金 −	从革之纪	折收。收气乃后，生气乃扬，长化合德，火政乃宣	庶类以蕃。其气扬，其用躁切，其果李杏，其实壳络，其谷麻麦，其味苦辛，其色白丹，其畜鸡羊，其虫介羽，其主明曜炎烁，其声商徵	其动铿禁瞀厥，其发咳喘，其脏肺。其病嚏咳鼽衄，从火化也，邪伤肺也	炎火乃行，生气乃用，长气专胜，庶物以茂，燥烁以行，上应荧惑星。收气乃后，上应太白星，其谷坚芒	民病肩背瞀重，鼽嚏血便注下

续表

公元年末数	五运纪年	五常政大论			气交变大论	
		五运之纪	要点	自然特征	人体特征	自然特征	人体特征
6	水+	流衍之纪	封藏，寒司物化，天地严凝，藏政以布	长令不扬，其化凛，其气坚，其政谧，其令流注，其动漂泄沃涌，其德凝惨寒雾，其变冰雪霜雾，其谷豆稷，其畜彘牛，其果栗枣，其色黑丹黅，其味咸苦甘，其象冬，其虫鳞倮，其物濡满	其经足少阴、太阳，其脏肾心，其病胀	寒气流行。上应辰星。（甚则）大雨至，埃雾朦郁，上应镇星	邪害心火。民病身热烦心躁悸，阴厥上下中寒，谵妄心痛，寒气早至，甚则腹大胫肿，喘咳，寝汗出憎风
7	木-	委和之纪	胜生。生气不政，化气乃扬，长气自平，收令乃早	凉雨时降，风云并兴，草木晚荣，苍干凋落，物秀而实，肤肉内充，其气敛，其用聚，其动缗戾拘缓，其发惊骇，其果枣李，其实核壳，其谷稷稻，其味酸辛，其色白苍，其畜犬鸡，其虫毛介，其主雾露凄沧，其声角商	其脏肝。其病摇动注恐，从金化也。邪伤肝也	燥乃大行，生气失应，草木晚荣，肃杀而甚，则刚木辟着，柔萎苍干，上应太白星。凉雨时至，上应太白星，其谷苍	民病中清，胠胁痛，少腹痛，肠鸣溏泄

公元年末数	五运纪年	五运之纪	五常政大论			气交变大论	
			要点	自然特征	人体特征	自然特征	人体特征
8	火 +	赫曦之纪	蕃茂，阴气内化，阳气外荣	炎暑施化，物得以昌。其化长，其气高，其政动，其令鸣显，其动炎灼妄扰，其德暄暑郁蒸，其变炎烈沸腾，其谷麦豆，其畜马彘，其果杏栗，其色赤白玄，其味苦辛咸，其象夏，其虫羽鳞，其物脉濡	其经手少阴太阳，手厥阴少阳，其脏心肺，其病笑、疟、疮疡、血流、狂妄、目赤	岁火太过，炎暑流行，上应荧惑星。收气不行，长气独明，雨水霜寒，上应辰星	金肺受邪。民病疟，少气咳喘，血溢血泄注下，嗌燥耳聋，中热肩背热，甚则胸中痛，胁支满胁痛，膺背肩胛间痛，两臂内痛，身热骨痛而为浸淫
9	土 -	卑监之纪	减化。化气不令，生政独彰，长气整，收气平	雨乃愆，风寒并兴，草木荣美，秀而不实，成而秕也。其气散，其用静定，其动疡涌分溃痈肿，其发濡滞，其果李栗，其实濡核，其谷豆麻，其味酸甘，其色苍黄，其畜牛犬，其虫倮毛，其主飘怒振发，其声宫角	其脏脾。其病留满痞塞，其病飧泄，邪伤脾也	风乃大行，化气不令，草木茂荣，飘扬而甚，秀而不实，上应岁星。藏气举事，蛰虫早伏，上应岁星、镇星，其谷黅	民病飧泄霍乱，体重腹痛，筋骨繇复，肌肉𥆧酸，善怒，（藏气举事）咸病寒中

续表

公元年末数	五运纪年	五运之纪	五常政大论			气交变大论	
			要点	自然特征	人体特征	自然特征	人体特征
0	金 +	坚成之纪	收引,天地阳明气随治化	燥行其政,物以司成,收气繁布,化洽不终,其化成,其气削,其政肃,其令锐切,其动暴折疡疰,其德雾露萧瑟,其变肃杀凋零,其谷稻黍,其畜鸡马,其果桃杏,其色白青丹,其味辛酸苦,其象秋,其虫介羽,其物壳络	其经太阴、阳明,其脏肺肝。其病喘喝胸闷仰息	燥气流行。肃杀而甚,上应太白星。甚则上应荧惑星。收气峻,生气下,草木乾凋陨,上应太白星	肝木受邪。民病两胁下少腹痛,目赤痛眦疡,耳无所闻。(肃杀而甚)则体重烦冤,胸痛引背,两胁满且痛引少腹,甚则喘咳逆气,肩背痛,尻、阴、股、膝、髀、腨、胻、足皆病。(收气峻,生气下)病反暴痛,胠胁不可反侧,咳逆甚而血溢,太冲绝者死不治

注:+为五运太过,-为五运不及

二、主运、主气为四时常法

主运、主气,均为四时的正常特征表现,一年分别以五步推运、六步推气,每运各主七十三日,每气各主六十日有奇。主运又称小运,以与中运的别称"大运"相区别。

主运、主气为常,虽所主时日有所区别,但同时间段的气候、藏象特征相似。也有以此分一年为五季、六季的说法。

（一）主运推算

《素问·天元纪大论》云："五运终天，布气真灵，总统坤元。"有学者认为，一年之内的主运、客运规律，非王冰补入运气七篇大论的观点，为后世附会，有画蛇添足之嫌，是出于使五运六气格局完善的考虑。

主运五步，按木运、火运、土运、金运、水运顺序轮替，其次第常年固定不移（参见图5-1）。

主运还涉及五音建运、太少相生、五步推运、交司时刻等。

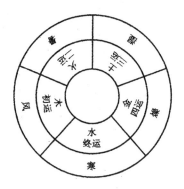

图5-1 主运图

《医宗金鉴》注："主运者，主运行四时之常令也。五行者，木、火、土、金、水也。五位者，东、南、中、西、北也。五气者，风、暑、湿、燥、寒也。木御东方风气，顺布春令，是初之运也。火御南方暑气，顺布夏令，是二之运也。土御中央四维湿气，顺布长夏之令，是三之运也。金御西方燥气，顺布秋令，是四之运也。水御北方寒气，顺布冬令，是五之运也。此是天以五为制，分五方主之，五运五气相生，四时常令，年年相仍而不易也。然其中之气化，有相得或不相得，或从天气，或逆天气，或从天气而逆地气，或逆天气而从地气。故运有太过不及、四时不和之理，人有脏腑经络、虚实寒热不同之情，始召外邪令化而生病也。天时不和，万物皆病，而为民病者，亦必因其人脏腑不和而生也。"

（二）主运特征

参考《素问·五运行大论》提示主运的正常特征及其异常变化如表 5-4。

表 5-4　　　　　　　　　**主运特征**

主运（季节）	五运之常	五运之变
木运（春）	东方生风，风生木，木生酸，酸生肝，肝生筋，筋生心。其在天为玄，在人为道，在地为化。化生五味，道生智，玄生神，化生气。神在天为风，在地为木，在体为筋，在气为柔，在脏为肝。其性为暄，其德为和，其用为动，其色为苍，其化为荣，其虫毛，其政为散。其味为酸，其志为怒	其变摧拉，其眚为陨。怒伤肝，悲胜怒。风伤肝，燥胜风。酸伤筋，辛胜酸
火运（夏）	南方生热，热生火，火生苦，苦生心，心生血，血生脾。其在天为热，在地为火，在体为脉，在气为息，在脏为心。其性为暑，其德为显，其用为躁，其色为赤，其化为茂，其虫羽，其政为明，其令郁蒸。其味为苦，其志为喜	其变炎烁，其眚燔焫。喜伤心，恐胜喜。热伤气，寒胜热。苦伤气，咸胜苦
土运（长夏）	中央生湿，湿生土，土生甘，甘生脾，脾生肉，肉生肺。其在天为湿，在地为土，在体为肉，在脏为脾。其性静兼，其德为濡，其用为化，其色为黄，其化为盈，其虫倮，其政为谧，其令云雨。其味为甘，其志为思	其变动注，其眚淫溃。思伤脾，怒胜思。湿伤肉，风胜湿。甘伤脾，酸胜甘
金运（秋）	西方生燥，燥生金，金生辛，辛生肺，肺生皮毛，皮毛生肾。其在天为燥，在地为金，在体为皮毛，在气为成，在脏为肺。其性为凉，其德为清，其用为固。其色为白，其化为敛，其政为劲，其令雾露。其味为辛，其志为忧	其变肃杀，其眚苍落。忧伤肺，喜胜忧。热伤皮毛，寒胜热。辛伤皮毛，苦胜辛
水运（冬）	北方生寒，寒生水，水生咸，咸生肾，肾生骨髓，髓生肝。其在天为寒，在地为水，在体为骨，在气为坚，在脏为肾。其性为凛，其德为寒，其色为黑，其化为肃，其虫鳞，其政为静，其令霰雪。其味为咸，其志为恐	其变凝冽，其眚冰雹。恐伤肾，思胜恐。寒伤血，燥胜寒。咸伤血，甘胜咸
注：五气更立，各有所先。非其位则邪，当其位则正		

（三）主气推算

主气六步，按厥阴风木、少阴君火、少阳相火、太阴湿土、阳明燥金、太阳寒水顺序轮替，其次第常年固定不移（参见图5-2）。

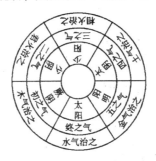

图5-2 主气图

《医宗金鉴·运气要诀》曰："主气者，厥阴风木主春，初之气也；少阴君火主夏，二之气也；少阳相火主盛夏，三之气也；太阴湿土主长夏，四之气也；阳明燥金主秋，五之气也；太阳寒水主冬，六之气也。此是地以六为节，分六位主之。六气相生，同主运五气相生，四时之常令也。"

《素问·天元纪大论》云："阴阳之气，各有多少，故曰三阴三阳也。"三阴三阳为六气之标，风寒燥湿火热为六气之本。

（四）主气特征

参考《素问·六元正纪大论》提示主气的正常特征如表5-5。

表5-5　　　　　　　　　　　主气特征

主气	厥阴风木	少阴君火	少阳相火	太阴湿土	阳明燥金	太阳寒水
季节	春	夏	盛夏	长夏	秋	冬
时化之常	厥阴所至为和平	少阴所至为暄	少阳所至为炎暑	太阴所至为埃溽	阳明所至为清劲	太阳所至为寒雾
司化之常	厥阴所至为风府，为璺启	少阴所至为火府，为舒荣	少阳所至为热府，为行出	太阴所至为雨府，为圆盈	阳明所至为司杀府，为庚苍	太阳所至为寒府，为归藏

续表

主气	厥阴风木	少阴君火	少阳相火	太阴湿土	阳明燥金	太阳寒水
气化之常	厥阴所至为生,为风摇	少阴所至为荣,为形现	少阳所至为长,为蕃鲜	太阴所至为化,为云雨	阳明所至为收,为雾露	太阳所至为藏,为周密
德化之常	厥阴所至为风生,终为肃	少阴所至为热生,中为寒	少阳所至为火生,终为蒸溽	太阴所至为湿生,终为注雨	阳明所至为燥生,终为凉	太阳所至为寒生,中为温
布政之常	厥阴所至为毛化	少阴所至为羽化	少阳所至为羽化	太阴所至为倮化	阳明所至为介化	太阳所至为鳞化
	厥阴所至为生化	少阴所至为荣化	少阳所至为茂化	太阴所至为濡化	阳明所至为坚化	太阳所至为藏化
气变之常	厥阴所至为飘怒,大凉	少阴所至为大暄,寒	少阳所至为飘风燔燎,霜凝	太阴所至为雷霆骤注,烈风	阳明所至为散落,温	太阳所至为寒雪冰雹,白埃
令行之常	厥阴所至为挠动,为迎随	少阴所至为高明焰,为曛	少阳所至为光显,为彤云,为曛	太阴所至为沉阴,为白埃,为晦暝	阳明所至为烟埃,为霜,为劲切,为凄鸣	太阳所至为刚固,为坚芒,为立
病之常	厥阴所至为里急	少阴所至为疡疹身热	少阳所至为嚏呕,为疮疡	太阴所至为积饮痞鬲	阳明所至为浮虚	太阳所至为屈伸不利
	厥阴所至为支痛	少阴所至为惊惑,恶寒,战慄,谵妄	少阳所至为惊躁,瞀昧,暴病	太阴所至为稸满	阳明所至为鼽尻阴股膝髀腨胻足病	太阳所至为腰痛
	厥阴所至为缓戾	少阴所至为悲妄,衄蔑	少阳所至为喉痹,耳鸣,呕涌	太阴所至为中满,霍乱吐下	阳明所至为皱揭	太阳所至为寝汗,痉
	厥阴所至为胁痛,呕泄	少阴所至为语笑	少阳所至为暴注,瞤瘛,暴死	太阴所至为重胕肿	阳明所至为鼽嚏	太阳所至为流泄,禁止

注：风胜则动，热胜则肿，燥胜则干，寒胜则浮，湿胜则濡泄，甚则水闭胕肿。随气所在，以言其变耳

（五）其他

1. 运、气分主节令歌

《医宗金鉴·运气要诀》称："大立雨惊春清谷，立满芒夏小大暑，立处白秋寒霜立，小大冬小从头数。初大二春十三日，三运芒种十日甫，四运处暑后七日，五运立冬四日主。"

其注为："天以六为节，谓以二十四气六分分之，为六气之六步也。地以五为制，谓以二十四气五分分之，为五运之五位也。二十四气，即大寒、立春、雨水、惊蛰，主初之气也；春分、清明、谷雨、立夏，主二之气也；小满、芒种、夏至、小暑，主三之气也；大暑、立秋、处暑、白露，主四之气也；秋分、寒露、霜降、立冬，主五之气也；小雪、大雪、冬至、小寒，主终之气也。此主气、客气分主六步之时也。大寒起，至春分后十二日，主初运也。春分十三日起，至芒种后九日，主二运也。芒种十日起，至处暑后六日，主三运也。处暑七日起，至立冬后三日，主四运也。立冬四日起，至小寒末日，主五运也。此主运、客运分主五位之时也。"

2. 五运齐化、兼化

《医宗金鉴·运气要诀》曰：五运之中运，统主一年之运也。中运太过则旺，胜己者则畏其盛，反齐其化矣。如太宫土运，反齐木化；太角木运，反齐金化；太商金运，反齐火化；太徵火运，反齐水化；太羽水运，反齐土化也。即《经》所谓"畏其旺，反同其化，薄其所不胜也"。中运不及则弱，胜己者则乘其衰，来兼其化矣。如少宫土运，木来兼化；少角木运，金来兼化；少商金运，火来兼化；少徵火运，水来兼化；少羽水运，土来兼化。即《经》所谓"乘其弱，来同其化，所不胜薄之也"。中运戊辰阳年，火运太过，遇寒水司天，则为太过被制。中运乙卯阴年，金运不及，遇燥金司天，则为同气；中运辛卯阴年，水运不及，则为相生，俱为不及得助。凡遇此类，皆为正化平和之年也。

3. 五音主客太少相生歌

《医宗金鉴·运气要诀》曰："主运角徵宫商羽，五音太少中运取。如逢太徵太商年，必是少角少宫羽。若逢太角宫羽年，必是少商与少徵。以客取主太少生，以主定客重角羽。"

《医宗金鉴·运气要诀》曰：主运之音，必始角而终羽者，乃五音分主四时，顺布之常序也。然阳年为太，阴年为少者，是五音四时太过、不及之变化也。如逢戊年太徵，庚年太商之年，则主运初运必是少角，二运则是太徵，三运必是少宫，四运则是太商，终运必是少羽也。若逢壬年太角，甲年太宫，丙年太羽之年，则主运初运则是太角，二运必是少徵，三运则是太宫，四运必是少商，终运则是太羽也。故曰"太少皆以中运取"，此是以客之中运取主之五运太少相生之义也，又以主之太少定客之五运太少相重之法，以发明相加相临、太过不及之理也。

三、客运、客气为四时变法

"天干起运，地支起气"，客运、客气各随当年干、支而变化，用以说明不同年份之间存在的自然、人体变化规律，其表现可参考主运、主气的常变规律。

客运、客气存在相对固定的年度规律，为四时的异常变化；易因其剧烈地异于正常而引起机体的不适，导致民病或疫疬发生。

（一）客运推算

客运，统以每年中运为初运，按五行相生次第轮替（参见图5-3）。即初运与纪年天干之间存在对应关系，可按公元纪年末位数速算。

《医宗金鉴》曰："此天气天干合化，加临主运五位之客运也，起以所化统主本年中运为初运，五行相生，以次轮取。如甲己之年土运统之，起初运，土生金为二运，金生水为三运，水生木为四运，木生火为五运。余四运皆仿土运起之。乙、丁、己、辛、癸属阴干，为五阴年，主五少不及之运。甲、丙、戊、庚、壬属阳干，

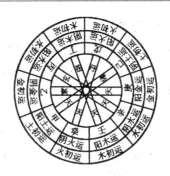

图5-3　客运图

为五阳年，主五太太过之运也。"

五运的推算还涉及五气经天之说。《素问·五运行大论》云："览《太始天元册文》：丹天之气，经于牛女戊分；黅天之气，经于心尾己分；苍天之气，经于危室柳鬼；素天之气，经于亢氐昴毕；玄天之气，经于张翼娄胃。所谓戊己分者，奎壁角轸，则天地之门户也。夫候之所始，道之所生，不可不通也。"后世称之为"五气经天"。

《医宗金鉴·运气要诀》曰："古圣仰观五天五气，苍天木气下临丁壬之方，故识丁壬合化而生木运也；丹天火气下临戊癸之方，故识戊癸合化而生火运也；黅天土气下临甲己之方，故识甲己合化而生土运也；玄天水气下临丙辛之方，故识丙辛合化而生水运也；素天金气下临乙庚之方，故识乙庚合化而生金运也。"

张介宾《类经图翼·奎壁角轸天地之门户说》解释为："调天七政躔度（即日月星辰在天体上所经行的度数），则春分二月中，日躔壁初，以次而南，三月入奎、娄，四月入胃、昴、毕，五月入紫、参，六月入井、鬼，七月入柳、星、张。秋分八月中，日耀翼末，以交于轸，循次而北，九月入角、亢，十月入氐、房、心，十一月入尾、箕，十二月入斗、牛，正月入女、虚、危，至二月复交于春分而入奎、壁矣。是日之长也，时之暖也，万物之生发也，皆从奎、壁始；日之短也，时之寒也，万物之收藏也，皆从角、轸始。故曰春分司启，秋分司闭。夫既司启闭，要非门户而何。自奎、壁而南，日就阳造，故曰天门；角、轸而北，日就阴道，故曰地户。"

以二十八宿所在作为定位判断四时是古代历法的方法之一，但由于需要较为丰富的天文历法知识，很难为普通医生理解和掌握，对五气经天的中医学解释仍属研究难点。

(二) 客气推算

地支起气，先按"子午之岁，少阴君火治之"等推算司天、在泉，再依司天为三之气、在泉为终之气，按三阴三阳的次第，即厥阴、少阴、太阴、少阳、阳明、太阳，推算全年客气之数。

《医宗金鉴》曰："此言地之阴阳正化、对化加临主气六位之客气也。如子午之岁，少阴君火治之，起司天也。阳明燥金在下，起在泉也。气由下而升上，故以在下之阳明起之，阳明二阳，二阳生三阳，三阳太阳，故太阳寒水为客初气，即地之左间也。三阳阳极生一阴，一阴厥阴，故厥阴为客二气，即天之右间也。一阴生二阴，二阴少阴，故少阴为客三气，即司天之气也。二阴生三阴，三阴太阴，故太阴为客四气，即天之左间也。三阴阴极生一阳，一阳少阳，故少阳为客五气，即地之右间也。一阳生二阳，二阳阳明，故阳明为客六气，即在泉之气也。丑未、寅申之岁，皆仿此法起之。"

(三) 客气特征

由于客气年年不同，其表现依同名主气的特征及客气所主之时的特征而具有一定的变化。

客气为每年不同的变化，更多表现为气候、物候的异常及民病、疫疠的症状。

《素问·六元正纪大论》提示客气的主要特征如表 5-6。

表 5－6　　　　　　　　　诸年客气特征

纪年 (属相)	司天 (在泉)	客气 六步	六气特征
子午 (鼠马)	少阴 司天 (阳明 在泉)	太阳	初之气，地气迁，暑将去，寒乃始，蛰复藏，水乃冰，霜复降，风乃冽，阳气郁，民反周密，关节禁固，腰脽痛，炎暑将起，中外疮疡
		厥阴	二之气，阳乃布，风乃行，春气以正，万物应荣，寒气时至，民乃和，其病淋，目瞑目赤，气郁于上而热
		少阴	三之气，天政布，大火行，庶类蕃鲜，寒气时至，民病气厥心痛，寒热更作，咳喘目赤
		太阴	四之气，溽暑至，大雨时行，寒热互至，民病寒热，嗌干黄瘅，鼽衄饮发
		少阳	五之气，畏火临，暑反至，阳乃化，万物乃生乃长荣。民乃康，其病温
		阳明	终之气，燥令行，余火内格，肿于上，咳喘，甚则血溢，寒气数举，则霿雾翳。病生皮腠，内舍于胁，下连小腹而作寒中，地将易也
丑未 (牛羊)	太阴 司天 (太阳 在泉)	厥阴	初之气，地气迁，寒乃去，春气正，风乃来，生布万物以荣。民气条舒，风湿相搏，雨乃后，民病血溢，筋络拘强，关节不利，身重筋痿
		少阴	二之气，大火正，物承化。民乃和，其病温疠大行，远近咸若，湿蒸相薄，雨乃时降
		太阴	三之气，天政布，湿气降，地气腾，雨乃时降，寒乃随之。感于寒湿则民病身重胕肿，胸腹满
		少阳	四之气，畏火临，溽蒸化，地气腾，天气否隔，寒风晓暮，蒸热相薄，草木凝烟，湿化不流，则白露阴布，以成秋令。民病腠理热，血暴溢，疟，心腹满热，胪胀，甚则胕肿
		阳明	五之气，惨令已行，寒露下，霜乃早降，草木黄落。寒气及体，君子周密，民病皮腠
		太阳	终之气，寒大举，湿大化，霜乃积，阴乃凝，水坚冰，阳光不治。感于寒则病人关节禁固，腰脽痛，寒湿推于气交而为疾也

续表

纪年 （属相）	司天 （在泉）	客气 六步	六气特征
寅申 （虎猴）	少阳 司天 （厥阴 在泉）	少阴	初之气，地气迁，风胜乃摇，寒乃去，候乃大温，草木早荣。寒来不杀，温病乃起，其病气怫于上，血溢目赤，咳逆头痛，血崩，胁满，肤腠中疮
		太阴	二之气，火反郁，白埃四起，云趋雨府，风不胜湿，雨乃零，民乃康，其病热郁于上，咳逆呕吐，疮发于中，胸嗌不利，头痛身热，昏愦脓疮
		少阳	三之气，天政布，炎暑至，少阳临上，雨乃涯。民病热中，聋瞑血溢，脓疮咳呕，鼽衄渴嚏欠，喉痹目赤，善暴死
		阳明	四之气，凉乃至，炎暑间化，白露降，民气和平，其病满身重
		太阳	五之气，阳乃去，寒乃来，雨乃降，气门乃闭，刚木早凋。民避寒邪，君子周密
		厥阴	终之气，地气正，风乃至，万物反生，霿雾以行。其病关闭不禁，心痛，阳气不藏而咳
卯酉 （兔鸡）	阳明 司天 （少阴 在泉）	太阴	初之气，地气迁，阴始凝，气始肃，水乃冰，寒雨化。其病中热胀，面目浮肿，善眠，鼽衄嚏欠呕，小便黄赤，甚则淋
		少阳	二之气，阳乃布，民乃舒，物乃生荣。疠大至，民善暴死
		阳明	三之气，天政布，凉乃行，燥热交合，燥极而泽。民病寒热
		太阳	四之气，寒雨降。病暴仆，振慄谵妄，少气嗌干引饮，及为心痛、痈肿、疮疡、疟寒之疾，骨痿血便
		厥阴	五之气，春令反行，草乃生荣。民气和
		少阴	终之气，阳气布，候反温，蛰虫来现，流水不冰。民乃康平，其病温

续表

纪年 (属相)	司天 (在泉)	客气 六步	六气特征
辰 戌 (龙狗)	太阳 司天 (太阴 在泉)	少阳	初之气，地气迁，气乃大温，草乃早荣。民乃疠，温病乃作，身热头痛呕吐，肌腠疮疡
		阳明	二之气，大凉反至，民乃惨，草乃遇寒，火气遂抑。民病气郁中满，寒乃始
		太阳	三之气，天政布，寒气行，雨乃降。民病寒反热中，痈疽注下，心督热闷，不治者死
		厥阴	四之气，风湿交争，风化为雨，乃长、乃化、乃成。民病大热少气，肌肉萎足痿，注下赤白
		少阴	五之气，阳复化，草乃长、乃化、乃成。民乃舒
		太阴	终之气，地气正，湿令行，阴凝太虚，埃昏郊野，民乃惨凄，寒风以至，反者孕乃死
巳 亥 (蛇猪)	厥阴 司天 (少阳 在泉)	阳明	初之气，寒始肃，杀气方至。民病寒于右之下
		太阳	二之气，寒不去，华雪水冰，杀气施化，霜乃降，名草上焦，寒雨数至，阳复化。民病热于中
		厥阴	三之气，天政布，风乃时举。民病泣出耳鸣掉眩
		少阴	四之气，溽暑湿热相搏，争于左之上。民病黄瘅而为胕肿
		太阴	五之气，燥湿更胜，沉阴乃布，寒气及体，风雨乃行
		少阳	终之气，畏火司令，阳乃大化，蛰虫出现，流水不冰，地气大发，草乃生。人乃舒，其病温疠

四、客气司天、在泉各主半年

司天、在泉之气亦属于客气。上半年以天气为主，司天之气主之；下半年以地气为主，在泉之气主之，亦称"司地"之气。《素问·六元正纪大论》云："岁半以前，天气主之。"

"岁半之后，地气主之。"王冰注："岁半，谓立秋之日也。"后世以初气交司在前岁大寒日，推岁半当在立秋前15日。《素问·至真要大论》称："初气终三气，天气主之。""四气尽终气，地气主之。"也有观点认为，司天之气主三之气，在泉之气主终之气。司天、在泉之气同于客气六步推算之三之气、终之气，其左、右为间气。

《医宗金鉴·运气要诀》称："子午少阴君火天，阳明燥金应在泉。丑未太阴太阳治，寅申少阳厥阴联。卯酉却与子午倒，辰戌巳亥亦皆然。每岁天泉四间气，上下分统各半年。"

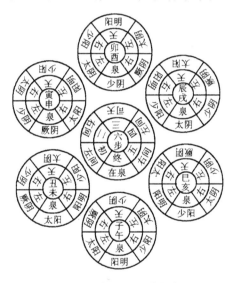

图5-4　客气司天在泉间气图

（一）司天、地泉之气推算

《素问·天元纪大论》云："子午之岁，上见少阴；丑未之岁，上见太阴；寅申之岁，上见少阳；卯酉之岁，上见阳明；辰戌之岁，上见太阳；巳亥之岁，上见厥阴。"又云："厥阴之上，风气主之；少阴之上，热气主之；太阴之上，湿气主之；少阳之上，相火主之；阳明之上，燥气主之；太阳之上，寒气主之。所谓本也，是谓六元。"司天、地泉之气依纪年的地支推算，地支可与属相对应，可依此速记。

司天、地泉之气两两相对，分别为太阳、太阴，少阳、厥阴，少阴、阳明。《素问·六微旨大论》云："寒湿相遘，燥热相临，风火相值。"可依此速记（表5-7）。

表5-7 司天、在泉之气简便记忆

地支（属相）纪年		司天	特征	两两对应	地支（属相）纪年		司天	特征
子（鼠，如1996，1984甲子）	午（马）	子午之岁，上见少阴	少阴之上，热气主之	燥热相临	卯（兔）	酉（鸡）	卯酉之岁，上见阳明	阳明之上，燥气主之
丑（牛）	未（羊）	丑未之岁，上见太阴	太阴之上，湿气主之	寒湿相遘	辰（龙）	戌（狗）	辰戌之岁，上见太阳	太阳之上，寒气主之
寅（虎）	申（猴）	寅申之岁，上见少阳	少阳之上，相火主之	风火相值	巳（蛇）	亥（猪）	巳亥之岁，上见厥阴	厥阴之上，风气主之

（二）司天、在泉之气特征

《素问·至真要大论》王冰注云："六气之本，自有常性，故虽位易，而化治皆同。"指出六气其性相同，故司天与在泉之气的特征表现有相似之处。

表 5 - 8　　　　　　　司天、在泉之气特征

纪 年（属相）	司天之气	至真要大论 司天之化	六元正纪大论			
			气化先后天	自然特征	民病特征	治疗大法
子午（鼠马）	少阴司天	其化以热（炎蒸郁燠，庶类蕃茂）	气化运行先天	地气肃，天气明，寒交暑，热加燥，云驰雨府，湿化乃行，时雨乃降，金火合德，上应荧惑太白。其政明，其令切，其谷丹白	水火寒热持于气交而为病始也，热病生于上，清病生于下，寒热凌犯而争于中，民病咳喘，血溢血泄，鼽嚏，目赤眦疡，寒厥入胃，心痛腰痛，腹大，嗌干肿上	必抑其运气，资其岁胜，折其郁发，先取化源，无使暴过而生其病也。食岁谷以全正气，食间谷以辟虚邪。岁宜咸以软之，而调其上，甚则以苦发之，以酸收之，而安其下，甚则以苦泄之
丑未（牛羊）	太阴司天	其化以湿（云雨润泽，津液生成）	气化运行后天	阴专其政，阳气退辟，大风时起，天气下降，地气上腾，原野昏霿，白埃四起，云奔南极，寒雨数至，物成于差夏。湿寒合德，黄黑埃昏，流行气交，上应镇星辰星。其政肃，其令寂，其谷黔玄。故阴凝于上，寒积于下，寒水胜火，则为冰雹，阳光不治，杀气乃行	民病寒湿，腹满身腫愤，胕肿痞逆，寒厥拘急	必折其郁气，而取化源，益其岁气，无使邪胜，食岁谷以全其真，食间谷以保其精。故岁宜以苦燥之温之，甚者发之泄之。不发不泄，则湿气外溢，肉溃皮拆而水血交流。必赞其阳火，令御甚寒

纪年（属相）	司天之气	至真要大论	六元正纪大论			
		司天之化	气化先后天	自然特征	民病特征	治疗大法
寅申（虎猴）	少阳司天	其化以火（炎炽赫烈，以烁寒灾）	气化运行先天	天气正，地气扰，风乃暴举，木偃沙飞，炎火乃流，阴行阳化，雨乃时应，火木同德，上应荧惑岁星。其谷丹苍，其政严，其令扰。故风热参布，云物沸腾，太阴横流，寒乃时至，凉雨并起	民病寒中，外发疮疡，内为泄满。故圣人遇之，和而不争。往复之作，民病寒热疟泄，聋瞑呕吐，上怫肿色变	抑其运气，赞所不胜，必折其郁气，先取化源，暴过不生，苛疾不起。故岁宜咸辛宜酸，渗之泄之，渍之发之，观气寒温，以调其过

续表

纪 年 （属相）	司天之气	至真要大论	六元正纪大论			
		司天之化	气化先后天	自然特征	民病特征	治疗大法
卯酉 （兔鸡）	阳明司天	其化以燥 （干化以行，物无湿败）	气化运行后天	天气急，地气明，阳专其令，炎暑大行，物燥以坚，淳风乃治，风燥横运，流于气交，多阳少阴，云趋雨府，湿化乃敷。燥极而泽，其谷白丹，间谷命太者。其耗白甲品羽。金火合德，上应太白荧惑。其政切，其令暴，蛰虫乃现，流水不冰。清先而劲，毛虫乃死，热后而暴，介虫乃殃，其发躁，胜复之作，扰而大乱，清热之气，持于气交	民病咳，嗌塞，寒热发，暴振慄癃闭	食岁谷以安其气，食间谷以去其邪，岁宜以咸、以苦、以辛，汗之、清之、散之，安其运气，无使受邪，折其郁气，资其化源

纪年（属相）	司天之气	至真要大论	六元正纪大论			
		司天之化	气化先后天	自然特征	民病特征	治疗大法
辰戌（龙狗）	太阳司天	其化以寒（对阳之化）	气化运行先天	天气肃，地气静，寒临太虚，阳气不令，水土合德，上应辰星镇星。其谷玄黅，其政肃，其令徐。寒政大举，泽无阳焰，则火发待时。少阳中治，时雨乃涯，止极雨散，还于太阴，云朝北极，湿化乃布，泽流万物，寒敷于上，雷动于下，寒湿之气，持于气交	民病寒湿，发肌肉萎，足痿不收，濡泻血溢	岁宜苦以燥之温之，必折其郁气，先资其化源，抑其运气，扶其不胜，无使暴过而生其疾，食岁谷以全其真，避虚邪以安其正

续表

纪年 （属相）	司天之气	至真要大论	六元正纪大论		
		司天之化	气化先后天	自然特征	民病特征	治疗大法
巳亥 （蛇猪）	厥阴司天	其化以风 （飞扬鼓拆，化变成败）	气化运行后天	天气扰，地气正，风生高远，炎热从之，云趋雨府，湿化乃行，风火同德，上应岁星荧惑。其政挠，其令速，其谷苍丹，间谷言太者，其耗文角品羽。风燥火热，胜复更作，蛰虫来现，流水不冰	热病行于下，风病行于上，风燥胜复形于中	必折其郁气，资其化源，赞其运气，无使邪胜。岁宜以辛调上，以咸调下，畏火之气，无妄犯之

注：以所临藏位命其病者也。诸同正岁，气化运行同天。适气同异而多少之，用温远温，用热远热，用凉远凉，用寒远寒，食宜同法

五、胜复、郁发为运气甚极的调谐法则

运、气过于亢盛或衰弱，可表现为"淫胜"，怫郁过极，可表现为"怫郁"。由于天地之气及人体之气具有一定自稳纠偏的调谐能力，故当淫胜出现，会有"复气"对其进行克制，当怫郁出现，会"发"以散郁。下文是对胜、复、郁、发的主要特征表现及其调谐法则的概括。

（一）太过淫胜

司天、在泉之气太过，淫而为邪，称为"淫胜"或"胜气"。淫胜则失其平衡，易致灾害或病害。

表 5 – 9 司天、在泉之气淫胜

纪 年（属相）	司天之胜			在泉之胜		
	司天	特征	治则	在泉	特征	治则
子午（鼠马）	少阴司天	少阴司天，热淫所胜，佛热至，火行其政。民病胸中烦热，嗌干，右胠满，皮肤痛，寒热咳喘，大雨且至，唾血血泄，鼽衄嚏呕，溺色变，甚则疮疡胕肿，肩背臂臑及缺盆中痛，心痛肺䐜，腹大满，膨膨而喘咳，病本于肺	热淫所胜，平以咸寒，佐以苦甘，以酸收之	阳明在泉	岁阳明在泉，燥淫所胜，则雾雾清暝。民病喜呕，呕有苦，善大息，心胁痛不能反侧，甚则嗌干面尘，身无膏泽，足外反热	燥淫于内，治以苦温，佐以甘辛，以苦下之
丑未（牛羊）	太阴司天	太阴司天，湿淫所胜，则沉阴且布，雨变枯槁，胕肿骨痛阴痹，阴痹者按之不得，腰脊头项痛，时眩，大便难，阴气不用，饥不欲食，咳唾则有血，心如悬，病本于肾	湿淫所胜，平以苦热，佐以酸辛，以苦燥之，以淡泄之。湿上甚而热，治以苦温，佐以甘辛，以汗为故而止	太阳在泉	岁太阳在泉，寒淫所胜，则凝肃惨慄。民病少腹控睾，引腰脊，上冲心痛，血现，嗌痛颔肿	寒淫于内，治以甘热，佐以苦辛，以咸泻之，以辛润之，以苦坚之

续表

纪年 （属相）	司天之胜			在泉之胜		
	司天	特征	治则	在泉	特征	治则
寅申 （虎猴）	少阳司天	少阳司天，火淫所胜，则温气流行，金政不平。民病头痛，发热恶寒而疟，热上皮肤痛，色变黄赤，传而为水，身面胕肿，腹满仰息，泄注赤白，疮疡咳唾血，烦心胸中热甚则鼽衄，病本于肺	火淫所胜，平以酸冷，佐以苦甘，以酸收之，以苦发之，以酸复之。热淫同	厥阴在泉	岁厥阴在泉，风淫所胜，则地气不明，平野昧，草乃早秀。民病洒洒振寒，善伸数欠，心痛支满，两胁里急，饮食不下，鬲咽不通，食则呕，腹胀善噫，得后与气则快然如衰，身体皆重	诸气在泉，风淫于内，治以辛凉，佐以苦，以甘缓之，以辛散之
卯酉 （兔鸡）	阳明司天	阳明司天，燥淫所胜，则木乃晚荣，草乃晚生，筋骨内变。民病左胠胁痛，寒清于中，感而疟，大凉革候，咳，腹中鸣，注泄鹜溏，名木敛，生菀于下，草焦上首，心胁暴痛，不可反侧，嗌干面尘腰痛，丈夫㿉疝，妇人少腹痛，目昧眦，疡疮痤痈，蛰虫来现，病本于肝	燥淫所胜，平以苦温，佐以酸辛，以苦下之	少阴在泉	岁少阴在泉，热淫所胜，则焰浮川泽，阴处反明。民病腹中常鸣，气上冲胸，喘不能久立，寒热皮肤痛，目瞑齿痛頔肿，恶寒发热如疟，少腹中痛腹大，蛰虫不藏	热淫于内，治以咸寒，佐以甘苦，以酸收之，以苦发之

续表

纪 年 (属相)	司天之胜			在泉之胜		
	司天	特征	治则	在泉	特征	治则
辰戌 (龙狗)	太阳司天	太阳司天，寒淫所胜，则寒气反至，水且冰，血变于中，发为痈疡。民病厥心痛，呕血、血泄、鼽衄、善悲，时眩仆。运火炎烈，雨暴乃雹。胸腹满，手热肘挛腋肿，心憺憺大动，胸胁胃脘不安，面赤目黄，善噫嗌干，甚则色炲，渴而欲饮，病本于心	寒淫所胜，平以辛热，佐以甘苦，以咸泻之	太阴在泉	岁太阴在泉，湿淫所胜，则埃昏岩谷，黄反现黑，至阴之交。民病饮积，心痛，耳聋浑浑焞焞，嗌肿喉痹，阴病血现，小腹痛肿，不得小便，病冲头痛，目似脱，项似拔，髀不可以回，腘如结，腨如别	湿淫于内，治以苦热，佐以酸淡，以苦燥之，以淡泄之
巳亥 (蛇猪)	厥阴司天	厥阴司天，风淫所胜，则太虚埃昏，云物以扰，寒生春气，流水不冰。民病胃脘当心而痛，上支两胁，膈咽不通，饮食不下，舌本强，食则呕，冷泄腹胀，溏泄瘕水闭，蛰虫不去，病本于脾	司天之气，风淫所胜，平以辛凉，佐以苦甘，以甘缓之，以酸泻之	少阳在泉	岁少阳在泉，火淫所胜，则焰明郊野，寒热更至。民病注泄赤白，少腹痛溺赤，甚则血便	火淫于内，治以咸冷，佐以苦辛，以酸收之，以苦发之

（二）乘虚邪胜

司天、在泉之气不足，反为其所不胜之气侵害而为病，称为"邪气反胜"。

表 5 – 10　　　　　　　司天、在泉之气邪胜

纪年（属相）	司天	乘虚邪胜	治则	在泉	乘虚邪胜	治则
子午（鼠马）	少阴司天	热化于天，寒反胜之	治以甘温，佐以苦酸辛	阳明在泉	燥司于地，热反胜之	治以平寒，佐以苦甘，以酸平之，以和为利
丑未（牛羊）	太阴司天	湿化于天，热反胜之	治以苦寒，佐以苦酸	太阳在泉	寒司于地，热反胜之	治以咸冷，佐以甘辛，以苦平之
寅申（虎猴）	少阳司天	火化于天，寒反胜之	治以甘热，佐以苦辛	厥阴在泉	风司于地，清反胜之	治以酸温，佐以苦甘，以辛平之
卯酉（兔鸡）	阳明司天	燥化于天，热反胜之	治以辛寒，佐以苦甘	少阴在泉	热司于地，寒反胜之	治以甘热，佐以苦辛，以咸平之
辰戌（龙狗）	太阳司天	寒化于天，热反胜之	治以咸冷，佐以苦辛	太阴在泉	湿司于地，热反胜之	治以苦冷，佐以咸甘，以苦平之
巳亥（蛇猪）	厥阴司天	风化于天，清反胜之	治以酸温，佐以甘苦	少阳在泉	火司于地，寒反胜之	治以甘热，佐以苦辛，以咸平之

（三）六气胜复

六气互有强弱，可乘虚相胜，举其用为胜。六胜之至，皆先归其不胜己者，故不胜者当先泻之，以通其道，次泻所胜之气，令其退释。治诸胜而不泻遣之，则胜气淫盛而内生诸病。复，为报复，报其胜也。凡先有胜，后必有复，或谓六气对化胜而有复，正化胜而无复。

表 5 - 11　　　　　　　　　　六气胜复

纪 年 (属相)	司天	六气相胜	胜气治则	在泉	六气之复	复气治则
子 午 (鼠马)	少阴司天	少阴之胜，心下热善饥，脐下反动，气游三焦。炎暑至，木乃津，草乃萎。呕逆躁烦，腹满痛，溏泄，传为赤沃	少阴之胜，治以辛寒，佐以苦咸，以甘泻之	阳明在泉	阳明之复，清气大举，森木苍干，毛虫乃厉，病生胠胁，气归于左，善太息，甚则心痛痞满，腹胀而泄，呕，苦咳，哕，烦心，病在鬲中，头痛，甚则入肝，惊骇筋挛。太冲绝，死不治	阳明之复，治以辛温，佐以苦甘，以苦泄之，以苦下之，以酸补之
丑 未 (牛羊)	太阴司天	太阴之胜，火气内郁，疮疡于中，流散于外，病在胠胁，甚则心痛热格，头痛喉痹项强，独胜则湿气内郁，寒迫下焦，痛留顶，互引眉间，胃满。雨数至，燥化乃现。小腹满，腰脽重强，内不便，善注泄，足下温，头重足胫胕肿，饮发于中，胕肿于上	太阴之胜，治以咸热，佐以辛甘，以苦泻之	太阳在泉	太阳之复，厥气上行，水凝雨冰，羽虫乃死，心胃生寒，胸膈不利，心痛痞满，头痛善悲，时眩仆，食减，腰脽反痛，屈伸不便。地裂冰坚，阳光不治，小腹控睾，引腰脊，上冲心，唾出清水，及为哕噫，甚则入心，善忘善悲。神门绝，死不治	太阳之复，治以咸热，佐以甘辛，以苦坚之
寅 申 (虎猴)	少阳司天	少阳之胜，热客于胃，烦心心痛，目赤，欲呕，呕酸，善饥，耳痛，溺赤，善惊谵妄，暴热消烁。草萎水涸，介虫乃屈。小腹痛，下沃赤白	少阳之胜，治以辛寒，佐以甘咸，以甘泻之	厥阴在泉	厥阴之复，小腹坚满，里急暴痛。偃木飞沙，倮虫不荣。厥心痛，汗发呕吐，饮食不入，入而复出，筋骨掉眩清厥，甚则入脾，食痹而吐。冲阳绝，死不治	厥阴之复，治以酸寒，佐以甘辛，以酸泻之，以甘缓之

续表

纪 年 (属相)	司天	六气相胜	胜气治则	在泉	六气之复	复气治则
卯酉 (兔鸡)	阳明司天	阳明之胜，清发于中，左胠胁痛，溏泄，内为嗌塞，外发癞疝。大凉肃杀，华英改容，毛虫乃殃。胸中不便，嗌塞而咳	阳明之胜，治以酸温，佐以辛甘，以苦泄之	少阴在泉	少阴之复，燠热内作，烦躁鼽嚏，小腹绞痛，火见燔焫，嗌燥，分注时止，气动于左，上行于右，咳，皮肤痛，暴喑心痛，郁冒不知人，乃洒淅恶寒，振慄谵妄，寒已而热，渴而欲饮，少气骨痿，隔肠不便，外为浮肿，哕噫。赤气后化，流水不冰，热气大行，介虫不复。病痱胗疮疡，痈疽痤痔，甚则入肺，咳而鼻渊。天府绝，死不治	少阴之复，治以咸寒，佐以苦辛，以甘泻之，以酸收之，辛苦发之，以咸软之
辰戌 (龙狗)	太阳司天	太阳之胜，凝溧且至，非时水冰，羽乃后化。痔疟发，寒厥入胃，则内生心痛，阴中乃疡，隐曲不利，互引阴股，筋肉拘苛，血脉凝涩，络满色变，或为血泄，皮肤痞肿，腹满食减，热反上行，头项囟顶脑户中痛，目如脱，寒入下焦，传为濡泻	太阳之胜，治以甘热，佐以辛酸，以咸泻之	太阴在泉	太阴之复，湿变乃举，体重中满，食饮不化，阴气上厥，胸中不便，饮发于中，咳喘有声。大雨时行，鳞现于陆，头顶痛重，而掉瘛尤甚，呕而密默，唾吐清液，甚则入肾，窍泻无度。太溪绝，死不治	太阴之复，治以苦热，佐以酸辛，以苦泻之，燥之，泄之

续表

纪年（属相）	司天	六气相胜	胜气治则	在泉	六气之复	复气治则
巳亥（蛇猪）	厥阴司天	厥阴之胜，耳鸣头眩，愦愦欲吐，胃鬲如寒。大风数举，倮虫不滋，胠胁气并，化而为热，小便黄赤，胃脘当心而痛，上支两胁，肠鸣飧泄，小腹痛，注下赤白，甚则呕吐，鬲咽不通	厥阴之胜，治以甘清，佐以苦辛，以酸泻之	少阳在泉	少阳之复，大热将至，枯燥燔蒸，介虫乃耗，惊瘛咳衄，心热烦躁，便数憎风，厥气上行，面如浮埃，目乃瞤瘛，火气内发，上为口糜呕逆，血溢血泄，发而为疟，恶寒鼓慄，寒极反热，嗌络焦槁，渴引水浆，色变黄赤，少气脉萎，化而为水，传为胕肿，甚则入肺，咳而血泄。尺泽绝，死不治	少阳之复，治以咸冷，佐以苦辛，以咸软之，以酸收之，辛苦发之，发不远热，无犯温凉，少阴同法

注：治诸胜复，寒者热之，热者寒之，温者清之，清者温之，散者收之，抑者散之，燥者润之，急者缓之，坚者软之，脆者坚之，衰者补之，强者泻之。各安其气，必清必静，则病气衰去，归其所宗，此治之大体也

（四）主客胜复

"客"，谓天之六气。"主"，谓五行之位也。气有宜否，故各有胜复之者。"客主之气，胜而无复也。""主胜逆，客胜顺，天之道也。"客承天命，部统其方，主为之下，固宜只奉天命，不顺而胜，则天命不行，故为逆也。客胜于主，承天而行理之道，故为顺也。

表 5 - 12　　　　　　　　　　　　　主客胜复

纪年(属相)	司天			在泉		
子午(鼠马)	少阴司天	客胜则鼽嚏，颈项强，肩背瞀热，头痛，少气，发热，耳聋，目瞑，甚则胕肿，血溢，疮疡，咳喘	主胜则心热烦躁，甚则胁痛支满	阳明在泉	客胜则清气动下，少腹坚满而数便泻	主胜则腰重腹痛，小腹生寒，下为鹜溏，则寒厥于肠，上冲胸中，甚则喘不能久立
丑未(牛羊)	太阴司天	客胜则首面胕肿，呼吸气喘	主胜则胸腹满，食已而瞀	太阳在泉	(此不言客主胜者，盖太阳以水居水位故)	寒复内余，则腰尻痛，屈伸不利，股、胫、足、膝中痛
寅申(虎猴)	少阳司天	客胜则丹疹外发，及为丹熛疮疡，呕逆，喉痹，头痛，嗌肿，耳聋，血溢，内为瘛疭	主胜则胸满，咳仰息，甚而有血，手热	厥阴在泉	客胜则大关节不利，内为痉强拘瘛，外为不便	主胜则筋骨摇并，腰腹时痛
卯酉(兔鸡)	阳明司天	(不言客胜主胜者，以金居火位，无客胜之理)	清复内余，则咳衄，嗌塞，心鬲中热，咳不止而白血出者死	少阴在泉	客胜则腰痛，尻、股、膝、髀、腨、胻、足病，瞀热以酸，胕肿，不能久立，溲便变	主胜则厥气上行，心痛发热，鬲中，众痹皆作，发于胠胁，魄汗不藏，四逆而起
辰戌(龙狗)	太阳司天	太阳司天，客胜则胸中不利，出清涕，感寒则咳	主胜则喉嗌中鸣	太阴在泉	客胜则足痿下重，便溲不时，湿客下焦，发而濡泻，及为肿、隐曲之疾	主胜则寒气逆满，食饮不下，甚则为疝
巳亥(蛇猪)	厥阴司天	客胜则耳鸣，掉眩，甚则咳	主胜则胸胁痛，舌难以言	少阳在泉	客胜则腰腹痛而反恶寒，甚则下白、溺白	主胜则热反上行而客于心，心痛发热，格中而呕
治则	高者抑之，下者举之；有余折之，不足补之，佐以所利，和以所宜，必安其主客，适其寒温，同者逆之，异者顺之					

（五）胜复的调谐法则

《医宗金鉴》曰："六气有胜，则必有复，阴阳循环之道也。胜病将除，复病即萌，邪正进退之机也。胜已而复，复已又胜，本无常数，必待彼此气衰乃止，自然之理也。有胜则复，无胜则否，胜微复微，胜甚复甚，犹权衡之不相过也。然胜复之动时，虽有常位，而气无必也。气无必者，谓应胜之年而无胜也。时有常位者，谓胜之时在前，司天天位主之；自初气以至三气，此为胜之常也。复之时在后，在泉地位主之；自四气以至终气，此为复之常也。所谓六气互相胜复也。若至六气主客，则有胜而无复也。有胜而无复者，以客行天令，时去则已，主守其位，顺承天命也。主胜客，则违天之命，而气化不行，故为逆。客胜主，则上临下奉，而政令乃布，故为从也。"

乘危而行，不速而至，暴虐无德，灾反及之，微者复微，甚者复甚，气之常也。

初气终三气，天气主之，胜之常也；四气尽终气，地气主之，复之常也。有胜则复，无胜则否。

胜复之动，"时有常位，而气无必也"。

胜至则复，无常数也，衰乃止耳。复已而胜，不复则害，此伤生也。

复而反病，"居非其位，不相得也，大复其胜则主胜之，故反病也"。

夫气之胜也，微者随之，甚者制之；气之复也，和者平之，暴者夺之。皆随胜气，安其屈伏，无问其数，以平为期，此其道也。

（六）五运郁极乃发

五运怫郁之甚，则见"五郁"，郁极则暴而发之，先见"郁发之征"。《素问》王冰注曰："郁，谓郁抑天气之甚也，故虽天气亦有涯也，分终则衰，故虽郁者怒发也。"也可从胜、复的特例来理解。

表 5 - 13　　　　　　　　五郁特征及郁极之发

五郁	五郁之征	民病之症	郁发之时	佛兆之彰
木郁	木郁之发，太虚埃昏，云物以扰，大风乃至，屋发折木，木有变	故民病胃脘当心而痛，上支两胁，鬲咽不通，食饮不下，甚则耳鸣眩转，目不识人，善暴僵仆	太虚苍埃，天山一色，或气浊色，黄黑郁若，横云不起雨，而乃发也，其气无常	长川草偃，柔叶呈阴，松吟高山，虎啸岩岫，佛之先兆也
火郁	火郁之发，太虚肿翳，大明不彰，炎火行，大暑至，山泽燔燎，材木流津，广厦腾烟，土浮霜卤，止水乃减，蔓草焦黄，风行惑言，湿化乃后	故民病少气，疮疡痈肿，胁腹胸背，面首四支，膹愤胪胀，疡痱呕逆，瘛疭骨痛，节乃有动，注下温疟，腹中暴痛，血溢流注，精液乃少，目赤心热，甚则瞀闷懊侬，善暴死	刻终大温，汗濡玄府，其乃发也，其气四。动复则静，阳极反阴，湿令乃化乃成	华发水凝，山川冰雪，焰阳午泽，佛之先兆也
土郁	土郁之发，岩谷震惊，雷殷气交，埃昏黄黑，化为白气，飘骤高深，击石飞空，洪水乃从，川流漫衍，田牧土驹。化气乃敷，善为时雨，始生始长，始化始成	故民病心腹胀，肠鸣而为数后，甚则心痛胁膜，呕吐霍乱，饮发注下，胕肿身重	云奔雨府，霞拥朝阳，山泽埃昏，其乃发也，以其四气	云横天山，浮游生灭，佛之先兆
金郁	金郁之发，天洁地明，风清气切，大凉乃举，草树浮烟，燥气以行，霜雾数起，杀气来至，草木苍干，金乃有声	故民病咳逆，心胁满引小腹，善暴痛，不可反侧，嗌干面尘色恶	山泽焦枯，土凝霜卤，佛乃发也，其气五	夜零白露，林莽声凄，佛之兆也
水郁	水郁之发，阳气乃辟，阴气暴举，大寒乃至，川泽严凝，寒雾结为霜雪。甚则黄黑昏翳，流行气交，乃为霜杀，水乃现祥	故民病寒客心痛，腰脽痛，大关节不利，屈伸不便，善厥逆，痞坚腹满	阳光不治，空积沉阴，白埃昏暝，而乃发也，其气二火前后	太虚深玄，气犹麻散，微现而隐，色黑微黄，佛之先兆也

佛郁者有其特征表现，其发亦有特征表现，五发征兆及五气微

甚、天时民病，不可不知。五郁之发，各有其时，至其时乃发。郁见于人体则为诸郁病患，其调治有发郁之法。五郁各有其治法，可依法调治。当见有郁发之征，或适当郁发之时，可予因势利导而求事半功倍。

表 5 – 14　　　　　　　　五郁之发与治

五郁	郁发之征兆		郁发之时		五郁之治	
木郁	木发而毁折	木发之征，微者为风，甚为毁折；毁折，摧拔也	木郁之发，无一定之时	以木生风，善行数变，其气无常，故木发无恒时也	木郁达之；达者，条达舒畅之义也	凡木郁之病，风为清敛也，宜以辛散之、疏之，以甘调之、缓之，以苦涌之、平之，但使木气条达舒畅，皆治木郁之法也
火郁	火发而曛昧	火发之征，微者为热，甚为曛昧；曛昧，昏翳也	火郁待三气火时而发	各待旺时而发	火郁发之；发者，发扬解散之义也	凡火郁之病为寒束也。宜以辛温发之，以辛甘扬之，以辛凉解之，以辛苦散之，但使火气发扬解散，皆治火郁之法也
土郁	土发而飘骤	土发之征，微者为湿，甚为飘骤；飘骤，暴风雨也	土郁待四气土时而发		土郁夺之；夺者，汗、吐、下利之义也	凡土郁之病，湿为风阻也，在外者汗之、在内者攻之、在上者吐之、在下者利之，但使土气不致壅阻，皆治土郁之法也
金郁	金发而清明	金发之征，微者为燥，甚为清明；清明，冷肃也	金郁待五气金时而发		金郁泄之；泄者，宜泄疏降之义也	凡金郁之病，燥为火困也，宜以辛宣之、疏之、润之，以苦泄之、降之、清之，但使燥气宣通疏畅，皆治金郁之法也
水郁	水发而雹雪	水发之征，微者为寒，甚为雹雪；雹雪，寒甚也	水郁不待终气水时，而每发于二气三气二火时	以水阴性险，见阳初退，即进乘之，故不待水旺而发也	水郁折之；折者，逐导渗通之义也	凡水郁之病，水为湿瘀也，宜以辛苦逐之、导之，以辛淡渗之、通之，但使水气流通不蓄，皆治水郁之法也

（七）升降失常

五运之至，有前后与升降往来，各有所承抑。若升降各失其常，则气交有变，易成暴郁之症，需针刺之法除之，以折郁扶运，补弱全真，泻盛蠲余，令除斯苦。《素问·刺法论》论及升降之道。

表 5－15　　　　　　　　升之不前与降之不达

升降之道	升降失常则郁	发郁之治
升之不前	木欲升，而天柱窒抑之	木欲发郁亦须待时，当刺足厥阴之井
	火欲升，而天蓬窒抑之	火欲发郁亦须待时，君火相火同刺包络之荥
	土欲升，而天冲窒抑之	土欲发郁亦须待时，当刺足太阴之腧
	金欲升，而天英窒抑之	金欲发郁亦须待时，当刺手太阴之经
	水欲升，而天芮窒抑之	水欲发郁亦须待时，当刺足少阴之合
降之不达	木欲降，而地晶窒抑之，降而不入，抑之郁发	散而可得位，降而郁发，暴如天间之待时也，降而不下，郁可速矣，降可折其所胜也，当刺手太阴之所出，刺手阳明之所入
	火欲降，而地玄窒抑之，降而不入，抑之郁发	散而可矣，当折其所胜，可散其郁，当刺足少阴之所出，刺足太阳之所入
	土欲降，而地苍窒抑之，降而不下，抑之郁发	散而可入，当折其胜，可散其郁，当刺足厥阴之所出，刺足少阳之所入
	金欲降，而地彤窒抑之，降而不下，抑之郁发	散而可入，当折其胜，可散其郁，当刺心包络所出，刺手少阳所入也
	水欲降，而地阜窒抑之，降而不下，抑之郁发	散而可入，当折其土，可散其郁，当刺足太阴之所出，刺足阳明之所入

天地之气，升已必降。《素问·本病论》云："上下升降，迁正退位，各有经纶，上下各有不前，故名失守也。是故气交失易位，气交乃变，变易非常，即四时失序，万化不安，变民病也。"升降失常则见气交之变，三年不降则灾至。《素问·本病论》论升降失常所致民病五疫。

表 5 – 16 　　　　　　　　　**升降失常之民病**

升降	运气特点	自然及民病特征
升之不前	是故辰戌之岁，木气升之，主逢天柱，胜而不前；又遇庚戌金运先天，中运胜之，忽然不前。木运升天，金乃抑之，升而不前	即清生风少，肃杀于春，露霜复降，草木乃萎。民病温疫早发，咽嗌乃干，四肢满，肢节皆痛。久而化郁，即大风摧拉，折陨鸣紊。民病猝中偏痹，手足不仁
	是故巳亥之岁，君火升天，主窒天蓬，胜之不前。又厥阴木迁正，则少阴未得升天，水运以至其中者。君火欲升，而中水运抑之，升之不前	即清寒复作，冷生旦暮。民病伏阳，而内生烦热，心神惊悸，寒热间作。日久成郁，即暴热乃至，赤风肿翳，化疫，温疠暖作，赤气彰而化火疫，皆烦而躁渴，渴甚，治之以泄之可止
	是故子午之岁，太阴升天，主窒天冲，胜之不前。又或遇壬子，木运先天而至者，中木运抑之也，升之不前	即风埃四起，时举埃昏，雨湿不化。民病风厥涎潮，偏痹不随，胀满。久而伏郁，即黄埃化疫也，民病夭亡，脸肢府黄疸满闭，湿令弗布，雨化乃征
	是故丑未之年，少阳升天，主窒天蓬，胜之不前。又或遇太阴未迁正者，即少阳未升天也，水运以至者，升之不前	即寒雾反布，凛冽如冬，水复涸，冰再结，暄暖乍作，冷复布之，寒暄不时。民病伏阳在内，烦热生中，心神惊骇，寒热间争。以成久郁，即暴热乃生，赤风气瞳翳，化成郁疠，乃化作伏热内烦，痹而生厥，甚则血溢
	是故寅申之年，阳明升天，主窒天英，胜之不前。又或遇戊申戊寅，火运先天而至，金欲升天，火运抑之，升之不前	即时雨不降，西风数举，咸卤燥生。民病上热，喘嗽血溢。久而化郁，即白埃翳雾，清生杀气，民病胁满悲伤，寒鼽嚏嗌干，手坼皮肤燥
	是故卯酉之年，太阳升天，主窒天芮，胜之不前。又遇阳明未迁正者，即太阳未升天也，土运以至。水欲升天，土运抑之，升之不前	即湿而热蒸，寒生两间。民病注下，食不及化。久而成郁，冷来客热，冰雹卒至。民病厥逆而哕，热生于内，气痹于外，足胫酸疼，反生心悸懊热，暴烦而复厥

续表

升降	运气特点	自然及民病特征
降之不下	是故丑未之岁，厥阴降地，主窒地晶，胜而不前。又或遇少阴未退位，即厥阴未降下，金运以至中。金运承之，降之未下，抑之变郁，木欲降下，金承之，降而不下	苍埃远见，白气承之，风举埃昏，清躁行杀，霜露复下，肃杀布令。久而不降，抑之化郁，即作风躁相伏，暄而反清，草木萌动，杀霜乃下，蛰虫未见，惧清伤藏
	是故寅申之岁，少阴降地，主窒地玄，胜之不入。又或遇丙申丙寅，水运太过，先天而至。君火欲降，水运承之，降而不下	即彤云才见，黑气反生，暄暖如舒，寒常布雪，凛冽复作，天云惨凄。久而不降，伏之化郁，寒胜复热，赤风化疫，民病面赤心烦，头痛目眩也，赤气彰而温病欲作也
	是故卯酉之岁，太阴降地，主窒地苍，胜之不入。又或少阳未退位者，即太阴未得降也，或木运以至。木运承之，降而不下	即黄云见，青霞彰，郁蒸作而大风，雾翳埃胜，折损乃作。久而不降也，伏之化郁，天埃黄气，地布湿蒸，民病四肢不举，昏眩肢节痛，腹满腹臆
	是故辰戌之岁，少阳降地，主窒地玄，胜之不入。又或遇水运太过，先天而至也。水运承之，水降不下	即彤云才见，黑气反生，暄暖欲生，冷气卒至，甚即冰雹也。久而不降，伏之化郁，冷气复热，赤风化疫，民病面赤心烦，头痛目眩也，赤气彰而热病欲作也
	是故巳亥之岁，阳明降地，主窒地彤，胜而不入。又或遇太阴未退位，即少阳未得降，即火运以至也，火运承之不下	即天清而肃，赤气乃彰，暄热反作。民皆昏倦，夜卧不安，咽干引饮，懊热内烦，天清朝暮，暄还复作。久而不降，伏之化郁，天清薄寒，远生白气。民病掉眩，手足直而不仁，两胁作痛，满目晄晄
	是故子午之年，太阳降地，主窒地阜胜之，降而不入。又或遇土运太过，先天而至，土运承之，降而不入	即天彰黑气，暝暗凄惨，才施黄埃而布湿，寒化令气，蒸湿复令。久而不降，伏之化郁，民病大厥，四肢重怠，阴痿少力，天布沉阴，蒸湿间作

（八）迁正退位失常

司天、司地之气有余，则有不迁正、不退位之变。《素问·刺法论》称："司天未得迁正，使司化之失其常政""气过有余，复作布正，是名不退位也，使地气不得后化，新司天未可迁正，故复布化令如故也"。若天地气逆，迁正、退位失其正位，则化成民病，可以法刺之，预平其病。

表 5 - 17　　　　　《素问·刺法论》迁正退位失常

天地之气	运气特点	治则
司天未得迁正	太阳复布，即厥阴不迁正，不迁正气塞于上	当泻足厥阴之所流
	厥阴复布，少阴不迁正，不迁正即气塞于上	当刺心包络脉之所流
	少阴复布，太阴不迁正，不迁正即气留于上	当刺足太阴之所流
	太阴复布，少阳不迁正，不迁正则气塞未通	当刺手少阳之所流
	少阳复布，则阳明不迁正，不迁正则气未通上	当刺手太阴之所流
	阳明复布，太阳不迁正，不迁正则复塞其气	当刺足少阴之所流
地气不得退位	巳亥之岁天数有余，故厥阴不退位也，风行于上，木化布天	当刺足厥阴之所入
	子午之岁，天数有余，故少阴不退位也，热行于上，火余化布天	当刺手厥阴之所入
	丑未之岁，天数有余，故太阴不退位也，湿行于上，雨化布天	当刺足太阴之所入
	寅申之岁，天数有余，故少阳不退位也，热行于上，火化布天	当刺手少阳之所入
	卯酉之岁，天数有余，故阳明不退位也，金行于上，燥化布天	当刺手太阴之所入
	辰戌之岁，天数有余，故太阳不退位也，寒行于上，凛水化布天	当刺足少阴之所入

《素问·本病论》云："正司中位，是谓迁正位。"遇前司天太过有余，过交司之日而新司天不得迁正，为不迁正；天数有余，天令如故则为不退位，又称复布政。迁正、退位失常，则见民病。

表5-18　　　　《素问·本病论》迁正退位失常

运气特点	自然及民病特征
六气不迁正	厥阴不迁正，即风暄不时，花卉萎瘁。民病淋溲，目系转，转筋善怒，小便赤。风欲令而寒由不去，温暄不正，春正失时
	少阴不迁正，即冷气不退，春冷后寒，暄暖不时。民病寒热，四肢烦痛，腰脊强直。木气虽有余，位不过于君火也
	太阴不迁正，即云雨失令，万物枯焦，当生不发。民病手足肢节肿满，大腹水肿，膜膪不食，飧泄胁满，四肢不举。雨化欲令，热犹治之，温煦于气，亢而不泽
	少阳不迁正，即炎灼弗令，苗莠不荣，酷暑于秋，肃杀晚至，霜露不时。民病痎疟骨热，心悸惊骇，甚时血溢
	阳明不迁正，则暑化于前，肃杀于后，草木反荣。民病寒热鼽嚏，皮毛折，爪甲枯焦，甚则喘嗽息高，悲伤不乐。热化乃布，燥化未令，即清劲未行，肺金复病
	太阳不迁正，即冬清反寒，易令于春，杀霜在前，寒冰在后，阳光复治，凛冽不作，雾云待时。民病温疠至，喉闭嗌干，烦躁而渴，喘息而有音也。寒化待燥，犹治天气，过失序，与民作灾
六气不退位	厥阴不退位，即大风早举，时雨不降，湿令不化。民病温疫，疵废风生，民病皆肢节痛，头目痛，伏热内烦，咽喉干引饮
	少阴不退位，即温生春冬，蛰虫早至，草木发生。民病膈热咽干，血溢惊骇，小便赤涩，丹瘤疹疮疡留毒
	太阴不退位，而取寒暑不时，埃昏布作，湿令不去。民病四肢少力，食饮不下，泄注淋满，足胫寒，阴萎闭塞，失溺，小便数
	少阳不退位，即热生于春，暑乃后化，冬温不冻，流水不冰，蛰虫出现。民病少气，寒热更作，便血上热，小腹坚满，小便赤沃，甚则血溢
	阳明不退位，即春生清冷，草木晚荣，寒热间作。民病呕吐暴注，食饮不下，大便干燥，四肢不举，目瞑掉眩
	太阳不退位，即春寒复作，冰雹乃降，沉阴昏翳，二之气寒犹不去。民病痹厥，阴痿失溺，腰膝皆痛，温疠晚发

（九）三年化疫化疠

《素问·刺法论》有五疫之论，"五疫之至，皆相染易，无问大小，病状相似"，为刚柔失守所致，"刚柔二干，失守其位，使天运之气皆虚"。天地迁移，三年化疫化疠。疫与疠，以应上下刚柔之名。刚柔二干即阳干、阴干之异名。

表 5 – 19　　　　　　　　《素问·刺法论》疫疠之论

五行	三年化疫	三年化疠
木	假令壬午，刚柔失守，上壬未迁正，下丁独然，即虽阳年，亏及不同，上下失守，相招其有期，差之微甚，各有其数也，律吕二角，失而不和，同音有日，微甚如现，三年大疫，当刺脾之腧，次三日，可刺肝之所出也。刺毕，静神七日，勿大醉歌乐，其气复散，又勿饱食，勿食生物，欲令脾实，气无滞饱，无久坐，食无太酸，无食一切生物，宜甘宜淡	又或地下甲子，丁酉失守其位，未得中司，即气不当位，下不与壬奉合者，亦名失守，非名合德，故柔不附刚，即地运不合，三年变疠，其刺法一如木疫之法
火	假令戊申，刚柔失守，戊癸虽火运，阳年不太过也，上失其刚，柔地独主，其气不正，故有邪干，迭移其位，差有浅深，欲至将合，音律先同，如此天运失时，三年之中，火疫至矣，当刺肺之腧。刺毕，静神七日，勿大悲伤也，悲伤即肺动，而真气复散也，人欲实肺者，要在息气也	又或地下甲子，癸亥失守者，即柔失守位也，即上失其刚也，即亦名戊癸不相合德者也，即运与地虚，后三年变疠，即名火疠
土	假令甲子，刚柔失守，刚未正，柔孤而有亏，时序不令，即音律非从，如此三年，变大疫也。详其微甚，察其浅深，欲至而可刺，刺之，当先补肾腧，次三日，可刺足太阴之所注	又有下位己卯不至，而甲子孤立者，次三年作土疠，其法补泻，一如甲子同法也。其刺以毕，又不须夜行及远行，令七日洁，清净斋戒，所有自来。肾有久病者，可以寅时面向南，净神不乱思，闭气不息七遍，以引颈咽气顺之，如咽甚硬物，如此七遍后，饵舌下津令无数
金	假令庚辰，刚柔失守，上位失守，下位无合，乙庚金运，故非相招，布天未退，中运胜来，上下相错，谓之失守，姑洗林钟，商音不应也，如此则天运化易，三年变大疫。详其天数，差有微甚，微即微，三年至，甚即甚，三年至，当先补肝腧，次三日，可刺肺之所行。刺毕，可静神七日，慎勿大怒，怒必正气却散之	又或在下地甲子、乙未失守者，即乙柔干，即上庚独治之，亦名失守者，即天运孤主之，三年变疠，名曰金疠，其至待时也，详其地数之等差，亦推其微甚，可知迟速尔。诸位乙庚失守，刺法同，肝欲平，即勿怒
水	假令丙寅，刚柔失守，上刚干失守，下柔不可独主之，中水运非太过，不可执法而定之，布天有余，而失守上正，天地不合，即律吕音异，如此即天运失序，后三年变疫。详其微甚，差有大小，徐至即后三年，至甚即首三年，当先补心腧，次五日，可刺肾之所入	又有下位地甲子，辛巳柔不附刚，亦名失守，即地运皆虚，后三年变水疠，即刺法皆如此矣。其刺如毕，慎其大喜欲情于中，如不忌，即其气复散也，令静七日，心欲实，令少思

《素问·本病论》云："失之迭位者，谓虽得岁正，未得正位之司，即四时不节，即生大疫。"

表5－20　　　　　　　　《素问·本病论》疫疠之论

五行	三年化疫	三年化疠
木	假令壬午阳年太过，如辛巳天数有余者，虽交后壬午年也，厥阴犹尚治天，地已迁正，阳明在泉，去岁丙申少阳以作右间，即天厥阴而地阳明，故地不奉天者也。丁辛相合会，木运太虚，反受金胜，故非太过也，即蕤宾之管，太角不应，金行燥胜，火化热复，甚即速，微即徐，疫至大小善恶，推疫至之年天数及太一	又只如壬至午，且应交司而治之，即下丁酉未得迁正者，即地下丙申少阳未得退位者，见丁壬不合德也，即丁柔干失刚，亦木运小虚也，有小胜小复。后三年化疠，名曰木疠，其状如风疫，法治如前
火	假令戊申阳年太过，如丁未天数太过者，虽交得戊申年也，太阴尚治天，地已迁正，厥阴在泉，去岁壬戌太阳以退位作右间，即天丁未，地癸亥，故地不奉天化也。丁癸相会，火运太虚，反受水胜，故非太过也。即夷则之管，上太徵不应，此戊癸失守，其会后三年化疫也，速至庚戌，大小善恶，推疫至之年天数及太一	又只如戊申，如戊至申，且应交司而治天，即下癸亥未得迁正者，即地下壬戌太阳未退位者，见戊癸未合德也，即下癸柔干失刚，见火运小虚也，有小胜或无复也，后三年化疠，名曰火疠也，治法如前。治之法可寒之泄之
土	假令甲子阳年，土运太窒，如癸亥天数有余者，年虽交得甲子，厥阴犹尚治天，地已迁正，阳明在泉，去岁少阳以作右间，即厥阴之地阳明，故不相和奉者也。癸巳相会，土运太过，虚反受木胜，故非太过也，何以言土运太过？况黄钟不应太窒，木既胜而金复来，金既复而少阴如至，即木胜如火而金复微，如此则甲己失守，后三年化成土疫，晚至丁卯，早至丙寅，土疫至也。大小善恶，推其天地，详乎太一	又只如甲子年，如甲至子而合，应交司而治天，即下己卯未迁正，而戊寅少阳未退位者，亦甲己下有合也。即土运非太过，而木乃乘虚而胜土也，金次又行复胜之，即反邪化也。阴阳天地殊异尔，故其大小善恶，一如天地之法旨也
金	假令庚辰阳年太过，如己卯天数有余者，虽交得庚辰年也，阳明犹尚治天，地已迁正，太阴司地，去岁少阴以作右间，即天阳明而地太阴，故地下奉天也。乙巳相会，金运太虚，反受火胜，故非太过也，即姑洗之管，太商不应，火胜热化，水复寒刑，此乙庚失守，其后三年化成金疫也，速至壬午，徐至癸未，金疫至也，大小善恶，推本年天数及太一也	又只如庚辰，如庚至辰，且应交司而治天，即下乙未未得迁正者，即地甲午少阴未退位者，且乙庚不合德也，即下乙未，干失刚，亦金运小虚也，有小胜或无复，后三年化疠，名曰金疠，其状如金疫也，治法如前

五行	三年化疫	三年化疠
水	假令丙寅阳年太过，如乙丑天数有余者，虽交得丙寅，太阴尚治天也，地已迁正，厥阴司地，去岁太阳以作右间，即天太阴而地厥阴，故地不奉天化也。乙辛相会，水运太虚，反受土胜，故非太过，即太簇之管，太羽不应，土胜而雨化，水复即风，此者丙辛失守，其会后三年，化成水疫，晚至己巳，早至戊辰，甚即速，微即徐，水疫至也，大小善恶，推其天地数，乃太乙游宫	又只如丙寅年，丙至寅且合，应交司而治天，即辛巳未得迁正，而庚辰太阳未退位者，亦丙辛不合德也，即水运亦小虚而小胜，或有复，后三年化疠，名曰水疠，其状如水疫，治法如前

近年研究多强调三年化疫之说对传染病的预测作用，并以天虚、人虚、邪干为致疫三因。

《素问·本病论》云："人气不足，天气如虚，人神失守，神光不聚，邪鬼干人，致有夭亡。"又云："人之五藏，一藏不足，又会天虚，感邪之至也。"若天虚而人虚，又神游失守其位，见尸厥，令人暴亡，为五失守。

表 5 - 21 　　　　《素问·本病论》五失守致疫

五脏	五失守致疫
心	人忧愁思虑即伤心，又或遇少阴司天，天数不及，太阴作接间至，即谓天虚也，此即人气天气同虚也，又遇惊而夺精，汗出于心，因而三虚，神明失守，心为君主之官，神明出焉，神失守位，即神游上丹田，在帝太一帝君泥丸宫下，神既失守，神光不聚，却遇火不及之岁，有黑尸鬼见之，令人暴亡
脾	人饮食劳倦即伤脾，又或遇太阴司天，天数不及，即少阳作接间至，即谓之虚也，此即人气虚而天气虚也。又遇饮食饱甚，汗出于胃，醉饱行房，汗出于脾，因而三虚，脾神失守，脾为谏议之官，智周出焉，神既失守，神光失位而不聚也，却遇土不及之年，或己年或甲年失守，或太阴天虚，青尸鬼见之，令人卒亡
肾	人久坐湿地，强力入水即伤肾，肾为作强之官，伎巧出焉，因而三虚，肾神失守。神志失位，神光不聚，却遇水不及之年，或辛不会符，或丙年失守，或太阳司天虚，有黄尸鬼至，见之令人暴亡
肝	人或恚怒，气逆上而不下，即伤肝也，又遇厥阴司天，天数不及，即少阴作接间至，是谓天虚也，此谓天虚人虚也。又遇疾走恐惧，汗出于肝，肝为将军之官，谋虑出焉，神位失守，神光不聚，又遇木不及年，或丁年不符，或壬年失守，或厥阴司天虚也，有白尸鬼见之，令人暴亡也

注：原文缺伤肺之论。

《素问·刺法论》称：五疫之至，或云在于天虚（升降失常道）、人虚（神游失守位）并重感其邪，致令夭亡。

表 5 – 22 　　　　　《素问·刺法论》三虚民病及治法

五藏	三虚民病	治法
肝	厥阴失守，天以虚，人气肝虚，感天重虚，即魂游于上，邪干厥大气	身温犹可刺之，刺其足少阳之所过，次刺肝之腧
心	人病心虚，又遇君相二火司天失守，感而三虚，遇火不及，黑尸鬼犯之，令人暴亡	可刺手少阳之所过，复刺心腧
脾	人脾病，又遇太阴司天失守，感而三虚，又遇土不及，青尸鬼邪犯之于人，令人暴亡	可刺足阳明之所过，复刺脾之腧
肺	人肺病，遇阳明司天失守，感而三虚，又遇金不及，有赤尸鬼干人，令人暴亡	可刺手阳明之所过，复刺肺腧
肾	人肾病，又遇太阳司天失守，感而三虚，又遇水运不及之年，有黄尸鬼犯人正气，吸人神魂，致暴亡	可刺足太阳之所过，复刺肾腧

《素问·刺法论》还有五疫防治之法，导引吐纳、药浴、服药防疫，可为临证参考。"不相染者，正气存内，邪不可干，避其毒气，天牝从来，复得其往，气出于脑，即不邪干。气出于脑，即室先想心如日。欲将入于疫室，先想青气自肝而出，左行于东，化作林木；次想白气自肺而出，右行于西，化作戈甲；次想赤气自心而出，南行于上，化作焰明；次想黑气自肾而出，北行于下，化作水；次想黄气自脾而出，存于中央，化作土。五气护身之毕，以想头上如北斗之煌煌，然后可入于疫室。又一法，于春分之日，日未出而吐之。又一法，于雨水日后，三浴以药泄汗。又一法，小金丹方：辰砂二两，水磨雄黄一两，叶子雌黄一两，紫金半两，同入合中，外固了，地一尺，筑地实，不用炉，不须药制，用火二十斤煅之也，七日终，候冷七日取，次日出合子，埋药地中，七日取出，顺日研之三日，炼白沙蜜为丸，如梧桐子大，每日望东吸日华气一口，冰水下一丸，和气咽之，服十粒，无疫干也。"

《素问·刺法论》又有十二官刺法，为全神养真之旨，法合修真之道，达修养和神之功，则十二官不得相失，气神合道，契符上天。"心者，君主之官，神明出焉，可刺手少阴之源；肺者，相傅之官，治节出焉，可刺手太阴之源；肝者，将军之官，谋虑出焉，可刺足厥阴之源；胆者，中正之官，决断出焉，可刺足少阳之源；膻中者，臣使之官，喜乐出焉，可刺心包络所流；脾为谏议之官，知周出焉，可刺脾之源；胃为仓廪之官，五味出焉，可刺胃之源；大肠者，传导之官，变化出焉，可刺大肠之源；小肠者，受盛之官，化物出焉，可刺小肠之源；肾者，作强之官，伎巧出焉，刺其肾之源；三焦者，决渎之官，水道出焉，刺三焦之源；膀胱者，州都之官，精液藏焉，气化则能出矣，刺膀胱之源。"

六、运气加临、主客加临为上下相求的调谐法则

加，任也，居其位；临，到也，临其位；加临有两者同时居临或凌驾之意。运气加临，是指分主天、地之气的调谐法则；主客加临，是指分主四时常、变之气的调谐法则。

五运、六气，主气、客气，主运、客运，是对同一天地的不同层次或视角进行的运动变化规律提炼，天地及人体最终的运动变化状态更接近于多重规律的调谐整合结论，因此需要一定的调谐法则进行阐释，而形成运气加临、主客加临之论。这些调谐法则带有一定的普适性，也被借鉴于其他调谐整合过程中。

（一）五运六气同化

《素问·六元正纪大论》说："愿闻同化何如？曰：风温春化同，热曛昏火夏化同，胜与复同，燥清烟露秋化同，云雨昏暝埃长夏化同，寒气霜雪冰冬化同。此天地五运六气之化，更用盛衰之常也。"简而言之，即运、气属性相同或相近，则同其化。《素问》对六十甲子年的五运六气同化诸年有详细阐述（表5-23）。

表5-23　　　　　　　六十甲子年运气同化

同化年	解释	释例
天符 （共12年）	中运与司天之气同一气	木运−、木司天−，丁巳、丁亥
		火运+、火司天+，戊子、戊午、戊寅、戊申
		土运−、土司天−，己丑、己未
		金运−、金司天−，乙卯、乙酉
		水运+、水司天+，丙辰、丙戌

同化年	解释		释例	
岁会 (共8年)	本运临本支之位		木运 - 、临卯 - ，丁卯年	四正
			火运 + 、临午 + ，戊午年	
			金运 - 、临酉 - ，乙酉年	
			水运 + 、临子 + ，丙子年	
			土运临四季，甲 + 辰 + 、甲戌、 己 - 丑 - 、己未	四维
太乙天符 (共4年)	是天符之年，又是岁会，是天气、运气、岁支三者俱会。又称"三合为治"		己丑、己未，中运之土 - ，与司天土同气 - ，又土运临丑未	
			乙酉，中运之金 - ，与司天金同气 - ，又金运临酉	
			戊午，中运之火 + ，与司天火同气 + ，又火运临午	
同天符 (共6年)	在泉之气与中运之气，同一气	以阳年名曰同天符	木运 + 、木在泉，壬寅、壬申（寅申司天少阳 +）	
			土运 + 、土在泉，甲辰、甲戌（辰戌司天太阳 +）	
			金运 + 、金在泉，庚子、庚午（子午司天少阴 +）	
同岁会 (共6年)		以阴年名曰同岁会	水运 - 、水在泉，辛丑、辛未（丑未司天太阴 -）	
			火运 - 、火在泉，癸卯、癸酉、癸巳、癸亥（卯酉司天阳明 - ，巳亥司天厥阴 -）	

注：+ 运太过，司天先天；- 运不及，司天后天。六十甲子年内运气同化共计26年。

　　五运六气同化均为同属而同其所化，有相助作用。若运本太过，得天化、地化，则气化偏胜，易致胜复、郁发。若运本不及，得天化、地化，则气化转平。临证需要强调的是，不足者，同化则气得和，民少病；太过者，同化则气转甚，反为病。

（二）五运六气上下加临

　　六十甲子年中，运、气上下临遇，其调谐结果有相得者，有不相得者。其相得者顺，其不相得者逆。若不及为相生所助，或太过为相胜所抑，则化为平气，气候如常、脏腑平和；若不及为相胜所抑，或太过为相生所助，则盛盛、虚虚，易见灾眚、病害。

表 5 − 24　　　　　　　　六十甲子年上下加临

上下加临	甲子年	顺逆
气生中运者，谓司天生中运也	如癸巳、癸亥木生火也，甲子、甲午、甲寅、甲申火生土也，乙丑、乙未土生金也，辛卯、辛酉金生水也，壬辰、壬戌水生木也	六十年中，有此十二年天气生运，以上生下，故名顺化，为相得之岁也
运被气克者，谓司天克中运也	如己巳、己亥木克土也，辛丑、辛未土克水也，戊辰、戊戌水克火也，庚子、庚午、庚寅、庚申火克金也，丁卯、丁酉金克木也	六十年中，有此十二年天气克运，以上克下，故名天刑，为不相得之岁也
运生天气者，谓中运生司天也	如癸丑、癸未火生土也，壬子、壬午、壬寅、壬申木生火也，辛巳、辛亥水生木也，庚辰、庚戌金生水也，己卯、己酉土生金	六十年中有此十二年，运生天气，以下生上，虽曰相生，然子居母上，故为小逆而主微病也
运克司天者，谓中运克司天也	如乙巳、乙亥金克木也，丙子、丙午、丙寅、丙申水克火也，丁丑、丁未木克土也，癸卯、癸酉火克金也，甲辰、甲戌土克水也	六十年中有此十二年运克天气，以下克上，故名不和，亦为不相得而主病甚也
气运相同者	如运气皆木，丁巳、丁亥；运气皆火，戊子、戊午、戊寅、戊申；运气皆土，己丑、己未；运气皆金，乙卯、乙酉；运气皆水，丙辰、丙戌	六十年中有此十二年运气相同，皆天符也。虽曰同气，不无偏胜亢害焉

附：六十甲子年

六十甲子年为以天干、地支相配的纪年方法，甲子为始，每年顺序递迁，60 年为一周环。

表 5 − 25　　　　　　　　六十甲子年表

干支	六十甲子年									
天　干	甲	乙	丙	丁	戊	己	庚	辛	壬	癸
地　支	子	丑	寅	卯	辰	巳	午	未	申	酉
天　干	甲	乙	丙	丁	戊	己	庚	辛	壬	癸
地　支	戌	亥	子	丑	寅	卯	辰	巳	午	未
天　干	甲	乙	丙	丁	戊	己	庚	辛	壬	癸
地　支	申	酉	戌	亥	子	丑	寅	卯	辰	巳

续表

干支	六十甲子年									
天 干	甲	乙	丙	丁	戊	己	庚	辛	壬	癸
地 支	午	未	申	酉	戌	亥	子	丑	寅	卯
天 干	甲	乙	丙	丁	戊	己	庚	辛	壬	癸
地 支	辰	巳	午	未	申	酉	戌	亥	子	丑
天 干	甲	乙	丙	丁	戊	己	庚	辛	壬	癸
地 支	寅	卯	辰	巳	午	未	申	酉	戌	亥

六十甲子之中，阳干配阳支，阴干配阴支，故中运太过之年，配子午少阴、寅申少阳、辰戌太阳司天之气先天；中运不及之年，配丑未太阴、卯酉阳明、巳亥厥阴司天之气后天。前者为寒热两端，后者为中之枢转。

（三）主客加临

主运、主气为一年四时的正常特征，而客运、客气是按年度规律性变化的异常四时特征。主、客两者根据一定的调谐法则进行整合。

表 5 - 26　　　　　主客加临调谐法则举例

程度	调谐	性质	调谐	方向	调谐
太过 + 太过	甚强	相生、相同	增强	同向	顺
太过 + 不及	平	相克	减弱	反向	逆，剧烈变动
不及 + 不及	甚弱	无关	各行其道	/	/

主、客之气各具特征，其用药各以五味而行补泻之法。

表 5 - 27　　　　　　　　主客之治

主气	主时	主气之治	客气	客气之治
初之气	木位春分前六十一日，初之气也	木位之主，其泻以酸，其补以辛	厥阴	厥阴之客，以辛补之，以酸泻之，以甘缓之
二之气	君火之位，春分之后六十一日，二之气也。	火位之主，其泻以甘，其补以咸	少阴	少阴之客，以咸补之，以甘泻之，以咸收之
三之气	相火之位，夏至前后各三十日，三之气也。二火之气则殊，然其气用则一矣		太阴	太阴之客，以甘补之，以苦泻之，以甘缓之

主气	主时	主气之治	客气	客气之治
四之气	土之位，秋分前六十一日，四之气也	土位之主，其泻以苦，其补以甘	少阳	少阳之客，以咸补之，以甘泻之，以咸软之
五之气	金之位，秋分后六十一日，五之气也	金位之主，其泻以辛，其补以酸	阳明	阳明之客，以酸补之，以辛泻之，以苦泄之
终之气	水之位，冬至前后各三十日，终之气也	水位之主，其泻以咸，其补以苦	太阳	太阳之客，以苦补之，以咸泻之，以苦坚之，以辛润之，开发腠理，致津液，通气也

第二节　大运气、小运气

以年周期为核心五运六气基本格局，是根据天地之气、人体之气的年度运动变化规律而进行的理论提炼与体系建构，涵盖一年四时及六十甲子年的时间周期性。在此基础之上，随着宋明理学的深化，以年周期为核心的五运六气基本格局遂渐成为阐发天地造化之理的理论模型。此理论模型在"至理无内无外"思想的影响下，不断向内、向外延展，最终以大运气、小运气形式对以年周期为核心的五运六气基本格局进行创新与发展。

与年周期为核心的五运六气基本格局相比较，以日周期为核心的小运气格局、以60年为最小单元的大运气格局，其理论建构基础、理论应用模式、理论临证效果等方面，还存在一定的差距，其理论普及范围、理论学术影响等方面也较为逊色，学术分歧与学术争议更大。

一、以日周期为核心的小运气格局

（一）年月日时同观念

年周期的阴阳变化规律，与日周期的阴阳变化规律具有很强的相似性，这是上古之时已经被观测和总结出来的自然规律。如夜半为阴极而一阳生，正午为阳极而一阴生，平旦、日入为阴阳出入升降变化之时，仿于二冬、二至节气的阴阳变化。所以，六十甲子，不仅被古人用于纪年，也被古人用于纪月、纪日、纪时。

古代医家在探讨自然变化规律的同时，也临证观察到人体、疾病规律的年、日类同现象，从而逐步将临证获得效验的以年周期为核心的五运六气基本格局引入到以日（十二时辰、六十甲子日）周期为核心的医疗实践之中，发展成为小运气格局。

如《新刊图解素问要旨论·传病法》"马宗素述黄帝玉甲金钥机要传病法"明确记载：运与支同的岁会"得病皆重，年月时同皆仿此"，运、气、支三同的太一天符"九死一生，年月日时并同"。干支甲子确实被看作为天地之气运升降与阴阳相感化生的论理工具，故《新刊图解素问要旨论》引入"年月日时同皆仿此"的观念，突破了仅以五运六气探讨全年或四时的天地阴阳及民病变化的限制，对后世产生一定影响。

以日周期为核心的小运气格局，主要运用于对一日十二时辰或者60甲子日周期的脏腑、疾病变化规律探讨，并在表述时引用了更多术数等杂学的术语，其核心理论观念、基本格局与年周期为核心的五运六气基本格局类同。

其对脏腑功能变化规律的阐述为后世较多医家所认同，但其对疾病、尤其是外感疾病的60日变化规律的阐述，引发更多的学术争议，导致后世医家对《伤寒钤法》、《运气图括定局》等文献的非议，而忽视了其中的合理内容和临证经验。

对以日周期为核心的小运气格局及其临证经验的研究与挖掘，应重新给予正视和重视。

（二）甲子纪时推算方法

一日纪时：子（23－1时），丑，寅，卯，辰，巳，午（11－13时），未，申，酉，戌，亥。

《内经》中的一日分时有不同记录方式，其对一日阴阳运动变化规律虽然描述不同，但认识相通。如《素问·生气通天论》云："平旦人生气，日中而阳气降，日西而阳气已虚，气门乃闭。"《素问·金匮真言论》云：平旦至日中，天之阳，阳中之阳也。日中至黄昏，天之阳，阳中之阴也。合夜至鸡鸣，天之阴，阴中之阴也。鸡鸣至平旦，天之阴，阴中之阳也。《素问·藏气法时论》云：肝病者，平旦慧，下晡甚，夜半静。心病者，日中慧，夜半甚，平旦静。脾病者，日昳慧，日出甚，下晡静。《素问·标本病传论》记有：夜半，日中，日入，日出，早食，人定，晏食，大晨，晏晡，日昳，鸡鸣，下晡等。

日纪时、月纪时的地支固定不移；日纪时、月纪时的天干，不同日的干支，及五运六气相关的交司时刻干支等，均需要进行推算。其方法或以某个确定的时间点作为基准推算，或在天文历法的标准文献中查找，如《万年历谱》等。如《新刊图解素问要旨论》所记载的求天运来时法、求五运交司日法、求大寒交司日法、求司天司地日交司等甲子推演算法，均以大唐麟德元年甲子岁（664 年）正月一日己酉朔为基准，至金代明昌四年癸丑岁（1193 年）积得 530 年，按年月日及交司时刻计算其数，得其确切干支甲子。此计算方法虽显繁复，但易于理解，结果确切。

当前已步入计算机时代，有一些计算软件可以轻松实现干支推算或快速查询，可以根据条件选用，但干支所代表的阴阳升降、万物生化意义，还需要结合自然观察与临证观测加深理解。

附：干支符号代表的万物生化意义

十天干、十二地支主要在说明事物发展由微而盛、由盛而衰、反复变化的过程。"天为阳，地为阴，日为阳，月为阴，行有分纪，周有道理。"

天干以甲为始，象征万物初始，十干分阴与阳，以合"一阴一阳之谓道"。

《史记·律书》说："甲者，言万物剖符甲而出也。乙者，言万物生轧轧也。丙者，言阳道著明，故曰丙。丁者，言万物之丁壮也。庚者，言阴气庚万物，故曰庚。辛者，言万物之辛生，故曰辛。壬之为言妊也，言阳气任养万物于下也。癸之为言揆也，言万物可揆度，故曰癸。"

《汉书·律历志》说："出甲于甲，奋轧于乙，明炳于丙，大盛于丁，丰楙于戊，理纪于己，敛更于庚，悉新于辛，怀妊于壬，陈揆于癸。"

刘温舒《素问入式运气论奥·论十干》说："甲、丙、戊、庚、壬为阳，乙、丁、己、辛、癸为阴，五行各一阴一阳，故有十日。"

地支以子为始者，象征阳气之始也。月建以寅为始者，象征阳气之备也。

《史记·律书》说："子者，滋也，滋者，言万物滋于下也。丑者，纽也，言阳气在上未降，万物厄纽，未敢出也。寅言万物始生蟥然也，故曰寅。卯之为言茂也，言万物茂也。辰者，言万物之娠也。巳者，言阳气之已尽也。午者，阴阳交，故曰午。未者，言万物皆成，有滋味也。申者，言阴用事，申贼万物，故曰申。酉者，万物之老也，故曰酉。戌者，言万物尽灭，故曰戌。亥者，该也，言阳气藏于下，故该也。"

《汉书·律历志》曰："孳萌于子，纽牙于丑，引达于寅，冒茆于卯，振美于辰，已盛于巳，咢布于午，昧薆于未，申坚于申，留执于酉，毕入于戌，该阂于亥，故阴阳之施化，万物之终始。"

张景岳《类经图翼·五行统论》云："十二支以应月，地之五行也，子阳亥阴曰水，午阳巳阴曰火，寅阳卯阴曰木，申阳酉阴曰金，辰戌阳丑未阴曰土。"

《类经图翼·气数统论》云："朱子曰：冬至前四十五日属今年，后四十五日属明年。而冬至之日，正当斗柄建于子中，是为一岁之首尾也。故十一月建在子，一阳卦复，盖以建子之月，阳气虽始于黄钟，然犹潜伏地下，未见发生之功，及其历丑转寅，三阳始备，于是和风至而万物生，萌芽动而蛰藏振，遍满寰区，无非生意。故阳虽始于子，而春必起于寅，是以寅卯辰为春，巳午未为夏，申酉戌为秋，亥子丑为冬，而各分其孟仲季焉。"

二、以60年为最小单元的大运气格局

至法无内无外，超长时间周期也应存在一定的规律。其规律的提炼需要超长时间的资料积累与经验分析，其理论提炼难度更大，其理论模型的验证也更困难。

以 60 年为最小单元的大运气格局，是在以年周期为核心的五运六气基本格局基础上，以 60 年为一气或一运，进行推算的理论学说。推算方法及其常、变规律，均参考以年周期为核心的五运六气基本格局，故不再展开论述。

目前较为热点的研究是对"六气大司天理论"的探讨，其产生的需求主要来自于对不同时期百家争鸣的寒热、补泻等不同学术倾向的理论探讨，为历代学术流派与学术倾向分歧的理论探讨提供了一种新颖的思路，但其分析结论与现代可能获得的大量气候资料、疫病资料的吻合程度，还有待进一步开展研究工作。清代陆懋修作六气大司天专论，按厥阴、少阴、太阴、少阳、阳明、太阳六气顺序推算，每甲子六十年，司天、在泉各主 30 年，其气候特征与民病倾向、医家用药合于司天、在泉格局所论，称"凡前贤治病用药咸相符合"。

六气大司天理论按六气司天、在泉顺序推算，为客气阴阳次第。按五运六气基本格局所示，客气司天、在泉为四时异常规律，以理推之，六气大司天与历代异常气候及其引发的疫疬病治情况较为符合，与气候正常变化及相应的民病情况应存在一定偏差，应在未来的研究中加以区别。

表 5-28　　　陆懋修"大司天三元甲子考"主要内容

三元甲子	大司天
黄帝八年，起第一甲子下元	厥阴风木，少阳相火
黄帝六十八年，第二甲子上元	少阴君火，阳明燥金
少昊十八年，第三甲子中元	太阴湿土，太阳寒水
少昊七十八年，第四甲子下元	少阳相火，厥阴风木
颛顼五十四年，第五甲子上元	阳明燥金，少阴君火
帝喾二十九年，第六甲子中元	太阳寒水，太阴湿土
帝尧二十一载，第七甲子下元	厥阴风木，少阳相火
帝尧八十一载，第八甲子上元	少阴君火，阳明燥金
帝舜三十九载，第九甲子中元	太阴湿土，太阳寒水
夏仲康三岁，第十甲子下元	少阳相火，厥阴风木

续表

三元甲子	大司天
帝相六十岁，十一甲子上元	阳明燥金，少阴君火
帝槐四岁，十二甲子中元	太阳寒水，太阴湿土
帝不降四岁，十三甲子下元	厥阴风木，少阳相火
帝扃五岁，十四甲子上元	少阴君火，阳明燥金
帝孔甲二十三岁，十五甲子中元	太阴湿土，太阳寒水
帝癸二十二岁，十六甲子下元	少阳相火，厥阴风木
商太甲十七祀，十七甲子上元	阳明燥金，少阴君火
太庚十五祀，十八甲子中元	太阳寒水，太阴湿土
太戊二十一祀，十九甲子下元	厥阴风木，少阳相火
仲丁六祀，二十甲子上元	少阴君火，阳明燥金
祖辛十祀，二十一甲子中元	太阴湿土，太阳寒水
祖丁二十九祀，二十二甲子下元	少阳相火，厥阴风木
盘庚二十五祀，二十三甲子上元	阳明燥金，少阴君火
武丁八祀，二十四甲子中元	太阳寒水，太阴湿土
祖甲二祀，二十五甲子下元	厥阴风木，少阳相火
武乙二祀，二十六甲子上元	少阴君火，阳明燥金
受辛十八祀，二十七甲子中元	太阴湿土，太阳寒水
周康王二年，二十八甲子下元	少阳相火，厥阴风木
昭王三十六年，二十九甲子上元	阳明燥金，少阴君火
穆王四十五年，三十甲子中元	太阳寒水，太阴湿土
孝王十三年，三十一甲子下元	厥阴风木，少阳相火
共和五年，三十二甲子上元	少阴君火，阳明燥金
幽王五年，三十三甲子中元	太阴湿土，太阳寒水
桓王三年，三十四甲子下元	少阳相火，厥阴风木
惠王二十年，三十五甲子上元	阳明燥金，少阴君火
定王十年，三十六甲子中元	太阳寒水，太阴湿土
景王八年，三十七甲子下元	厥阴风木，少阳相火
敬王四十三年，三十八甲子上元	少阴君火，阳明燥金

三元甲子	大司天
威烈王九年，三十九甲子中元	太阴湿土，太阳寒水
显王十二年，四十甲子下元	少阳相火，厥阴风木
赧王十八年，四十一甲子上元	阳明燥金，少阴君火
秦始皇十年，四十二甲子中元	太阳寒水，太阴湿土
汉文帝三年，四十三甲子下元	厥阴风木，少阳相火
武帝元狩六年，四十四甲子上元	少阴君火，阳明燥金
宣帝五凤元年，四十五甲子中元	太阴湿土，太阳寒水
平帝元始四年，四十六甲子下元	少阳相火，厥阴风木
明帝永平七年，四十七甲子上元	阳明燥金，少阴君火
安帝延光三年，四十八甲子中元	太阳寒水，太阴湿土
灵帝中平元年，四十九甲子下元	厥阴风木，少阳相火
蜀汉后帝延熙七年，五十甲子上元	少阴君火，阳明燥金
晋惠帝永兴元年，五十一甲子中元	太阴湿土，太阳寒水
哀帝兴宁二年，五十二甲子下元	少阳相火，厥阴风木
宋文帝元嘉元年，五十三甲子上元	阳明燥金，少阴君火
齐武帝永明二年，五十四甲子中元	太阳寒水，太阴湿土
梁武帝大同十年，五十五甲子下元	厥阴风木，少阳相火
隋文帝仁寿四年，五十六甲子上元	少阴君火，阳明燥金
唐高宗麟德元年，五十七甲子中元	太阴湿土，太阳寒水
元宗开元十二年，五十八甲子下元	少阳相火，厥阴风木
德宗兴元元年，五十九甲子上元	阳明燥金，少阴君火
武宗会昌四年，六十甲子中元	太阳寒水，太阴湿土
昭宗天佑元年，六十一甲子下元	厥阴风木，少阳相火
宋太祖乾德二年，六十二甲子上元	少阴君火，阳明燥金
仁宗天圣二年，六十三甲子中元	太阴湿土，太阳寒水
神宗元丰七年，六十四甲子下元	少阳相火，厥阴风木
高宗绍兴十四年，六十五甲子上元	阳明燥金，少阴君火

续表

三元甲子	大司天
宁宗嘉泰四年，六十六甲子中元	太阳寒水，太阴湿土
理宗景定五年，六十七甲子下元	厥阴风木，少阳相火
元泰定帝泰定元年，六十八甲子上元	少阴君火，阳明燥金
明太祖洪武十七年，六十九甲子中元	太阴湿土，太阳寒水
英宗正统九年，七十甲子下元	少阳相火，厥阴风木
孝宗宏治十七年，七十一甲子上元	阳明燥金，少阴君火
世宗嘉靖四十三年，七十二甲子中元	太阳寒水，太阴湿土
熹宗天启四年，七十三甲子下元	厥阴风木，少阳相火
清圣祖康熙二十三年（1684），七十四甲子上元	少阴君火，阳明燥金
高宗乾隆九年（1744），七十五甲子中元	太阴湿土，太阳寒水
仁宗嘉庆九年（1804），七十六甲子下元	少阳相火，厥阴风木
穆宗同治三年（1864），七十七甲子上元	阳明燥金，少阴君火

按陆懋修大司天推算方法，1924 年为七十八甲子中元，太阳寒水，太阴湿土；1984 年为七十九甲子下元，厥阴风木，少阳相火；2044 年为八十甲子上元，少阴君火，阳明燥金。

据《辞海》（1999 年版普及本，上海辞书出版社，2008.1535）载：清末黄帝纪年元年推算意见不同，刘师培《黄帝纪年论》以 1903 年为"黄帝降生 4614 年"，宋教仁推定 1904 年为黄帝纪元 4602 年，孙中山就任中华民国临时大总统电文以 1912 年 1 月 1 日为黄帝纪元 4609 年十一月十三日。现多按下式计算：黄帝纪年 = 西元纪年 + 2698 年。

三、基于"六气大司天"的中医学术流派创新规律认识

中医学术流派的形成与发展，在很大程度上受到中医理论的传承、临床经验的提升以及天人相应规律的体悟等影响。从历史学或社会生态学等外在因素角度，或从《内经》理论影响、疾病谱变化、临床经验积淀等内在因素角度，分析中医学术"流派与各家"的发展规律，均见大量论述，已达成学界共识。本节仅基于中医

"六气大司天"规律的提示，探讨中医学术流派与各家学术特点的创新规律，探寻中医学术发展的内在动力。

从中医天人相应的整体观念出发，运用"六气大司天"阐释中医学术流派的形成并分析其学术特色的时代特征，为从中医学理论创新的自身动力与规律出发探讨中医学术"各家纷呈"所蕴含的一致性理论内核开启了一扇大门。

（一）"六气大司天"缘于经旨而详参时绪规律

"六气司天"本为五运六气阐释一年规律变化的名词之一。司天、在泉各主半年，《素问》运气七篇予以论述。"大司天"是指自然与生命的"六十年一周"存在着类似司天、在泉之气逐年更替的转化关系，即"凡三十岁为一纪，六十岁为一周（一大气），三百六十年为一大运"。每气各主三十年，更替转换，气候与疾病特点随气而转。厥阴风木司天，少阳相火在泉，是为风火之气；少阴君火司天，阳明燥金在泉，是为火燥之气；太阴湿土司天，太阳寒水在泉，是为湿寒之气；少阳相火司天，厥阴风木在泉，是为火风之气；阳明燥金司天，少阴君火在泉，是为燥火之气；太阳寒水司天，太阴湿土在泉，是为寒湿之气。

"六气大司天"理论缘于运气七篇之经旨，明代汪机、王肯堂已有发明，至清代王丙、陆懋修而得完善。汪机按"一元十二会，一会三十运，一运十二世，一世三十年"（见北宋邵雍《皇极经世》），称"自开辟来，五气秉承元会运世，自有气数，天地万物所不能逃"，并举梅疮之作与小儿痘症之治，强调气运变化对病症及其治法的影响规律。王肯堂作《医学穷源集》，称见《内经》运气之说"始得拨云雾而见青天"，"得元会运世及三元运气之说"而后恍然而悟，认为"圣经运气之说为审证之捷法，疗病之秘钥"。清代陆懋修《世补斋医书》[①] 列"六气大司天"专论，明确"大司天"之名，指明上、中、下三元的起止时限，强调"古人用寒、用温各随其所值大司天为治"，完善"六气大司天"之说。

---

① 清·陆懋修. 陆懋修医学全书. 北京：中国中医药出版社，1999

"六气大司天"是在《素问》运气七篇所述自然与生命时间周期变化规律的基础上，通过推演而丰富和完善自然、生命、疾病变化规律的时间层次离合模式及其调谐方法，从而成为中医五运六气理论发展成熟的标志之一。

以"六气大司天"分析历朝历代各具特色的著名医家与学术流派，认为历代截然迥异、百家争鸣的医家学术见解与制方用药倾向，并非仅仅因为古人的个人好恶或临证经验，而是或主动契合或客观暗合于"六气大司天"规律，体现着中医天人相应的整体观念，所以"欲明前人治法之非偏，必先明六气司天之为病"。

（二）各家学术见解与"六气大司天"规律的契合

历代诸多著名医家颇具特色的学术主张或用药特点，与医家所处时代的六气大司天特征相符。如刘完素与张元素所处时代接近，均强调火热病机、主张治用寒凉，因时值六十五甲子，为燥火用事。李杲为易水张元素之高弟，著成《脾胃论》，认为寒湿流行、损伤脾胃真元，主张补脾胃、升阳气，因时值六十六甲子，为寒湿用事。朱震亨为元末人，强调"阳常有余，阴常不足"，治擅滋阴，因时值六十八甲子，为火燥用事。张景岳乃明万历时人，专重温补，值七十二甲子，为寒湿用事。吴又可论瘟疫、周禹载论温热暑疫，均值七十三甲子，为风火用事，其书至七十四甲子火燥时仍遵之多效。

由于医家学术主张与医家所处时代的六气大司天特点存在契合关系，陆懋修《世补斋医书》认为："由是知仲景之用青龙白虎汤也，以其所值为风火也；守真辟朱肱用温之误，申明仲景用寒之治，为三己效方、三一承气也，以其所值为燥火也；东垣以脾胃立论，专事升阳者，以其所值为寒湿也；丹溪以知柏治肾，专事补阴者，以其所值又为火燥也。明乎此，而知古圣昔贤，著书立说，都是补偏救弊之人。"并假设："设以守真而遇湿寒，决不偏于寒凉；东垣而遇风燥，决不偏于温补；丹溪而遇寒湿，决不偏于清滋。"且申明："乃读其书，不论其世，因而不知其人，辄谓如某者偏于凉，如某者偏于温，孰能知法固非偏，而不善用其法者之自涉于偏哉？此无他，皆坐不讲司天故也。"

基于"六气大司天"规律以考察和理解历代著名医家不同学术观点的方法，已随着中医五运六气理论的重拾而成为新的学术热点，证据表明，疾病谱的变化、医家学术观点的变迁与六气大司天所示的时间变化规律存在一定联系。

（三）中医学术流派"寒温"变迁暗合于气候变迁与六气大司天背景

立足于突出贡献医家的学术传承，形成了若干中医学术流派。其中，任应秋先生《中医各家学说》（五版教材[①]）所论伤寒、河间、易水、攻邪、丹溪、温补、温病七大医学流派，为较为公认的重要中医学术流派。七大学术流派的寒、温倾向表现出一定的时空变迁规律，并与"寒温之辨"的学术争鸣相互呼应。

与中医学术流派"寒温"变迁相伴随的，除社会生态学时空变化规律外，还存在中国气候环境的寒温变化规律，如竺可祯先生《中国近五千年来气候变迁的初步研究》[②] 中所提出的，中国近5000年来气候呈现出寒暖交替的变化规律，包括四个温暖期、四个寒冷期。而重要中医学术流派的"寒温"倾向变迁与气候环境的寒温变化规律具有一定的契合。如伤寒学派之张仲景，生活于第二个气候寒冷期（公元初年至600年），偏于寒邪伤阳；刘完素、张元素处于第四个温暖期，强调火热之害；明清处第四寒冷期（1400～1900年），温补学派应时而生，其间出现2个相对温暖期（1550～1600年，1720～1830年），温病大家生活其间，强调温热致疫。

由前可知，在气候变迁规律、历代著名医家的学术见解与用药特点、六气大司天规律三者之间，存在以"寒"、"温"倾向为标志的交替变化规律，并具有一定的契合关系。探寻更加广泛而精细

---

① 任应秋，裘沛然，丁光迪. 中医各家学说. 上海：上海科学技术出版社，1986
② 竺可祯. 中国近五千年来气候变迁的初步研究. 考古学报，1972，（1）：21，27－28

的三者契合的证据，并加以科学阐释，有利于揭示存在于中医学术流派发展历程中的内在创新动力。

（四）探究师承授受的寒温用药变迁与经典效方的疗效差异宜考虑大司天之变

在中医学术流派发展过程中，明确师承授受关系的医家之间存在学术见解与用药倾向的明显寒温差异，其原因亦可用六气大司天规律加以阐释。较具代表性的，如朱震亨曾从罗知悌学，授以刘完素、张元素、李东垣之书，而悟运气已变，提出与三家完全不同的"阳常有余，阴常不足"之论，皆因"顺阴阳四时，各随五运六气之故"。

又如，清乾嘉年间名医王丙撰《伤寒论注》，用药以温散、温补见长，因其所值为湿寒之气。其外孙陆懋修，承王丙之学，为同治朝名医，却擅用辛凉、苦寒，清而取效，所值为燥火之气，并在同治二年上海霍乱流行，症见"手足厥逆"之时，独以石膏、芩、连清而煎之，或以凉水调胆矾吐之而取得显著疗效。至亲二人的用药特色差异，反映了"病随司天而变，治亦随之而变"的医疗理念。

同样，历代经典效方的临证疗效也存在较为明显的差异，其原因很难以"医家辨证失准"而搪塞。宋人强调"不读五运六气，检遍方书何济"，暗示体悟经典效方的运气背景有益于医方的临床运用。张元素主张"运气不齐，古今异轨，古方新病不相能也"。而《世补斋医书》尝试分析治疫名方"圣散子方"，认为北宋苏东坡盛誉的治疫神方"圣散子方"（偏于辛温香燥），至明末用之"杀人如麻"的原因，在于气运变化的缘故，"天之大运加临于地者，变化难测，地之大气感受于人者，切近易明"。苏东坡值六十三甲子，为湿土寒水，而明末为七十三甲子，风火之气当值。经典效方的运用，除要审证清楚之外，尚需考虑处方的五运六气背景，以便"师其法而不拘于方"，"寒温补泻，各随其运"。

（五）研究六气大司天的启示

"六气大司天"本于天人相应的整体观念，从"五运六气"经旨医理角度而非历史学或社会学角度，阐释了部分中医学术流派或医家的学术特点的变化规律，为中医学术流派与各家学术思想研究开启了新视角、提供了新思路，应进一步探讨其间蕴含的"理"与"术"。

1. 百家争鸣的中医学术发展存在一致性的理论思维内核

在不同历史条件下，中医学术发展存在一致性理论思维的内在动力推动。中医学术流派与学术思想的百花齐放、百家争鸣，并非中医理论思维发散或随意的表现。对这种中医学术发展内在动力的挖掘，必将有益于当代的中医创新。应更好地借助于古人相应的认知与阐释，开展深入细致而严谨系统的研究工作。

中医学所崇尚的《内经》医理，不仅包含精气神、阴阳五行、藏象经络等表述符号与形式，还在于主张自然、生命、疾病规律的层析分解与集合一统相协调的思维定式，以及适应内外变化而因时、因地、因人制宜的干预手段。理论研究当探究表象之下隐含的法象实质。

通过考察中医学术流派、各家学术思想与五运六气规律的关系，以部分揭示中医学术的创新规律，已成为中医理论研究的可行方法之一。应进一步开放思想、拓展思路，以求返璞归真。

2. 继承前人制方用药经验宜"和其运，调其化，不失其宜"

对中医学术流派、各家学术思想以及古人制方用药的理解与借鉴，应从多种思维角度全面展开，不可拘泥于一方一法。结合五运六气理论分析和解释其间道理，不失为可资参考的方法之一，但如何更全面地进行阐发仍然需要开展扎实的研究工作，不能仅限于六气大司天之说。

中医丰富的审证之法为细致周到的临床观察提供了明确的辨证处方思路，参照五运六气的提示，可以更有针对性地获取有效可靠的关键性临床审证信息。而经典效方的透彻理解与有效运用，也应从多角度进行思考与分析，对于相反相成、寒热并用、多脏腑调节等复杂方剂的把握，更应参照气味配伍、因时组方等规律加以思考，以达到"和其运，调其化，不失其宜"的临床疗效提高目的。

为今之计，当泛观博览，深入考察，以细致观测、潜心考证、缜密思考为基础，实事求是地探讨自然、生命、疾病的客观规律，了解和发扬中医学术的创新规律与发展动力，身体力行"博学之，审问之，慎思之，明辨之"（《中庸》）的致知之道。

第三节　先天运气、后天运气

以年周期为核心的五运六气基本格局，以日周期为核心的小运气格局，以 60 年为最小单元的大运气格局，从不同的时间节段，探讨了天地之气、人体之气的运动变化规律，均属见其运气特征即可见人体或疾病变化。

在年周期为核心的五运六气基本格局的基础上，通过临床观察，特别是儿科（哑科）医生的临床观察，结合五运六气原理与核心观念，逐渐提出并发展成为先天运气、后天运气的理论观点，进而对天地、人体变化的延时性、即时性影响进行探讨。

一、先后天运气缘于受天地之气的延时与即时影响

（一）天地之气的延时与即时影响

五运六气本为天地之气变化而设，主张人应于天地之气变化以行脏腑、经络之气，或顺之而健康，或逆之而生疾病。至清代之时，由于对"人禀天地之气而生"观念的广泛接受，结合儿科医生为主的临证观察与总结，进一步发展了五运六气理论，将先天运气、后天运气观念引入其中。

所谓后天运气，即前文所述五运六气规律，以天地之气变化对应于人体的即时性影响进行规律总结而形成，属五运六气理论的主流内容，其基本格局如前所述。又如明代《医学入门·运气总论》有在天之运气、在人之运气之说，天时胜，则舍人之病而从天之时；人病胜，则舍天之时而从人之病。虽分运气为在天、在

人，实质即把人体看作一个小天地，其五运六气格局同于大天地。从医学视角出发，人为主，天地为客，人与天地之间存在主客顺逆关系。

所谓先天运气，是依据天地之气变化对应于人体的即时性变化而总结的五运六气规律（后天运气），扩而大之，认为自胎儿期人体已备受天地之气变化影响，初生之时天地之气变化对婴孩机体产生的影响更不可忽视，由天地之气变化特征导致的婴孩脏腑偏盛偏衰特征固化于机体当中，以禀赋或体质的形式长期影响人体，也有人称之为"胎运特征"。

提出或重视先天运气理论的医家，首推儿科医生。由于婴孩历后天未深，去先天不远，其临证表现更为显著、单纯；加之，儿科为哑科，医生的观察更为细致、周全，因此，在临床经验总结时得出了婴孩脏腑特征符合孕育或出生时五运六气特征的先天运气之说。除儿科医生外，精于易理的医生也较为认同先天运气之说，其与生辰测算有共通之处。

相对于后天运气之说而言，先天运气之说的临证实用性更加遭人怀疑，但确实被一些古今医家临床观察并验证符合，存在进一步科学验证和传承发展的可能性、必要性。本人的粗浅临证经验也支持此说。

（二）先天运气格局分析

由于个人学识和研究精力所限，先天运气说的理论起源及传承情况尚未考证清楚，所见文献记载的先天运气推演格局也存在不同论述。本节仅择取较具有代表性的先天运气推演格局，附以己见，阐述如下。

在天化气，在地成形，人生于气交之中，故天地之气对人体时时产生影响，顺则治，逆则害；人禀天地之气而生，与人体生长壮老已的过程中受天地五运六气规律影响的道理相同，在人体胎儿孕育过程中及初生之时，亦会受到天地五运六气的影响，从而产生胎运印记，形成脏腑功能的偏盛偏衰倾向性，此倾向与后天生命过程中的五运六气规律构成特定的关系结构时（如相生或相克关系），会产生更为和缓或强烈的机体反应。

对干支所示五运六气变化对人体禀赋的影响，认识较为一致，如十支主运，阳干太过，阴干不足。运太过者，气有余，而制己所胜，侮所不胜。运不足者，气不足，己所不胜侮而乘之，己所胜轻而侮之。但对何时的五运六气特征钤印于人体禀赋的认识，存在一定分歧，因此，至少形成三种不同认识：

1. 初生钤印说

《内经》云："天地合气，命之曰人。"在胎儿娩出、张口呼吸的一瞬，变生成人。此时间所隐含的五运六气特征印记于初生儿身体，成为终生伴随的禀赋特征。

2. 胎孕钤印说

在胎儿孕育中所经历的天地五运六气变化过程，经由母体感受后间接影响胎儿，构成母体遗传性状的组成部分而印记于胎儿，其在人生过程中的后续影响应小于初生时获得的禀赋特征。

3. 父母钤印说

父母初生钤印的五运六气特征，或父母生活环境造就的五运六气特征，以遗传影响的方式传递作用于新生儿，造成子代的禀赋具有一定先天倾向。

综合天地五运六气基本规律及其对人体脏腑功能的影响，参考个人临床观察，本书倾向于初生钤印认识。初步以中运推导先天运气所致人体禀赋特征如下：

辛年之人（1①），肾水（太阳寒水）之气不足，好发肾膀胱病症。

壬年之人（2），肝木（厥阴风木）之气有余，好发脾肺病症。

癸年之人（3），心火（少阴君火）之气不足，好发心肾、三焦病症。

甲年之人（4），脾土（太阴湿土）之气有余，好发肝肾病症。

乙年之人（5），肺金（阳明燥金）之气不足，好发肺大肠病症。

---

① 1 为公元纪年末位数，下同。

丙年之人（6），肾水（太阳寒水）之气有余，好发心脾病症。

丁年之人（7），肝木（厥阴风木）之气不足，好发肝胆病症。

戊年之人（8），心火（少阴君火）之气有余，好发肺肾病症。

己年之人（9），脾土（太阴湿土）之气不足，好发脾胃病症。

庚年之人（0），肺金（阳明燥金）之气有余，好发肺心肝病症。

除中运外，还应结合主气运、客气运、司天在泉等综合推导、判断。较大范围的临床调查统计尚未见报道，其研究空间较大。

还应指出，对先天运气格局影响人体禀赋的问题已出现不协和的国际声音，有人宣称有关五运六气对体质（禀赋）的学术见解是韩国人独创。窃谓其井蛙浅见，妄自尊大，不知中国人对五运六气理论的深透认识，唯见当今中国不齿于宣扬五运六气理论的学术风气。

二、先天运气格局的主要论述

（一）伤寒钤法等某年生人在某年某日得病法

刘完素所著、马宗素所传的《新刊图解素问要旨论》强调体察运气造化之理，"习之者，先明运气逆顺，胜负造化，四时旺相，调治四时所用，皆先看司天日也"。所载"四时伤寒传正候法"，"须将人之相属加在左右间气之上，司地在阳乃加左间气，在泉在阴乃加右间气，数至司天气上，见何脏腑，先受病也"。即以某年生人在某年某日得病，或用时辰，或用时辰加左右间气，或用左右间气与相属者，推算日辰及脏腑病位、病势预后等。马宗素所著《伤寒钤法》、熊宗立所著《新增素问运气图括定局立成》亦为类此之说，如《伤寒钤法·论两感证歌》注："假如丁未生人，庚子日得病，加临到子，见丁巳，又将得病日子字属仲起巳。用子字从巳行到未，见寅巳为包络，寅为三焦，俱是火，并日寅逢巳是也。其余一例而推之。"《新增素问运气图括定局立成·伤寒汗瘥定局立成》云："右局立成不用输推，假如子命人，不拘男女，但是甲日得病则逢乙日、庚日瘥，或第七日瘥。又如丑命人，己日病则乙日、己日当有汗得瘥。余仿此。"

同时，《新刊图解素问要旨论·六气本病》指摘未达经旨而以小法旁门递相传授者，"则如世传《灵枢》、《甲乙》以为课之术，以六十甲子为法，将日干取运，日支取气，便言何脏受病，其宜何治，而几时痊愈"，或"世传十二经络病证歌诀以为课病之法，然以始病之日以干取运，以病人支干加在日运帝王之辰，阳命之人顺而数之，阴命之人逆而数之，至于得病之日，见何干支，便为是何脏腑受病，如何传"，或"及夫日中运气与人命相合加临，取其相生相克以定吉凶者"，"或将日中支干纳音与病人命及支干相合而定吉凶者"，仅以此类推算为识病治病之法者误也，因"此是推平人灾福之法，非为占病之道也"。

医者必依临证所见为法。《新刊图解素问要旨论·六气本病》云："必凭闻望切知其病，总而与天地时日阴阳相合，推其生克而为法。审察间甚逆从而以随证治之，适其治之逆从可否而以言其吉凶，慎不可治其阴阳而已。"可见，病势、传变及预后可以推测，但应全面考虑身体状态、运气加临、脏腑虚实、疾病邪气等多种因素，以临证考察所见及疾病客观规律作为推测的依据，不可脱离实际而故弄玄虚。

无论伤寒钤法或宋元流行的小法旁门，均以病人生年干支作为疾病判断的参考条件之一。在批判其脱离临证而妄以干支推演确定诊断、治疗的同时，也应思考其中隐含的合理成分，即将病人的禀赋特征或脏腑偏盛偏衰的倾向性列入临床考虑范围之内，合乎因人制宜的中医治疗思想。

（二）《诚书》倡儿科必明先后天气运之理

《诚书》（中医古籍出版社，1986 年），为清代嘉兴儿科名医谈金章所著的儿科通论佳作。书中明确提出："兹集首运气，不无有钩玄之议，选句《内经》，不无有嗜僻之名。婴儿去先天不远，正与运气相符，不然何出痘者必多于子午卯酉年也。理之博综，莫妙于经，敢曰汉人伪著？"该书"立论必出中正"，"立论必令兼该"，谈金章对《内经》五运六气理论的肯定，跃然纸上。

《诚书·运气》开宗明义："盖五行质具于地,气行于天,故有木火土金水之五运,风寒暑湿燥火之六气,而人以脏腑应之,所谓先天也。然运气有顺逆、虚实、太过、不及之殊,而人亦有四因、六淫、八要、十失之病,所谓后天也。人生一离母胎,便受八方风气,发为蒸变,皆气运使然,诚求者废问切而专于望色,《灵枢》、《素问》、钱仲阳、王隐君、薛立斋等,无不一体推详。古谓婴儿为哑科,诚然也。黄帝云:吾不能察其幼小者,为别是一家。则知黄帝原不分大小科也。至后世因其难而反略之,著论立方甚少,复以小儿内无情欲,外无劳伤,概之为风、食,而先后天气运之理竟不知究。"又云:"婴孩历后天未深,去先天不远,则气运之说不可不讲也。《内经·天元纪大论》推明其旨,天地之纲纪,变化之渊源,通于爻画,畴范律吕,历元之奥,盖合阴阳、大小而为司命者也。"由上可知,谈金章主张精儿科者必明先天、后天气运之理。

《诚书·生成》称:"黄帝曰:自古通于天者生之本,本于阴阳。天地之间,六合之内,其气九州九窍、五脏十二节皆通乎天气,其生五,其数三,此寿命之本也。帝之言人气、阳气、卫气者,谆谆矣。"又云:"《经》曰治病必求其本。从而治之,迎而夺之,未便可以一格泥也。五行自生自克,递为衰旺,而圣人则有扶西抑东、泻南补北之法,正以木易盛,金易衰,火常有余,水常不足,识其标,治其本,虚则治母,实则治子,邪则治仇,亢则治制,斯生生之本不亏,而化化之源不息。夫婴儿腑脏无殊,气运悉共,阴阳寒暑,调摄未必得宜;喜怒悲啼举动,岂能合节而漫,曰情缘未深,亦大昧生成之旨哉!"

《诚书·禀赋》云:"凡人之生,禀赋二仪之气,会合三才之道,各得其九,三九二十七,即二百七十日为正,血气充实,精神纯全,为人相貌俱足,智性俱通。"联珠论称:"天地肇分,阴阳始成,人禀五行而成体,合四时而成形。"又《诚书·论火》称:"盖羽毛鳞介,草木土石,甲折勾萌,上应天时,下合地理,而况能笑能啼之赤子乎!不然奚以怀孕不节,种种胎证,所谓先天者,非六气之太过耶?如痘疹时行,大小咸发,所谓后天者,非六气之

不及耶？有太过，有不及，则有淫胜反加矣。《经》曰：先立其
年，以明其气。又曰：不知年之所加，气之同异，不足以言生化，
此之谓也。"感于先后天气运之理于婴儿之重要，故谈金章"提其
纲使人易晓，易其词使人乐观，至于律吕天地、阴阳刚柔、往复大
小、内外古今，则《内经》著之矣。"

就《诚书》所论先后天气运之理，仅述其大概，胎证或禀赋
均与五运六气相关，命曰先天，但未做更进一步的细致解释。

（三）汪德云创胎儿病理内脏定位律

汪德云先生在 20 世纪 80 年代发表"小儿疾病与其胚胎发育期
之间内在规律的探讨"，在所著《运气与临床》（安徽科学技术出
版社，1990 年）中有详细论述。

汪德云先生认为，儿童后天所患疾病与其胎儿期所感受的岁运
自然环境存在因果关系，创立"人体胚胎发育期学说"。具有岁运
自然特征的真灵之气作用于胎儿，造成胚胎在内脏分化发育中自然
的不平衡，此不平衡的倾向特征在后天生老病死的过程中，以具体
形态方式表现出来，即"气始而生化，气散而有形，气布而蕃育，
气终而象变，其致一也"。人体胎儿期病理定位所提示的内脏，在
后天生命过程中自然发病，具有时间节律性，"其岁有不病，而藏
气不应不用者"，"天气制之，气有所从也"。

胎儿病理内脏定位律认为，处在母体中的胎儿易被空间自然环
境变化的定向控制所影响，使各年胎儿的素质发生相应变化，"所谓
治化，而人应之也"。以胎儿期所在年份（跨年度者取各年实际时间
比率较大者）进行推算，病理定位在实质内脏器官，详见表 5 -28。

表5 - 29　汪德云先生人体胎儿期病理内脏定位自然规律及其后天调理一览表

甲子年 天干序	甲	乙	丙	丁	戊	己	庚	辛	壬	癸
公历年 尾数序	4	5	6	7	8	9	0	1	2	3
五运治化类序	土 +	金 -	水 +	木 -	火 +	土 -	金 +	水 -	木 +	火 -
胎儿期 病理定位	肾 肝	肺 心	心 脾	肝 肺	肺 肾	脾 肝	肝 心	肾 脾	脾 肺	心 肾

续表

病理状态	实	虚	实	虚	实	虚	实	虚	实	虚	实	虚	实	虚	实	虚	实	虚	实	虚
中药治法	以咸益肾	以酸祛湿	以辛补肺	以甘祛寒	以苦强心	以甘胜寒	以酸补肝	以咸祛火	以辛胜火	以甘益肺	以甘补脾	以苦祛燥	以酸养肝	以苦胜燥	以咸补肾	以辛祛风	以辛胜风	以甘补脾	以苦补心	以酸祛湿
后天药食调理 常可食 谷	豆	麻	稻	稷	麦	稷	麻	豆	稻	豆	稷	麦	麻	麦	豆	稻	稷	稻	麦	麻
畜	猪	犬	鸡	牛	马	牛	犬	猪	鸡	猪	牛	马	犬	马	猪	鸡	牛	鸡	马	犬
果	栗	李	桃	枣	杏	枣	李	栗	桃	栗	枣	杏	李	杏	栗	桃	枣	桃	杏	李
要少食 谷	稷	稻	麦	豆	豆	麻	稻	稷	麦	稷	麻	稻	稻	豆	稷	麻	麻	麦	豆	稷
畜	牛	鸡	马	猪	猪	犬	鸡	牛	马	牛	犬	鸡	鸡	猪	牛	犬	犬	马	猪	牛
果	枣	桃	杏	栗	栗	李	桃	枣	杏	枣	李	桃	桃	栗	枣	李	李	杏	栗	枣

注：表中＋号表示空间自然运气太过；－号表示自然运气不及。

汪德云先生临床观察发现，胚胎发育期经 1971 年的小儿，多见肾虚浮肿、肾虚哮喘和多样皮疹；胎经 1972 年的小儿多见胃肠疾病和咳嗽；胎经 1973 年的小儿，多见寒湿性肢体疼痛；胎经 1974 年的小儿，多见湿热郁蒸的咽部红肿、浮肿和黄疸；胎经 1975 年的小儿多见久咳及风湿、心悸等。且同时出生的小儿，往往同时在一天内发病，所患疾病相同。

临床运用时，以人体病理定位的内脏提示诊断，使临床检查更有针对性。再以六气环流引起的人体病理定位内脏发病的年度规律，表现为上下半年各随司天、在泉之气变化，子午岁上半年易见肺脏疾病，下半年易见肝脏疾病；丑未岁上半年易见肾脏疾病，下半年易见心脏疾病；寅申岁上半年易见肺脏疾病，下半年易见脾胃疾病；卯酉岁上半年易见肝脏疾病，下半年易见肺脏疾病；辰戌岁上半年易见心脏疾病，下半年易见肾脏疾病；巳亥岁上半年易见脾脏疾病，下半年易见肺脏疾病。再次，确定治则，重点加强病理定位的内脏之气，胜克体内相应的所胜之气。采取治疗方法，以明确内因病理诊断的基础上施治，若出现病理定位的内脏系统以外疾病，在治方中加用相应的 2 ~ 3 味中药，取得较为满意的疗效。

由此可知，由先天运气格局影响产生禀赋或体质特征之说具有一定临证经验和理论推导依据，但尚缺乏严谨的科学数据支撑，有必要进一步探讨。

第六章 《素问》运气七篇概念体系研究

唐代王冰次注《素问》所补入的天元纪大论、五运行大论、六微旨大论、气交变大论、五常政大论、六元正纪大论、至真要大论七篇，是集中论述五运六气理论内容的篇章，约占《素问》1/3的篇幅，被认为是五运六气理论的奠基之作，习称"运气七篇"。自此，五运六气理论成为推动中医学理论与临床发展的重要内容。《中医药主题词表》① 将"五运六气"列为中医理论基础范畴之内。

五运六气理论为后世众多中医大家所认同、重视、阐发，成为中医理论的重要组成部分②。标本、虚实、气化、性味等重要的中医药理论概念均阐发于运气七篇，临床医疗也提出了以运气为纲的思维模式。金代刘完素《素问玄机原病式》称"运气者得于道同，盖明大道之一也"。清代吴瑭《医医病书》称"五运六气之理，天地运行自然之道"。中医临床多"首察病原，次辨药力，论证标本，审性阴阳，而至运气方脉"（杜文燮《药鉴》），中医临床取得良好疗效不仅源于对"药"与"方"的认识与把握，而且源于察病之源、审病之机、因势利导，源于以医道为本、以医技为辅的临床思维方法。识病之法本于《经》旨，以五运六气为纲目者不在少数，提出"百病根源，运气为先"。治病之法，首推标本之论。"知标本者，万举万当。"（《素问·标本病传论》），而"标本者，六气之化"（张志聪《黄帝内经素问集注·标本病传论》），"本标

---

① 高等医学院校中医药主题词表编写组．中医药主题词表．北京：北京科学技术出版社，1987

② 方药中，许家松．黄帝内经素问运气七篇讲解．北京：人民卫生出版社，1984

不同，气应异象"（《素问·六微旨大论》）。以致后世医家提出
"六气为本，百病生于六气；五运为标，生死决于五运"（杜文燮
《药鉴》）。

概念是思维的基本形式之一，反映客观事物的一般的、本质的
特征（《现代汉语词典》①）。五运六气历来被认为是"文词古奥，
理义难明"，运气七篇中涉及的概念众多而繁复，既有五运六气理
论的专有概念，也有与五运六气理论密切相关的天文、星象、历
法、音律、地理、气象、物候等交叉领域的专有概念。全面、系统
地对运气七篇的概念进行梳理，进而分析其概念结构关系，构建其
概念体系，有益于对五运六气理论体系框架的深入理解。本节兹就
运气七篇涉及的众多概念进行梳理、归纳、分析，并非局限于五运
六气理论的专有概念范畴。

第一节　运气七篇概念体系梳理

一、运气七篇概念梳理方法及其意义

对某一理论领域的概念进行梳理，其研究目的不仅是要明确该
理论范畴所涉及的概念之多寡与涵义，更要分辨概念之间的联属关
系，理性地构建该理论的概念体系框架。因此，对五运六气理论的
概念梳理，兼具概念个体与概念群体的双层研究意义。

本书对五运六气理论的初始文献资料——《素问》运气七篇
（通行版本），按照"全文析词－层次解析－词汇归纳－框架构建"
的程序，进行了较为全面的理论概念梳理。初步梳理出运气七篇652
个概念，涉及五运、六气、五六相合、时间、地理、天象及人体、
疾病、治则治法、方药等诸多方面，由此可见其概念繁复之一斑。

《素问》运气七篇总论五运六气原理与法则，诸篇论述内容各
有侧重，故每篇涉及的概念亦有所区别。如天元纪大论篇主要讨论

---

① 中国社会科学院语言研究所词典编辑室编. 现代汉语词典. 北京：商务印书
馆，1978：352

自然界天元运动变化规纪，即"总论五运主岁，六气司天，皆本乎天之运化"（张志聪）。主要涉及五运、阴阳、三阴三阳、五运阴阳、六节、五制、五六相合、太过、不及、五行、五位、五气、五脏、五志、六元等概念。

五运行大论篇分论天地之五气，地之五行，布五方之政令，化生五脏等，为木、火、土、金、水五行五运之气的运行、化生纲领。主要涉及天干、地支、六气、位、变、化、间气、主岁、五胜、德、化、政、令、变、眚、邪正、有余、不及、所胜、所不胜、侮、乘等概念。

六微旨大论篇为六气专论，论及六节应天、应地、主岁、主时及加临之六气等，马莳言："内言天道六六之节，地理应六节等义，故名篇。"主要涉及天道、地理、气交、标、本、岁会、天符、太乙天符、岁立、岁候、气会、六气、亢害、承制、生化、升降等概念。

气交变大论篇论述天地阴阳气交所出现的气候、物候、病候变化，言明"五运太过不及，德、化、政、令、灾、变、胜、复为病之事"（马莳）。主要涉及道、太过、不及、化、政、胜、复、令、应、灾、变、五脏气、运星等概念。

五常政大论篇论述五运太过、不及及平气的常规、章纪，阐述"化不可代，时不可违，皆为五常之政"（高士宗）。主要涉及天道、地理、六气、神机、岁气、平气、不及、太过、司天、气立、在泉、敷和、升明、备化、审平、静顺、委和、伏明、卑监、从革、涸流、发生、赫曦、敦阜、坚成、流衍、阳精、阴精等概念。

六元正纪大论篇论述六气主司天、在泉及胜复、淫治等，通过甲子六十年运动变化阐明六气运动的规律。主要涉及五运六气盈虚、变化、胜复、淫治、先后、三阴三阳之政、正岁、同化、司气、间气、正化、发、郁、十二变、岁会、天符、同天符、同岁会、太少正五音、五郁、五发、病候等概念。

至真要大论篇总括运气诸篇未尽之义，重申六气运动之司天、在泉、胜复之气、客主气等变化规律，点明"六化分治"、"司岁备物"的重要观点。主要涉及五气交合、六气分治、司天、司气、间气、主病、南北政、六淫、六化、胜复、客主、逆从、本、标、中气、病机、正治、反治、方制、三品等概念。

比较中医药学名词审定委员会《中医药学名词》（2004 版）载"运气学说"名词 22 个及其他相关名词 25 个，李经纬《中医大辞典》载运气理论相关名词 380 余个，其间概念与名词术语不同，词汇数量上的明显差异显示，对五运六气理论概念的研究确实有待深入。

二、运气七篇概念体系划分

在《素问》运气七篇概念析词梳理的同时，按概念及其理论观念的络属或疏密关系，将众多概念分别为核心概念、基本概念、衍生概念、关联概念四个不同层次，并初步构建其概念体系如下。

（一）核心概念

核心概念是五运六气理论的核心，包括 5 方面内容。

（1）道概念：可表述为道、天元、天地之道、神机等；

（2）五运概念：可表述为五制、五运、五行等；

（3）六气概念：可表述为六节、六气、六六之节、六节气位、三阴三阳等；

（4）五六相合概念：可表述为五六相合、五运六气、五运阴阳、运气相得、上下相遘、五运六气之化等；

（5）对道的描述概念：包括形、气、年、岁、象、数、位、步、正、化等。

核心概念的特点是数量局限但地位重要。上述 1~4 每条所列的概念之间，虽然有所区别，但具有一定程度上的同义或近义特点。

道为自然环境下天、地、人遵循的一般规律，总领万物及其各种运转模式，是上述 2~5 四方面概念的总括，属核心概念的核心。换言之，即"道"概念包含五运（五行）、六气（三阴三阳）、五六相合之运转模式及其所属概念，以及对"道"特征予以描述的相关概念。

（二）基本概念

基本概念是在核心概念基础上，对核心概念加以详细说明、阐释。它与核心概念共同构成五运六气理论的概念主体。

阐释"道"的基本概念主要有：天气、地气、人气、天道、地理、气立等。

阐释"五运"的基本概念主要有：主岁、主运、太过、不及、平气、太过之纪、不及之纪等。

阐释"六气"的基本概念主要有：六元、司天、在泉、司气、间气、客主之气、标、本、中气、终、胜复、淫治、先后、升降、盈虚、得气、亢害、承制、生化等。

阐释"五六相合"的基本概念主要有：岁候、气会、气交、加、临、南政、北政、同化、常化等。

（三）衍生概念

衍生概念是对核心概念与基本概念的某些特殊属性或特征加以说明的派生词汇。

由"道"派生的衍生概念主要有：变化、神、圣、上、下、左、右等。

由"五运"派生的衍生概念主要有：天干、五位、五气、右迁、正岁、脾土、肺金、肝木、肾水、心火等。

由"六气"派生的衍生概念主要有：地支、初二三四五六气、初中气、环会、十二变等。

由"五六相合"派生的衍生概念主要有：天符、岁会、岁立、同天符、同岁会、太乙天符、邪正、君臣、上下、逆顺、天枢、德、化、政、令、灾、变、用、病、候等。

（四）关联概念

关联概念是为解释前述三层次概念而使用的交叉或分支学科领域的词汇。《素问·气交变大论》言："夫道者上知天文，下知地理，中知人事。"故运气七篇主要涉及天文、地理、人事三方面的关联概念。

天文、地理领域的关联概念，除运气七篇外，多见于与五运六气理论相关的中医文献中，与五运六气理论关系密切。人事领域的关联概念，遍及中医理论各学术范畴，多被视为中医理论的一般性常见概念而非五运六气理论的专属概念。然而，人事领域的许多重要概念是在运气七篇中首次提出或重点阐释的，其概念的提出与五运六气理论一脉相承、难以割裂，却为后世部分医家淡忘或忽视其间的密切关系，这也是五运六气理论一度被隔离于中医理论体系主干之外的重要原因。

1. 天文领域

时间概念：干支纪岁，备、纪、周，度，刻，六气六步交司时刻等。

天数概念：初六、六二、六三、六四等。

天象概念：五天之气等。

星宿概念：岁星、辰星、太白星、荧惑星、镇星、二十八宿等。

音律概念：太、少、正五音等。

2. 地理领域

方位概念：八极、四维、五位、五方、高下、天枢、东南、西北等。

物化概念：五常、五色气、五德、五政、五令等。

物产概念：五谷、五虫、五化（毛、羽、倮、介、鳞）等。

灾害概念：五灾、五变、五眚等。

3. 人事领域

体候概念：五脏、五志、五体、五穴等。

诊候概念：脉诊，人迎，寸口，尺候，平，脉弦、钩、沉、浮等。

病候概念：病气、五脏病、四塞、寿夭，各种病状等。

病因病机概念：气宜、六淫、病机十九条等。

药物概念：毒、五味之用、司岁备物等。

方制概念：大、小、奇、偶、重、（君、臣、使）三品、（大、中、小）三制等。

治疗概念：以平为期、正治、反治、同病异治、逆从、达、发、夺、泄、折、泻等。

天文、地理、人事三领域与五运六气理论之间，存在明显的概念同源、概念借用、概念演化的痕迹，至少从概念体系分析，其间具有较密切的理论渊源关系，并在中医理论发展过程中发挥相应的影响作用。

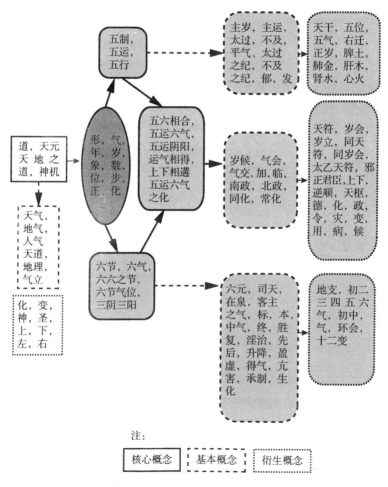

图6-1　运气七篇概念关系示意图

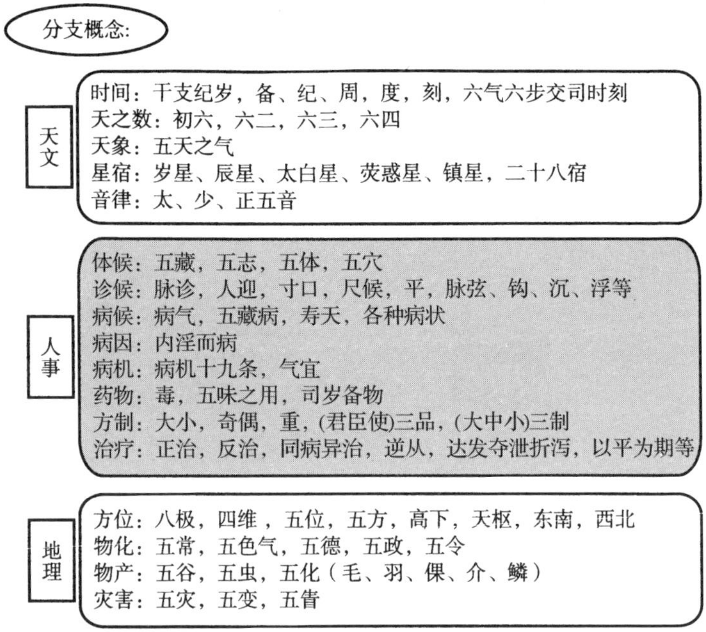

分支概念:

| 天文 | 时间：干支纪岁，备、纪、周，度，刻，六气六步交司时刻
天之数：初六，六二，六三，六四
天象：五天之气
星宿：岁星、辰星、太白星、荧惑星、镇星、二十八宿
音律：太、少、正五音 |

| 人事 | 体候：五藏，五志，五体，五穴
诊候：脉诊，人迎，寸口，尺候，平，脉弦、钩、沉、浮等
病候：病气，五藏病，寿夭，各种病状
病因：内淫而病
病机：病机十九条，气宜
药物：毒，五味之用，司岁备物
方制：大小，奇偶，重，(君臣使)三品，(大中小)三制
治疗：正治，反治，同病异治，逆从，达发夺泄折泻，以平为期等 |

| 地理 | 方位：八极，四维，五位，五方，高下，天枢，东南，西北
物化：五常，五色气，五德，五政，五令
物产：五谷，五虫，五化（毛、羽、倮、介、鳞）
灾害：五灾，五变，五眚 |

图 6-2 运气七篇分支概念示意图

就五运六气理论的概念体系而言，《素问》运气七篇的内容已构成其理论与概念体系的主体脉络。后世随着五运六气理论的发展，运气理论概念虽代有增益，但其核心的概念主体变化不大，增量有限，且有同义异词的增添现象，如五运"主岁"演化为大运、中运等概念。此外在关联领域的概念拓展、概念体系拓展现象明显，甚至被视为涉及中医各学术范畴（如藏象、病因病机、诊法、方药、防治等）的肇基性或开创性理论源头和概念原点，显示其研究意义重大。

三、运气七篇概念体系特征分析

（一）层次性

按层次划分的原则体现在《内经》各篇当中。《素问·六元正纪大论》论及五运六气之道，有"从其类序，分其部主，别其宗司，昭其气数，明其正化"之言。面对运气七篇繁复纷杂的概念，遵循五运六气理论的固有理论脉络，以概念表述与五运六气理论观念的疏密关系为依据，将运气七篇涉及的众多概念区分为核心概念、基本概念、衍生概念、关联概念四个层次。

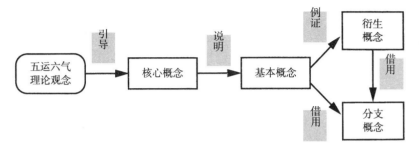

图 6 - 3　运气七篇概念层次示意图

核心概念是五运六气理论的核心，其数量局限但地位重要。包括道、五运（五制）、六气（三阴三阳）、五六相合（五运六气），以及对"道"特征予以描述的相关概念（形、气、年、岁、象、数、位、步、正、化等）。

基本概念是在核心概念基础上，对核心概念加以详细说明、阐释的概念，与核心概念共同构成五运六气理论的概念主体。如天气、地气、人气、天道、地理、气立等对"道"的阐释性概念；主岁、主运、太过、不及、平气、太过之纪、不及之纪、郁、发等对"五运"的阐释性概念；六元、司天、在泉、司气、间气、客主之气、标、本、中气、胜复、淫治、先后、升降、盈虚、得气、亢害、承制、生化等对"六气"的阐释性概念；岁候、气会、气交、加、临、南政、北政、同化、常化等对"五六相合"的阐释性概念。

衍生概念是对核心概念与基本概念的某些特殊属性或特征加以说明的派生词汇。如天干，地支，五位，五气，初中气，右迁，环会，十二变，天符，岁会，岁立，同天符，同岁会，太乙天符，邪正，君臣，上下，左右，逆顺，天枢，德、化、政、令、灾、变、用、病、候等。

关联概念是为解释前述三层次概念而使用的交叉或分支学科领域的词汇。主要涉及天文、地理、人事三方面的交叉领域概念。包括天文领域的时间概念、天数概念、天象概念、星宿概念、音律概念；地理领域的方位概念、物化概念、物产概念、灾害概念、自然之数概念等；人事领域的体候概念、诊候概念、病候概念、病因病机概念、药物概念、方制概念、预防概念、治疗概念等。其与五运六气理论概念之间，存在明显的概念同源、借用、演化痕迹和疏密不等的理论渊源。

（二）关联性、发散性

理论的关联性导致运气七篇概念之间关联性较强。尤其是某些基本概念之间，存在明确对应的关联关系。

如天干化五运，"甲己之岁，土运统之；乙庚之岁，金运统之；丙辛之岁，水运统之；丁壬之岁，木运统之；戊癸之岁，火运统之"（《素问·天元纪大论》）。故木运与丁壬之岁、火运与戊癸之岁、土运与甲己之岁、金运与乙庚之岁、水运与丙辛之岁，五运概念与天干岁名密切相关。

再如六气所化，"东方生风，风生木，木生酸，酸生肝，肝生筋，筋生心。其在天为玄，在人为道，在地为化。化生五味，道生智，玄生神，化生气。神在天为风，在地为木，在体为筋，在气为柔，在脏为肝。其性为暄，其德为和，其用为动，其色为苍，其化为荣，其虫毛，其政为散，其令宣发，其变摧拉，其眚为陨，其味为酸，其志为怒。怒伤肝，悲胜怒；风伤肝，燥胜风；酸伤筋，辛胜酸"（《素问·五运行大论》）。将六气之"风"与自然、人体诸多方面的某些特征进行广泛联系，形成有机整体。

在五运六气理论概念之间存在广泛联系的同时，也表现出概念关联建立的多角度发散特征，突出体现在天地关联、天地人关联、时间关联、趋向关联、程度关联、过程关联等多角度、多层次的概念关联。

（三）对仗性、对偶性

因"五"、"六"概念在五运六气理论中具有重要作用，所以许多概念呈现系列或对仗的特征。如《素问·五运行大论》对寒、暑、燥、湿、风、火"六气"分别与天、地、人等特征的联系，形成风－东方－木－酸－肝－筋－玄－道－化－暄－和－动－苍－荣－毛－散－宣发－摧拉－怒（原文见前），热－南方－火－苦－心－脉－息－暑－显－躁－赤－茂－羽－明－郁蒸－炎烁－燔－喜，湿－中央－土－甘－脾－肉－充－静兼－濡－化－黄－盈－倮－谧－云雨－动注－淫溃－思，燥－西方－金－辛－肺－皮毛－成－凉－清－固－白－敛－介－劲－雾露－肃杀－苍落－忧，寒－北方－水－咸－肾－骨髓－肾－凛－寒－藏－黑－肃－鳞－静－霰雪－凝冽－冰雹－恐等对仗工整的特征关联表达。其他，如五运太过、不及、平气等概念的特征表达均具对仗性特点。

一些表述程度、趋向、变化、地位等特征的概念，还呈现明显两两相应的对偶性特征。如天地，阴阳，变化，标本，标终，补泻，成败，出入，大小，动静，多少，刚柔，纲纪，高下，贵贱，厚薄，缓急，近远，君臣，逆从，逆顺，奇偶，权衡，杀藏，善恶，上下，升降，胜复，盛衰，寿夭，死生，微甚，温凉，邪正，迎随，盈虚，幽明，左右等。

（四）复杂性

由于运气七篇的概念繁复，除部分明确的命名性概念，如天符、岁会、同天符、同岁会、敷和、升明、备化、审平、静顺、委和、伏明、卑监、从革、涸流、发生、赫曦、敦阜、坚成、流衍等，涵义清晰、没有歧义外，很多概念存在行文应用的复杂性，导致阅读理解上的困难与分歧。

运气七篇概念体系存在异词同义或近义现象。如核心概念道、天元、天道、天地之道、神机，五制、五运、五行，六节、六气、六六之节、六节气位、三阴三阳，五六相合、五运六气、五运阴阳、运气相得、上下相遘、五运六气之化等，每组概念之间虽然有所区别，但表述的概念内涵在一定意义上具有同义或近义的特点。又如《素问·气交变大论》论五运之化，有岁木（火、土、金、水）不及，言其时物候变化，则为木（火、土、金、水）不及。《素问·六元正纪大论》有木（火、土、金、水）郁之发及木（火、土、金、水）发等。

运气七篇概念体系还存在同词异义现象。如《素问·天元纪大论》言："少阴所谓标，厥阴所谓终。"而《素问·六微旨大论》论天道六六之节盛衰，"所谓本也，本之下，中之见也，见之下，气之标也。本标不同，气应异象。"言三阴三阳有上下之本标、中见之标本，及六气之标与本不同。《素问·至真要大论》言及病生于本、病生于标，张志聪《素问集注》释："病生于本者，生于风、寒、热、湿、燥、火也。生于标者，生于三阴三阳之气也。"显然"标"概念同词而异义，其涵义因语境而有很大差别。

特别是天文、地理、人事诸方面的关联词汇，或认为在五运六气理论中别有特殊涵义，或认为是由五运六气理论涵义顺势发展出引申新义，甚至有断章取义、望文生义的曲解或泛化之义，以致在后世的理解与注释中，某些概念涵义的复杂性进一步加大。

此外，某些表程度、趋向特征的概念，其各自的单字词汇与复合词汇之间也存在一定的词义差异。如"变化"、"变"、"化"三者之间的差异，有"变者化之渐，化者变之成"，"物生谓之化，物极谓之变"等不同解释。

个别较为活跃的语词，本身涵义丰富，又以不同形式构词，形成较为复杂的语词系统，进一步加剧了概念理解上的复杂与涵义考量上的难度。如运气七篇中"化"字凡450余见，其语词涵义有化生、运化、变化、渐变、施化、制化、治化、化气、物化等不同，因而有"物生谓之化，物极谓之变"（《素问·天元纪大论》），"中央生湿……其用为化，其色为黄，其化为盈"（《素问·五运行大论》），"生长化收藏"，"食饮不化"，"各从其气化也"等语。其词义有别于《说文解字》及现代辞书的解释。

五运六气理论概念体系复杂性的产生，一方面源于成篇时理论表述的同词异义、异词同义及关联领域的概念借用，另一方面与语言环境和社会认知的变迁有关。由此也增加了五运六气理论及其理论体系的复杂性与认知难度。

综上所述，在对运气七篇及五运六气理论进行概念研究时，需充分把握其概念体系特征，进而就其中的关键性概念开展"辨章学术，考镜源流"，以利于推动中医基础理论的继承与创新。

第二节　基于运气七篇概念体系的运气理论范畴研究

范畴，一般意义为类型、范围，哲学意义为各个知识领域中的基本概念，反映客观事物的本质联系[1]。任何科学理论都有自己的基本范畴，范畴也是《内经》成功建构中医理论体系的关键[2]。因此，对中医理论的范畴研究成为现代中医理论研究的重要方法之一。

五运六气理论是重要的中医理论之一。围绕五运六气理论存在众多模糊或争议的认识，运用范畴研究的方法对五运六气展开研究应该可以部分地解决其中的困惑。

本节以对《素问》运气七篇概念体系的梳理研究为基础，兹就五运六气的理论范畴进行讨论，以期明辨其理论范围与基本概念，进而明确其应有的理论地位。

一、运气理论范畴的历史分歧

自唐代以后，五运六气已成为中医学最有争议的理论内容之一。有人认为它是中医理论的核心与基础，属医经之学；也有人认为它是不经之谈，为托伪或附会的作品，并非《内经》原文。伴随着五运六气理论起源的争论，对运气理论范畴的理解也出现了分歧。

对中医理论的范畴研究始于现代，目前尚未有人就运气理论的

---

① 辞海（修订本）·语词分册. 上海：上海辞书出版社，1979：425
② 任秀玲. 中医理论范畴. 北京：中医古籍出版社. 2001：5

范畴进行明确的论述。但是，在有关五运六气的描述与探讨中，必然涉及对运气理论范畴的认识。现代比较通行的是广义与狭义运气理论的认识观点。尽管很多论述并未明确表述其间广义、狭义之区别，但依据其对运气理论各种论述的分析，可以看出确实存在此两种认识倾向。

所谓广义运气理论（学说），也有人称其为气化学说，认为其内容十分丰富，是中医学的理论基础，不仅篇幅占《素问》的1/3左右，而且从论述内容来看，从中医学的指导思想、理论基础、病因病机认识，到诊断治疗原则、方剂药物的临床运用，都做了较为系统的论述，可称其为《内经》基本精神的总结性篇章。执此观点的，如方药中先生[①]。此种认识将五运六气理论看作是中医理论体系框架的奠基与核心，涵盖了中医学指导思想的各个层面。

所谓狭义运气理论，强调五运六气是我国古代研究天时气候变化以及气候变化对人体发病影响的学说，认为五运、六气都是岁气变化的因素，以自然气候变化与人体生理、病理的密切关系，反映中医学理论体系中的学术观点和思想方法。执此观点的，如任应秋先生、程士德先生。此种认识将五运六气引向气象医学、时间医学、预测学的发展方向，也密切了运气理论与天象、术数、易理的关系。

由于广义、狭义运气理论的范畴界定缺少确切或明确的论述，更多的是依据各人对运气理论内涵的不同理解，因此运气理论范畴仍然模糊，其认识仍然存在分歧。

二、基于运气七篇概念体系的运气理论范畴分析

依据《素问》运气七篇，从本原资料出发进行理论范畴界定，能够比较明确地阐释五运六气的理论范畴，解释其历史分歧产生的原因。基于《素问》运气七篇的概念体系梳理，进行了运气理论范畴的研究探索。

将运气七篇的核心概念区分为五个方面，即：①道，天元，天

---

① 方药中，许家松．黄帝内经素问运气七篇讲解．北京：人民卫生出版社，1984

地之道，神机；②五制，五运，五行；③六节，六气，六六之节，六节气位，三阴三阳；④五六相合，五运六气，五运阴阳，运气相得，上下相遘，五运六气之化；⑤形，气，年，岁，象，数，位，步，正，化。

在这五个方面的核心概念中，前四方面每条所列概念之间，虽然存在一定的区别，但在行文和表义上具有同义或近义的特点。而①所述之道，为自然环境中天、地、人遵循的一般规律，总领万物及其各种运转变化模式，具体而言，主要归纳或表述为②五运（五行）、③六气（三阴三阳）、④五六相合的不同模式，且五运、六气、五六相合的模式是一个相互联系的整体，不宜割裂。⑤所列为对道特征进行具体描述的概念，从不同的思维角度或观察层面对道进行一定程度的界定。

缘此认为：《素问》运气七篇论述的五运六气理论内容，虽以五运、六气、五六相合为标志和重点，但实质上仍然是对道即自然规律（包括生命规律）的阐述，用以探讨自然对生命促进、制约等影响的规律。因此，运气理论的范围涵盖是广泛的，涉及各种自然变化规律以其对生命（包括人与其他生命体）的影响，其知识领域的基本概念为运气七篇的核心概念，即道、五运、六气、五六相合以及形、气、象、数、正、化等，是对自然变化规律的普遍本质的高度概括和集中反映。

据此可知，提倡五运六气广义范畴认识的学者，认识到五运六气理论是对自然变化规律（即道）的论述，其间包含了对五运、六气、五六相合特定自然变化规律的认知，也包含了对天文、地理、人事三大领域的自然变化规律的认知及其对生命与疾病变化规律、诊察规律、防治规律的认知。因此，衍化、发展出临床实用的应用理论，如病机十九条、脏腑用药法式等。而提倡五运六气狭义范畴认识的学者，过于强调对五运、六气、五六相合特定自然变化规律的认知，忽视了运气七篇所涉及的四个层次概念之间的密切联系，将运气七篇的内容进行了一定程度的分割，其中涉及五运、六气、五六相合特定自然变化规律的认知部分归之于五运六气理论，其他对生命与疾病变化规律、诊察规律、防治规律的认知部分归之于中医基础理论。由此引发，标本中气、亢害承制、胜复淫治、三因制宜、司岁备物等理论概念的内涵变得繁复而杂乱，五脏的体用、脉诊的辨识、病机十九条的涵义、药物气味之应用、方剂配伍的三品三制等中医基本理论的理解与应用出现偏差或模糊。

此外，将五运六气引向气象医学、时间医学以及地理医学、天文医学、预测医学等方向的做法，虽然有利于避免生僻词汇和学术偏见的影响，但或多或少地割裂了五运六气理论的内在联系，缩小了五运六气的理论范围，从长期的学术发展来看，不利于五运六气理论的传承与创新。

三、运气理论范畴研究的积极意义

五运六气一直是颇多争议的中医理论研究领域，其争议更多来自于对五运六气理论的整体认识不甚清晰或不够全面。因此，针对理论范围与基本概念的运气理论范畴研究具有重要价值。

理清范围，剖析分歧：对五运六气的理论范围与基本概念的认知程度，反映了对五运六气理论所描述的自然变化规律的把握深度，也成为解决五运六气知识领域中困惑、争议或模糊的钥匙。通过运气理论范畴研究，可以明确五运六气广泛涵盖的形成原因及其理论依据，理解运气理论范畴分歧的缘起，以期达到正本清源的效果。

密切关联，夯实基础：五运六气是对自然变化规律的理性总结，其理论出发点是自然变化存在密切关联的规律，规律的形成依据一定的客观条件，而且规律具有一定的法度，可以为人所了解、掌握，并能够利用所掌握的规律为生命的健康延续做出应有的贡献。本研究为进一步通过现代科学手段进行自然变化规律（包括生命与疾病变化规律）的深入探索奠定了基础，有助于揭示五运六气对藏象、病因病机、诊法、辨证、药物性味、方剂配伍、治疗法则与防病防疫的影响，或从"道"的认识角度开启对中医学理论体系的形成过程和发展脉络的理解之门。

附：基于五运六气的中医研究思考

在中医学发展历程中，中医理论因其原始创新能力做出了重要贡献，成为中医学可持续发展的基础与核心。本节结合五运六气理论的发展，谈谈个人对中医研究的思考。

一、中医理论推动中医学术发展

中医理论是历经长期历史积淀形成的浩大知识体系。中医学将阴阳五行、天文历法、音律星象、地理物候、运筹演算、人文情理等运用于对生命与人体的认知与调控之中，体现着天人相应、形神统一、阴阳自和、司外揣内、取类比象、辨证论治、未病先防等核心概念、思维方式与临床法则，系统地阐述了人与天地相应之道，维系着中国医学的传承命脉，彰显着中医学的特色与优势。

五运六气理论是中医理论的重要内容之一，以阴阳五行生克制化之理，揭示天象运转、气象变化与生命活动、疾病关系的规律，体现了中医"天人相应"的整体观念，以及因时、因地、因人制宜的辨证论治思想。五运主岁、六气司天及运气加临等理论内容的具体运用与有益实践，是中华民族科学智慧的充分体现。

五运六气理论以天地一体、五脏一体、人与天地相应阐释整体恒动的指导思想；以"太虚寥廓，肇基化源，万物资始，五运终天"，"五运之政，犹权衡也"，"寒热燥湿，不同其化"，"之化之变，各归不胜而为化"，"微者小差，甚者大差"等，阐释生命的气化过程；以"气相得则和，不相得则病"，"从其气则和，违其气则病"，"非其位则邪，当其位则正"，以及"谨守病机，各司其属"，"候之所始，道之所生"，"必先五胜"等，阐释疾病的正邪病因与求属病机；以"谨察阴阳所在而调之，以平为期"，"上下所主，随其攸利，疏气令调"，"伏其所主，先其所因"等，阐释辨证诊治的灵活化裁[1]。

---

[1] 方药中，许家松．黄帝内经素问运气七篇讲解．北京：人民卫生出版社，1982

经历了数千年历史积淀形成的中医学，其理论传承特点是一脉相承、不断发展完善，勇于革新与创新。在中医发展进程中，对中医理论的继承与发展无时不在推动中医药沿着固有的航向不断前行，每一次中医理论的飞跃与繁荣都带动了中医学术的发展与临床技术的提升。纵观五运六气发展历程，五运六气理论的不断发展推动着中医理论的学术繁荣与流派兴盛。

二、中医临床特色依赖中医理论

（一）中医理论与临床唇齿相依

中医理论是中医学理论观念和特色思维的表达与体现，是中医学本质的特色优势。而中医临床优势的简、便、廉、验依赖于中医理论的有效指导。若两者脱节或被割裂，则中医理论将失去肥沃的滋养土壤，中医临床将丢失赖以发展、创新的动力源泉。学与术、道与技总是唇齿相依、皮毛相附、本末相随的。

西学东渐以来，在西方科学主义和中国民族虚无主义的冲击下，伴随中华传统文化的弱化，出现了对中医理论的非理性批判与背离，中医学发展一波三折。理论思维是中医临床取得突出疗效的灵魂，对中医本原理论的荒疏与丢弃，对中医经验与技艺技能的过分推崇与强调，导致中医临床诊疗西化倾向与中医特色的萎缩。

中医临床决非简单的经验与技能总结。自古以来，医家临床多"首察病原，次辨药力，论证标本，审性阴阳，而至运气方脉"（杜文燮《药鉴》），中医临床取得良好疗效并非源于对"药"与"方"的认识与把握，而源于察病之源、审病之机、因势利导，源于以医道为本、以医技为辅的临床思维方法。

识病之法，虽医家各有师承与体会，而本于《经》旨，以五运六气为纲目者不在少数，提出"百病根源，运气为先"。治病之法，首推标本之论。"知标本者，万举万当"（《素问·标本病传论》），而"标本者，六气之化"（张志聪《黄帝内经素问集注·标本病传论》），"本标不同，气应异象"（《素问·六微旨大论》）。以致后世医家提出"六气为本，百病生于六气；五运为标，生死决于五运"。

由于中医理论的泯没，古人大力推崇的运气临床思维已被弱化，"治未病"的观念与方法也愈显薄弱。中医理论的弱化直接影响着临床思维与临床技艺的运用与发挥，难免出现以西医思维方式看待和运用中医诊疗方法的医生，空叹中医技不如人和缺乏特色。

（二）理论医学与经验医学的学术争论

中医学是在大量临床经验积累的基础上，经过独特的理论体系构建而建立起来的医学知识。中医学的独特性根植于中国人对天地自然、人体生命及疾病相关规律的深刻认识，体现在对大量临证经验的理论提炼以及在系统理论指导下的养生治疗临证实践。

个人认为，正是由于中医五运六气理论的建构与完善，才使得中医学脱离了经验医学的束缚，上升为真正的理论医学。缘于对五运六气的理解，才出现众多古今医家对五运六气的高度评价与推崇，称之为医之大道，以之有效指导临证。同时也应看到，五运六气的理论构建，来源于经验积累，是建立在多维特征规律提炼的基础之上的复杂理论体系，其中所含的某些特征规律分析亦可通过医生的临证经验获知，所以出现了众多不明五运六气理论同样取得较好临证疗效的医生，但不应因此否认较为完善的医学理论对临证具有重要的指导作用。

医学知识的获取是通过临证经验积累、理论提炼与升华、再次临证经验积累、再次理论提炼与升华的不断实践过程。由临证经验积累而感受或总结部分特征规律的学习方法，比较直观但原始；由理论系统指导再深入临证总结经验的学习方法，比较快捷但抽象。两种学习方法各有利弊，对学习者素质、指导者水平的要求各不相同，获得的学习效果也不相同。透彻理解五运六气蕴含的医学理论精髓，如同站在了医学巨人的肩膀之上，诚为医门之捷径。

三、中医的理论研究仍需大力扶持

（一）中医理论呼唤自立与包容

中医理论所体现的天人相应、形神统一、阴阳自和、司外揣内、取类比象、辨证论治、未病先防等思维方式、临床法则，包括五运六气理论，都与中华民族的传统文化有着紧密的内在联系。一脉相承的中医理论固守着中华文明的精神内核，承载着中华文化的历史。

与中医理论、传统文化一样，五运六气理论因失去赖以生存的社会土壤而一度衰落，其衰落的根源在于对尚待理解的传统理论缺乏理性包容的心态和自觉传承的欲望。对中医理论的扶持首先在于提高全社会的"文化自觉"和"中医自立"。中医学术领域应以"溯本求源，潜心悟道，卓然自立，继往开来"为核心，花费必要的时间和精力理清传统中医理论（包括五运六气理论）的来龙去脉、思想内涵，进而揭示其现代价值和未来走向。执形而上之"道"，御形而下之"术"；以"道"为本，兼容百家，潜心悟道。

对中医理论的扶持还应提倡社会和学术环境的理性包容。当今社会信息爆炸，面对快速增长的巨大信息流，人们难免采取更加个性化的处理方法。然而，面对五运六气，尚未明了或一知半解就采取过度偏激的态度显然并不可取。谨守实事求是的包容心，勤于思而讷于言，可以激发我们更加理性的思考与探索，可以避免人云亦云的跟风与盲从。

中医理论是与时俱进的、不断发展的，但增添新的时代内容不能以丢失合理的理论内核为代价，也不应鼓励没有学术建树、惟以刀棍相加的批评家标新立异。在鼓励百花齐放、学术争鸣的同时，也应反对一知半解、以偏概全的学术打压，更应警惕政治、经济利益暗中支持的学术侵害与民族文化消亡。

（二）理论研究应注重人力资源

理论的发展是创新的源泉与基础，这已为各领域诸多科学实践所证明。然而，理论研究的投入产出价值难以适用通常认可的科学研究计算方法，人力资源的培养与投入成本难以核算，更难以在科研经费中合理体现，产出的理论观念往往不能直接转化为科研成果或经济成绩。与理论创新期待相对应的研究环境、支撑条件、政策导向及价值评价方法等，仍在很大程度上影响着理论发展的进程。

　　社会期待中医理论研究的结论支撑或解决所有研究领域的难题与困惑，甚至要背负起全民族复兴的重任。在中医理论研究获得的扶助与支持当中，用于管理、基建、仪器设备、会议、差旅等可量化支出的经费远远大于用于研究队伍稳定的支撑，在研究队伍中对研究生以上学历教育的看重远远高于实践科研工作的经历与经验，重用临时性流动人员、忽视长期的稳定人员，人员断档及缺乏梯队训练导致科研项目的稳定性下降、低水平重复增大、急功近利的突击式科研现象增多，在科研投入产出中鼓励短期、快速、新奇等，因明显违背科学规律而造成浮夸、造假、借势等学术不公，不利于维护良好的学术环境。

　　五运六气的研究环境也是如此，科研投入/产出的压力巨大，热爱并执著开展认真细致的研究工作很艰难，来自各个方面的学术打压却很强大。对五运六气不了解者津津乐道于"五运六气不科学"，对五运六气一知半解者洋洋得意于"五运六气徒有其理，不能临证实用"，对五运六气稍有所得者忙于"唯我独尊、非我门者必灭之"或"故弄玄虚、追名逐利"，真正想做认真的五运六气研究者却苦于"各自为战"、"人微言轻"。

　　本于经旨及五运六气可知，"中正平和"才是大道，脚踏实地做好本职科研工作才是正途，兼收并蓄、探索玄机才可获得学术成功。当其位则正，非其位则邪，于学问如此，于事业亦如此。

下篇　临证应用法则

　　五运六气理论阐发了天地之道、造化之理，形成了复杂多维、有序的世界观、人体观、疾病观，揭示了自然、生命、疾病变化的时绪规律，用以指导养生、防病、治病等医疗实践。本篇根据五运六气原理与格局，结合个人临证观察、感悟及历代各家的临证经验总结，梳理五运六气的临证应用法则，对其中的关键问题进行重点阐述。

第七章 时行民病及疫疠的预测

时行，又称时行之气、时气，见《伤寒论·伤寒例》，指感受四时不正之气引起的多人同时发病、症状相似的流行性疾病[①]。时行民病是五运六气理论中涉及的具有一定时间特征的疾病或病症，具有流行性特点；其中病势剧烈、具有传染性的称为时行疫病或疫疠，也归之于疫病、时行病、瘟疫等范畴。本书将具有时间特征及流行性特点的疾病，统以"时行民病"表述，将病势剧烈、具有传染性的时行民病，统以"疫疠"表述。

中医的疾病及疫病认识起源早、观察细、种类多，历代文献论述丰富，但中医病名界定与疾病分类一直存在学术分歧，故而下文所引用的文献可能存在病名表述的不同。

第一节 五运六气格局推演的医学启示

对疫病的有效预测与预防是持续古今的医学研究命题，也形成了各具特色的疫病理论，其中，以五运六气格局推演为理论基础的疫病预测方法，为千百年来中国人防治疫疠做出一定的贡献，也成为当今中医学研究的一个热点。

一、时行民病、疫疠的基本规律

（一）时行民病、疫疠可以预测

中医学认为，人与天地之气相参、相应，五运周环，六气调和，外则四时调顺，不生灾眚，内则人体脏腑、经络之气顺畅调

---

① 李振吉主编. 中医药常用名词术语辞典. 北京：中国中医药出版社，2001：177

和，不生疾病。若四时之气失时、失度而至，则灾眚、疾病随之而见。

在相似的自然、人体条件下，即天地之气、脏腑经络之气运动变化特征相似，一部分人群可能表现出类似的机体盛衰或疾病状态，因其具有一定范围的流行性特点，故称之为时行民病，可见病机、病性、病状相似，治疗法则相类。其中由于四时不正之气来袭过于剧烈，或者为逆于正常的乖戾之气所致，疾病剧烈而危重，兼具传染性特点，称之为疫疠，可见一户或一方皆相染易，病状相似，病势危急，其治类同。

由于时行民病、疫疠的发生依赖一定的自然、人体条件，而自然、人体状态的运动变化存在客观规律，通过五运六气原理与格局可以揭示其规律，因此，时行民病、疫疠的发生规律可通过五运六气理论进行预测推导，中兽医还以此推测家畜的瘟疫。

五运六气原理与格局对自然、生命、疾病时绪规律的阐发，属于理论模型，而理论模型与临床实际必然存在一定的差距，理有其法而气无必至，因此，正确的认识是，视五运六气理论推导结论为提示的临证观测与辨证方向或范围，可以帮助医生在缩小范围之中提高诊治的精确性及疗效水平，对推导结论还必须结合天地之气变化的实际、临床诊察的实际进行验证与修订，不可因循固守、脱离临床。

以五运六气格局推导为依据，预测时行民病、疫疠的具体推演方法与预测结果见仁见智，百家争鸣，各具特色。本书仅涉及个人思考与研究的部分内容，仍需不断深入探索。

（二）基于五运六气格局的预测推演基本模式

唐代王冰《重广补注黄帝内经素问》① 补入的七篇运气大论基本奠定了中医五运六气推演格局，《素问·遗篇》及历代医家的阐发使疫疠、时行民病的五运六气格局推演得以不断完善，并在医疗

---

① 唐·王冰注，宋·林亿补注. 重广补注黄帝内经素问. 北京：学苑出版社，2004

实践中发挥其应有作用。如宋代政和七年（1117）起，宋徽宗"公布次年运历，示民预防疾病"，并推行天运政治，逐月颁布"月令"以教导民众；宋代《圣济总录》、明代《普济方》等详列六十年运气变化图文，以知常达变。

五运六气格局首先以纪年干支确定岁运之太过不及、六气之司天在泉，各年对应的气候、病候详载于《素问》。五运六气为天地阴阳之理，先立其年以明其气。《宋太医局诸科程文格》解释："运则有五，随其化而统于年；气则有六，因其岁而纪其步，分司天、在泉之殊，别左右间气之异"，平和则物阜民康，乖异则物衰民病。如庚寅（2010）年，岁金太过，燥气流行，肝木受邪，民病两胁下少腹痛，目赤痛眦疡，耳无所闻。纪曰坚成，其化成，其气削，其政肃，其令锐切，其动暴拆疡疰，其德雾露萧瑟，其变肃杀凋零，其病喘咳胸凭仰息。少阳相火司天，火气下临，肺气上从，咳嚏、衄衊、鼻窒、疡、寒热、胕肿；厥阴风木在泉，风行于地，尘沙飞扬，心痛、胃脘痛、厥逆鬲不通，其主暴速。

五运六气格局再以六气主、客分别阐述天地之气的正常变化与异常变化。主气为常，客气为变，次依客主之气立六气治法。以"岁前大寒至当岁春分六十日有奇"为初之气，依次六气时日。"天气运动而不息则为之客，地气应静而守位故为之主"。应地者为主，静而守位，主气为常，应节候而分布，依次为木位、君火、相火、土位、金位、水位。应天者为客，动而不息，客气随司天而递迁（司天者应于三之气），余依厥阴风木、少阴君火、太阴湿土、少阳相火、阳明燥金、太阳寒水之序递迁。气候异常（非时之气）与民病流行随客气而变化，治六气之药各依客气立法。如《素问·六元正纪大论》云：庚寅"初之气，地气迁，风胜乃摇，寒乃去，候乃大温，草木早荣。寒来不杀，温病乃起，其病气怫于上，血溢目赤，咳逆头痛，血崩，胁满，肤腠中疮"等。细考《素问》，瘟疫好发之时的客气均为少阴、少阳[①]。

---

① 杨威，于峥. 温疫与六气之少阴、少阳的探讨. 北京中医药杂志，2009，28（10）：778－780

基于五运六气格局的疫病预测推演方法，还需参考客主加临、胜复郁发、升降迁复、三年变疬化疫等相关内容，其核心为天地之气的自我平衡修复，先胜必复，郁极乃发。如《素问·遗篇》所述三年变疬化疫，提示刚柔失守、迁正失序所致疫病发生规律，亦属于自然环境非时之气致疫的具体预测推演方法，是对五运六气基本格局的一种补充。在五运六气格局基础上，结合已知的气候、物候情况，进行具体分析与适当修订，可提高疫病预测推演的准确性、针对性。五运六气格局还反映出受自然天地之气影响的人体脏腑之气的变化规律，如四时之气对藏象的影响、胎运对禀赋的影响等，从而使时行民病、疫疬发生与流行的判断更为精细复杂。

"气运虽有定数，犹有变焉"，在运用五运六气格局推演疫病流行趋势时，必须知常达变，结合具体情况因时、因地、因人辨证制宜，因循于单一的分析模式往往难免推演偏差。

总之，必须本着实事求是的原则，对基于五运六气格局的时行民病、疫疬预测推演方法与分析结果，进行认真研究、深入探讨。既应正视古代医家或医事部门对五运六气的认可，也不回避五运六气分析方法复杂、推导结论难于标准化、预测目标具中医特点等局限，应协调好继承与创新的关系，切实提高中医药的健康贡献度。

表 7 - 1　　　　五运六气格局推演的时行民病、疫病预测

五运六气格局推演的时行民病、疫病预测内容		
常	病退：健康平和，或病情缓解	变化时间
变	病进：易发疾病，易见病症	表现症状
甚	病死：病情危重或剧烈，疫情严重	病机与治则

（三）时行民病、疫疬预测的病症归纳

疾病表现千差万别又瞬息万变，不同五运六气格局下的病症规律在《素问》运气七篇及遗篇中已有详细描述，参见相关章节，此不赘述。临床实用需在系统、全面理解基础上的简捷化提炼与记忆，故选取两部代表性文献所论作为参考。

清代《医宗金鉴·运气要诀》对不同运、气所见病症进行归纳、整合、提炼，并以歌诀形式表述，便于临床实用。

表7-2　　《医宗金鉴·运气要诀》运、气病症归纳

运气为病歌	五运客运太过为病歌	六气客主病歌
诸风掉眩属肝木，诸暴强直风所因，支痛软戾难转侧，里急筋缩两胁疼	风气大行太过木，脾土受邪苦肠鸣，飧泄食减腹支满，体重烦冤抑气升，云物飞扬草木动，摇落木胜被金乘，甚则善怒颠眩冒，胁痛吐甚胃绝倾	厥阴司天风下临，脾气上从脾病生，火行于地冬温化，风火寒湿为病民，耳鸣掉眩风化病，支满肠鸣飧泻频，体重食减肌肉痿，温厉为灾火化淫
诸痛痒疮属心火，诸热昏暗躁谵狂，暴注下迫呕酸苦，膺背彻痛血家殃	暑热大行太过火，肺金受邪喘咳疴，气少血失及病疟，注下咽干中热多，燔炳物焦水泉涸，冰雨寒霜水复过，甚则谵狂胸背痛，太渊脉绝命难瘥	少阴司天热下临，肺气上从病肺心，燥热交加民病生，喘咳血溢及血泻，寒热鼽嚏涕流频，疮疡目赤嗌干肿，厥心胁痛苦呻吟
		少阳司天火下临，肺气上从火刑金，风行于地肝木胜，风火为灾乃因，民病热中咳失血，目赤喉痹聋眩瞑，疮疡心痛瞀瘛冒，暴死皆因臣犯君
诸湿肿满属脾土，霍乱积饮痞闭疼，食少体重肢不举，腹满肠鸣飧泄频	雨湿大行太过土，肾水受邪腹中疼，体重烦冤意不乐，雨湿河衍涸鱼生，风雨土崩鳞见陆，腹满溏泻苦肠鸣，足痿瘛痛并饮满，太溪肾绝命难存	太阴司天湿下临，肾气上从病肾阴，寒行于地心脾病，寒湿交攻内外淫，民病身重足跗肿，霍乱痞满腹胀䐜，肢厥拘急脚下痛，少腹腰疼转动屯
诸气膹郁痿肺金，喘咳痰血气逆生，诸燥涩枯涸干劲，皴揭皮肤肩臂疼	清燥大行太过金，肝木受邪耳无闻，胁下少腹目赤痛，草木凋陨焦槁屯，甚则胸膺引背痛，肤胁何能反侧身，喘咳气逆而血溢，太冲脉绝命难生	阳明司天燥下临，肝气上从病肝筋，热行于地心肺害，清燥风热互交侵，民病寒热咳膹郁，掉振筋痿力难伸，烦冤胁痛心热痛，目痛眦红小便缠
诸寒收引属肾水，吐下腥秽澈清寒，厥逆禁固骨节痛，癥瘕㿗疝腹急坚	寒气大行太过水，邪害心火热心烦，躁悸谵妄心中痛，天冰霜雪地裂坚，埃雾蒙郁寒雨至，甚则肿咳病中寒，腹满溏鸣食不化，神门脉绝死何言	太阳司天寒下临，心气上从病脉心，湿行于地脾肉病，寒湿热内去推寻，民病寒中终反热，痈疽火郁病缠身，皮痹肉苛足痿软，濡泻满肿乃湿根
五运六气之为病，名异情同气质分，今将二病归为一，免使医工枉费心		

刘完素所著《素问玄机原病式》将《内经》所论及其补充的多种常见病症绪归于五运主病、六气为病，提纲挈领，也常作为临床参考。

表7-3 　　　　《素问玄机原病式》五运、六气病机

五运主病	六气为病
诸风掉眩，皆属肝木	风类，诸暴强直，支痛緛戾，里急筋缩，皆属于风（厥阴风木乃肝胆之气也）
诸痛痒疮疡，皆属心火	热类，诸病喘，呕，吐酸，暴注，下迫，转筋，小便浑浊，腹胀大鼓之如鼓，痈疽，疡，疹，瘤气，结核，吐下霍乱，瞀郁，肿胀，鼻塞，衄，衊，血溢，血泄，淋，闷，身热恶寒，战栗，惊，惑，悲，笑，谵，妄，衄蔑血汗，皆属于热（手少阴君火之热，乃真心、小肠之气也）
	火类，诸热瞀瘛，暴喑，冒昧，躁扰，狂越，骂詈，惊骇，胕肿，疼酸，气逆冲上，禁栗如丧神守，嚏、呕、疮、疡、喉痹、耳鸣及聋，呕涌溢，食不下，目昧不明，暴注，瞤瘛，暴病暴死，皆属于火（少阴相火之热乃心包络、三焦之气也）
诸湿肿满，皆属脾土	湿类，诸痉强直，积饮，痞，隔，中满，霍乱吐下，体重，胕肿肉如泥，按之不起，皆属于湿（足太阴湿土乃脾胃之气也）
诸气膹郁病痿，皆属肺金	燥类，诸涩枯涸，干劲皴揭，皆属于燥（阳明燥金，乃肺与大肠之气也）
诸寒收引，皆属肾水	寒类，诸病上下所出水液，澄彻清冷，癥瘕㿗疝，坚痞腹满急痛，下利清白，食已不饥，吐利腥秽，屈伸不便，厥逆禁固，皆属于寒（足太阳寒水，乃肾与膀胱之气也）

《医宗金鉴·运气要诀》与《素问玄机原病式》所列病症绪归虽然简捷，但应在完整理解多种五运六气格局下所见病症的基础上记忆参考，初学者不可本末倒置。

二、预知病机规律、确立辨治原则

（一）中医疾病预测的依据与方法

中医的疾病预测依据，与现代疾病、传染病的预测依据有相似之处，其研究对象也包括疾病资料、致病因子资料、宿主资料、环境资料。但在中医独特的理论体系之中，对这些资料的理解、阐释与现代医学存在明显差异，最大的不同在于对人与天地之气相应的高度重视，对病变因、机、证的分析决定治疗原则与措施。

　　自然环境的四时不正之气导致时行民病的发生，自然环境的非时之气乖戾或应时之气暴烈导致疫疠发生。春气温和，夏气暑热，秋气清凉，冬气冰寒，为四时正气之序，民无疫疠之患。若冬时严寒，为应时之气暴烈，触冒而即病者为伤寒，寒毒藏于肌骨中不即病，至春变为温病，至夏变为暑病。若春时应暖而反寒，夏时应热而反冷，秋时应凉而反热，冬时应寒而反温，为非时的时行之气，导致时行疫疠。如《诸病源候论》[①]称：疫疠"皆由一岁之内，节气不和，寒暑乖候，或有暴风疾雨，雾露不散，则民多疾疫，病无长少，率皆相似。"春分后至秋分前，天有暴寒而病为时行伤寒，又称时行寒疫；若冬有非节之暖为冬温之毒。

　　人体内在脏腑、经络之气的不充沛、不均衡、不顺畅是时行民病、疫疠发生的关键内因。四时不正之气或乖戾之气行于一方，遇体弱之人最易发病；若天地不正之气过于强盛，则无问体之强弱都可能发病。脏腑、经络之气的强弱，存在一定禀赋倾向（先天），也存在不同人生阶段和身体状态的动态变化（后天）。

　　1919 年疫病专著《时疫温病气运征验论》[②]认为，"按《内经》所论，瘟疫出于有时，人所共见，过时则无。温病乃个人之疾，所感者风、寒、暑、湿、燥、火，乃天地六淫之常气。"疫疠与温病均属邪火致病，"盖瘟疫，天火也，由天之五运六气而生，谓之标病，出现有时，过期若失，由外而至，又谓之客病也……夫温病者，人火也，由人之五脏六腑而生，为本病，积于平日，由内而生，即主病也。"若精亏无水以济火，一遇岁气天火流行，外则疫焰熏蒸，内则温病乘机而发，内外之火会合，难逃疫疠之殃；若脏腑平和，虽外有疫焰之威，内无内匪，难惹外盗之侵；若五内有蕴热在先，偶值岁气融和，外无助火之薪，也无妨害。因此，岁气流火外因虽难避免，内因"人积温病深浅"却可自控，于未病之前，避温病、节饮食、慎风寒，"即偶沾疫疠，可无性命之忧"，故"守身在我，何患于六气耶？"

---

①　隋·巢元方.诸病源候论.沈阳：辽宁科学技术出版社，1997：39－60
②　李天池.时疫温病气运征验论.广州：维新印务局，1919：12－13

社会环境的不稳定（如战乱、水旱虫灾、饥荒等）是时行民病、疫疠发生的诱发因素。清代温病大家吴瑭在《温病条辨》① 原病篇叙气运以原温病之始，称"每岁之温，有早暮、微盛不等，司天在泉、主气客气、相加临而然也，细考《素问》注自知。""盖时和岁稔，天气以宁，民气以和，虽当盛之岁亦微。至于凶荒兵火之后，虽应微之岁亦盛。理数自然之道，无足怪者。"凶荒、兵火等社会生存环境的恶劣会严重影响人体脏腑之气，当脏腑之气因故虚衰与天地之气的偏盛偏衰达到特定利害关系之时，就易爆发瘟疫。

对自然、人体的运动变化"常"与"变"的规律提炼，可归之于五运六气理论，社会的平稳、变动也在一定程度上归之于五运不周、六气失和，常通过五运六气原理与格局推导预测时行民病和疫疠。故《宋太医局诸科程文格》② 称：圣人"虑庶民为众邪之所害，乃随上下客主之加临，预立寒热温凉以为治，使疾疢不作，灾害不生，同跻于仁寿之域矣"。形气相感，损益以彰，上下相召，盛衰以著，故医者依五运六气"察其所在而施于药物"，"审当其所宜，而施于方治，和其运而调其化，折其郁而资其源"，高者抑之以不致太盛，下者举之以不致太衰，上下无相夺，气运得于平治，百姓远离疫病危害。

基于五运六气格局的时行民病、疫疠预测方法，主要是通过五运主岁之太过不及、六气司天在泉及主客之气变迁、运气加临以及胜复、郁发等格局推演，结合气候、物候、藏象、病候的特征描述，得出自然应时之气、非时之气盛衰及其对人体脏腑之气影响的相应推断，形成有关时行民病、疫疠流行趋势、证候特点、防治原则的推论，进而求证于实际气候、物候、脉象、症状表现及辨证论治的符合情况以修正完善，采取生活调适、药物调理等措施趋利避害，以顺应天地之气之常、规避其变，纠脏腑之气之偏、补其不足，从而降低疫病发生与流行。因此，以五运六气格局为模型的中

---

① 吴瑭. 温病条辨. 北京：人民卫生出版社，2005：1-2
② 李顺保校注. 宋太医局诸科程文格注释. 北京：学苑出版社，2007

医疾病流行趋势分析方法，还属于依赖观测所得进行理论推演的预测方法，以预知病原病机规律、确立辨治原则，从而降低病邪损害、提高防治措施针对性。

（二）现代疾病、传染病的预测依据与方法

疾病的预测预报就是根据疾病发生、发展规律及有关因素，收集有关资料，运用分析判断、数学模型等方法对疾病未来发展的趋势和强度做出预测预报[1]。疾病预测的依据为疾病资料、致病因子资料、宿主资料、环境资料，预测方法包括综合分析法、数理预测法，应用表达可为周期性变动的流行曲线、特定时间的发病率曲线或报表等。

传染病预测的依据为传染病疫情资料、致病因子资料、宿主资料、环境资料[2]，方法包括传染病的定性预测、定量预测。

传染病的定性预测：是对传染病的发展趋势和强度做定性的估计，上升、下降、流行、散发。①综合预测法，研究传染病的流行动力学，探求流行的动态规律，综合各有关因素，预测传染病的变化趋势。②控制图法，适用于有明显季节性的传染病预测，以传染病最低发病月为起始月，划分流行病学年，以过去若干年（至少包括一个流行周期）该病月发病率资料为基础，用最大、最小和中位数月发病率的数值绘制半对数疾病流行控制图，横坐标为月别、普通尺度，纵坐标为该病的月发病率、对数尺度。③BAYES概率法，计算与流行、散发有关因子状态发生的条件概率来进行预测。④逐步判别分析，是一种多类判别的方法，根据各项预报因子的重要性大小，逐个经过 F 检验，把有显著意义的变量选入判别函数，当引入新的预报因子后，将原判别函数中的判别能力已减弱到使 F 检验不显著的变量剔出函数，直到再无变量能引入函数，亦无已引入函数中的变量需要剔除时为止。计算判别系数，把判别

---

① 施仲赋，高歌主编．实用卫生管理统计．合肥：中国科学技术大学出版社，1991：137－138

② 吕宝成主编．现代传染病管理．北京：学苑出版社，1991：150－160

函数最终确定下来。⑤模糊聚类法等。

传染病的定量预测：①指数曲线预测模型，有些传染病（如百日咳）已有行之有效的对策，所以其年发病率的时间序列呈单调下降，而下降的速度又往往与其当时的发病率呈正比，对于这一类型疾病的预测方程，可采用指数曲线的数学模型。②应用多元逐步回归分析建立预报方程，用于根据影响疾病流行的因素（预报因子）对疾病的流行强度进行定量预测。逐步回归分析的原理是按预报因子对疾病流行的作用大小，由大到小依次逐个引入回归方程，对方程中每个因子作 F 检验，当发现作用无显著意义的因子即予剔除。③灰色预测模型、BOX. JENKINS 模型、马尔可夫链的预测等。

目前，对传染病流行趋势的判断，较为依赖哨点疫情及病源报告（小样本抽样）、实报疫情汇总（大范围监测统计）的趋势分析、有效防控措施的实施进展（干预效率）、具体病源的传播流行认识等，是立足于临床监测开展的预测。其预测以截断传播、降低发病为目标。

与现代疾病、传染病的预测方法相比，基于五运六气格局的中医疾病、疫病预测方法虽然在研究对象的考虑上更为全面，但缺少细致的量化数据进行方法检验与完善，这正是五运六气研究需要开展的工作。

（三）时行民病、疫疠可人为预防和干预

对疾病与疫病规律的提炼与预测，都是为实施健康保障与医疗干预。依据五运六气格局进行的时行民病、疫疠预测，也可采取相应的预防或治疗措施，干预方法无外乎太过者抑之、不足者补之，以维持、恢复或追求相对中正平和的机体功能状态。

天地之气变化所致的自然环境不正之气或乖戾之气虽然还无法人为改变，但可以通过合理的生活行为减少其对人体的不良影响。如天寒则暖居、厚服，天热则降温、减衣等，随着现代科技和社会的进步，人类主动适应自然环境的行为能力日益增强。

人体脏腑、经络之气的运动状态受天地之气影响，具有一定禀

赋倾向，又与人体的年龄、性别及身体的健、病情况等相联系，因此要因人而异，因人而宜，补虚泻实、升降出入。

社会环境的安定、富足，虽不由个人能力所及，但也靠个人参与，各尽所能，按劳取酬，回馈社会，贡献个人力量。现代卫生防疫措施的实行也是疾病、疫病减少的有效方法。

第二节 三年五运六气格局推演举例

五运六气对每年天人邪气变化特点及相应临床证治趋势的提示性分析，是中医天人相应整体观念、三因制宜辨证论治思维的具体体现。

一、己丑（2009 年）的五运六气格局推演解读

遵照五运六气基本格局推演模式，初步得出己丑年（约 2009 年 2 月 – 2010 年 1 月）相应变化规律如下：

（一）天地之气变化规律

①岁运之化，己丑年（2009 年）属岁土不及之岁；风乃大行，草木茂荣但秀而不实。②己丑岁太阴湿土司天，太阳寒水在泉；湿化司天，咸化在泉；岁半之前，其政湿，岁半之后，其令寒；湿寒合德，寒雨、雾埃、冰雹时作。③六气之化，初之气（约 2 – 3 月），风湿相搏，雨乃后。二之气（约 4 – 5 月），主位太徵火，客气少阴火，大火正，物承化，湿蒸相搏，雨乃时降。三之气（约 6 – 7 月），行平气，雨乃时降，寒乃随之。四之气（约 8 – 9 月），客气少阳相火居之，蒸湿相搏。五之气（约 10 – 11 月），寒露下，霜早降，寒气及体。终之气（约 12 月 – 次年 1 月），湿气合德，寒大益，湿大化，水坚冰，阳光不治。④太乙天符（天地运三合会）之年，运不及得司天之助，气至平，为备化之纪。

（二）脏腑证候特点

人体脏腑、经络之气与天地之气相应，①己丑岁土运不及，全

年脾土之气不足，湿寒偏盛；脾土不足可见肝木之气相乘，脉象显于左右关位。②上半年太阴湿土司天，易见脾土从寒湿之化；下半年太阳寒水在泉，易见心、肾从寒气或阳虚之化。舌质、舌苔变化当作诊察重点。③脏腑、经络之气应六气之化，其中，二之气为二火当令，四之气少阳客气当令，易从君相火化，湿蒸化热，有湿热之变。④太乙天符运不及而得司天之助，为平气之纪，脏腑、经络之气不致过于偏亢。

（三）时行民病、疫疠特点

①岁土不及，易见中寒之疾，飧泄霍乱、体重腹痛、肌肉眴酸等脾胃疾病。脾胃寒湿之证最多，春季易兼肝风之动。② 2 - 3 月初之气易见血溢，筋络拘强，关节不利；6 - 7 月三之气，感于寒湿，民病身重胕肿、胸腹满；10 - 11 月五之气，民病皮腠；12 月 - 次年 1 月终之气，感于寒则关节禁固，腰椎痛。疾病多从寒湿之化，易见寒湿腹满、身重胕肿、痞逆、寒厥拘急等症状。③疫疠多发或流行时期在 4 - 5 月二之气，证属温疠，可盛行于较大范围，多发热兼见呕恶、肌肉酸痛、倦怠等太阴脾经症状。虽己丑年寒湿为主，但二之气太徵火合少阴火，易从火化致湿热之证，或外寒湿、内心火见证。5 月 21 日（小满）至 6 月 5 日（芒种）转入三之气，太阴之客可助脾土不足，疫情应得以缓解，但脾土虚弱之人易见病情迁延不解。④ 8 - 9 月四之气，为少阳相火客气，湿气郁久化热，可见蒸湿相搏，病腠理热，血暴溢，疟、胀、心腹满热。⑤中贵人者其病暴而死，与天地之气皆相逆者易病情危重、急暴，预后不良。

（四）治疗要点

折其水郁，益其岁气，赞其阳气，令御甚寒，无使邪胜。①全年脾土不足、湿寒气重，上酸平，中甘和，下甘热。宜补脾气、助运化为本，淡渗利湿为助，使寒湿之邪勿犯。②六气各随其客气为治。2 - 3 月初之气，宜调厥阴之客，辛补、酸泻、甘缓。6 - 7 月三之气，宜调太阴之客，甘补、苦泻、甘缓。10 - 11 月五之气，宜调阳明之客，酸补、辛泻、苦泄。12 月 – 次年 1 月终之气，宜调太阳之客，苦补、咸泻、苦坚、辛润。③ 4 – 5 月二之气温疬之治，宜调少阴之客，咸补、甘泻、酸收。8 – 9 月四之气蒸湿相搏之证，宜调少阳之客，咸补、甘泻、咸软。特别需要注意君相之火辨治，应多选甘、苦之品入药。④ 疾病治疗应参考五运六气提示，并根据临床病状辨证论治，宜酌配辛甘透络发散或甘淡渗利小便之品以解其郁，对寒湿之证不可过用辛温燥烈之品，对湿热之证也不宜过用苦寒凉遏。

（五）应时养生要点

①重点保护舌质淡红、脾胃虚弱的人群，强调饮食调理，顾护脾胃之气。②重点关注舌苔腻、脾胃湿重的人群，宜通利小便以化湿，清淡饮食以益脾。③ 4 – 5 月、8 – 9 月，重点调理舌尖红、舌质黯、君相火盛、阴液亏虚的人群，清心火、益肾水。④ 6 – 7 月、10 月 – 次年 1 月，重点关心阳气亏虚、易中寒气的人群，温阳祛寒为法。

二、庚寅（2010 年）的五运六气格局推演解读

遵照五运六气基本格局推演模式，初步得出庚寅年（约 2010 年 2 月 – 2011 年 1 月）相应变化规律如下：

（一）天地之气变化规律

①岁运之化，庚寅年为金运太过之年，纪曰坚成，主收引，燥行其政。②少阳相火司天，厥阴风木在泉。岁半之前，少阳主之，若火淫所胜，温气流行。岁半之后，厥阴主之，若风淫于内，暴风飞沙，草木早秀。③初之气（约 2 – 3 月），客气少阴火，火胜金，风胜寒去，气候大温，草木早荣。二之气（约 4 – 5 月），火反郁，白埃四起，云趋雨府。三之气（约 6 – 7 月），炎暑至，雨乃涯。四之气（约 8 – 9 月），凉乃至，炎暑间化，白露降。五之气（约 10 – 11 月），寒乃来，雨乃降，刚木早凋。终之气（约 12 月 – 次年 1 月），风乃至，万物反生，雾雾以行。④司天之气克中运，以

上克下，为天刑，不相得之岁，大气对流明显，气象变动较大。

（二）脏腑证候特点

人体脏腑、经络之气与天地之气相应，①岁运之化，燥气流行，肺气盛，肝阴虚，易见肺肝病症。②岁半之前，少阳主之，易从火化。岁半之后，厥阴主之，易从风化。③不相得之岁内外交争，身内外交界之处（如皮肤、上呼吸道）易为病位。

（三）时行民病、疫疠特点

①岁运之化，民病多见肺肝之证，如两胁少腹痛，目赤耳聋，甚则喘咳逆气，痛连肩背。②岁半之前，民病头痛发热，恶寒而疟，身面胕肿，疮疡，咳嗽唾血，心烦胸热，病本于肺。岁半之后，民病洒洒振寒，善伸数欠，心痛支满，两胁里急，腹胀善噫，身体重着，病本于肝。③2－3月初之气，温病乃起，可能有实热证疫病流行，气逆于上，血溢目赤，咳逆头痛，血伤胁满，肤腠中疮。4－5月二之气，民乃康，其病热郁于上，咳逆呕吐，胸嗌不利，昏聩脓疮。6－7月三之气，民病热中血溢，脓疮，咳呕衄蚵，喉痹目赤，善暴死。8－9月四之气，民气和平，病满身重。10－11月五之气，民避寒邪，君子周密，病见伤寒。12月－次年1月终之气，其病关闭心痛，阳气不藏而咳。④岁气燥盛，易见津液不足之症。天刑于运，或见阴虚火旺之症。若燥极似湿，可见暑湿当令之时湿浊为害。

（四）治疗要点

先取化源，以平火气，无使运郁。①抑其运金，赞所不胜，无使木郁，折其郁气，则暴过不生，苛疾不起。岁宜咸、宜辛、宜酸。②岁半之前，法宜平以咸凉，佐以苦甘，以酸收之，以苦发之，以酸复之。岁半之后，法宜辛凉，以苦佐之，以甘缓之，以辛散之。③六气各随其客气为治。2－3月初之气宜治少阴之客，咸补、甘泻、酸收。4－5月二之气宜治太阴之客，甘补、苦泻、甘缓。6－7月三之气宜调少阳之客，咸补、甘泻、咸软。8－9月四之气宜治阳明之客，酸补、辛泻、苦泄，用凉远凉。10 – 11 月五之气宜治太阳之客，苦补、咸泻、苦坚、辛润。12 月 – 次年 1 月终之气宜治厥阴之客，辛补、酸泻、甘缓。

（五）应时养生要点

①全年肺燥偏盛，宜以清润药食纠其偏性。②上半年应注重清泄少阳相火，宜食清凉、苦淡食品，防火淫之胜。下半年应注重滋阴养血，血旺则风息，宜食滋养之品，调和情绪，以防肝风之动。③四时养生，若春温较盛，宜进凉润之品。若晚春、夏季较为炎热，宜宣发火郁、清泻炎暑。秋季燥气当令，与运相合，燥极反兼胜己之化，宜滋润化燥而泻其子。冬寒速降，入冬之时宜及时防寒。12 月之后若反有暖冬之象，宜注意平抑风火。④本有肺虚气弱之人，病症或可暂缓；本有肺实肝旺或阴虚火旺之人，病症或较为重，应注意调养。

三、辛卯（2011 年）的五运六气格局推演解读

遵照五运六气基本格局推演模式，初步得出辛卯年（约 2010 年 2 月 – 2011 年 1 月）相应变化规律如下：

（一）天地之气变化规律

①岁运之化，辛卯岁水不及，天气急而切，地气明而暴，炎暑盛行，物燥以坚，蛰虫乃见，流水不冰。纪曰涸流，是谓反阳。②阳明燥金司天，少阴君火在泉。岁半之前，阳明主之，若燥淫所胜，则木乃晚荣，草乃晚生。岁半之后，少阴主之，若热淫于内，则焰浮川泽，阴处反明。③初之气（约 2 – 3 月），阴始凝，气始肃，水乃冰，寒雨化。二之气（约 4 – 5 月），阳乃布，民乃舒，物乃生荣。三之气（约 6 – 7 月），天政布，凉乃行，燥热交合，燥极而泽。四之气（约 8 – 9 月），寒雨降。五之气（约 10 – 11 月），反行春令，草乃生荣。终之气（约 12 月 – 次年 1 月），阳气布，候反温，蛰虫来见，流水不冰。④司天之气生中运，以上生下为顺化，相得之岁，天地之气变化相对平稳。

（二）脏腑证候特点

人体脏腑、经络之气与天地之气相应，①岁运之化，肾水不足，心火侮之。②岁半之前，阳明主之，易从燥化。岁半之后，少阴主之，易从热化。③相得之岁，诸脏之气较为平和。

（三）时行民病、疫疠特点

①肾水不及，民病咳而嗌塞，寒热发暴，振栗癃闭，其邪乃微。②岁半之前，民病心胁暴痛，寒清于中，腹鸣注泄。岁半之后，民病腹中常鸣，气上冲胸，喘不能久立，寒热如疟。③2－3月初之气，其病中热胀，面目浮肿，鼽衄，小便赤淋。4－5月二之气，"疠大至，民善暴死"，因水运承之，其邪亦微，不易疫情爆发。6－7月三之气，民病寒热。8－9月四之气，病暴仆振栗，谵妄少气，嗌干引饮，心痛疮疡，骨痿血便。10－11月五之气，民气和。12月－次年1月终之气，民乃康平，其病温，若气候没有过度反常，也不易发生疫疠流行。

（四）治疗要点

宜资其化源，以助金气，安其运水，无使受邪，折其火气之郁。①全年肾水不及，岁宜以咸、以苦、以辛，其化上苦小温，中苦和，下咸寒。②岁半之前，法宜平以苦温，佐以酸辛，以苦下之。岁半之后，法宜治以咸寒，佐以甘苦，以酸收之，以苦发之。③2－3月初之气，宜治太阴之客，以甘补之，以苦泻之，以甘缓之，岁食白谷，间谷用麻，虽有湿邪，莫之能害。4－5月二之气，宜治少阳之客，以咸补之，以甘泻之，以咸软之，岁食白谷，间谷用豆，虽有火邪，莫之能害。6－7月三之气，宜治阳明之客，以酸补之，以辛泻之，以苦泄之，岁食白谷，间谷用黍，虽有燥邪，莫之能害。8－9月四之气，宜治太阳之客，以苦补之，以咸泻之，以苦坚之，以辛润之，用寒远寒，岁食丹谷，间谷用稷，虽有寒邪，莫之能害。10－11月五之气，宜调厥阴之客，以辛补之，以酸泻之，以甘缓之，岁食丹谷，间谷用稻，虽有风邪，莫之能害。

12 月－次年 1 月终之气，宜治少阴之客，以咸补之，以甘泻之，以酸收之，岁食白谷，间谷用豆，虽有热邪，莫之能害。

（五）应时养生要点

①岁水不及，阳明燥金司天，少阴君火在泉，寒轻热重，心肾之气易于受损，应注意平抑寒热，益肾水，泻心火，尤重壮水之主以制阳光。②随六气之化而四时养生，慎防倒春之寒、暖冬之温。③肾水有余之人，得助其运，或见病症较为轻缓，身体状态较好；肾水不足或肺燥气盛、心火旺盛之人，可能加重肾水亏虚，身体状态较差，或病症较重，宜滋阴润燥抑火预做调整。

四、对五运六气格局推演的理性认识

（一）可信性：证于古今，实事求是

历史事实表明，五运六气分析具有的临床提示作用，得到古代医家个人或政府较为普遍的认可。因此，宋徽宗公布运历、月令，教导民众预防疾病；宋代《圣济总录》、明代《普济方》等均详列六十年运气变化图文；阐发五运六气经旨的著作俯拾皆是；历代众多医家在论著或医案记载当中表明，在其临证辨证遣方，特别是时行民病、疫疬诊治中，获益于五运六气分析的提示。

在承认自然、生命、疾病存在时绪规律的前提下，针对五运六气分析的具体方法进行多角度探讨或验证，是实事求是的科学态度，切莫仅凭一知半解而妄下评断。对五运六气分析的提示进行天气验证或临床判断，注重舌苔、脉象及脏腑经络表现的识别与甄判，或者开展古代文献记载的史实考察与经验挖掘，现代临床个案总结或流行病学调研，气象、物候、疫病等资料关联分析，相关理论研究或实证研究等，均可成为进一步探讨、验证的领域。

当然，疾病的发生、发展是由很多因素决定的，临床所见，有些疾病显现出与五运六气格局相符合的证治特点，也有些疾病的表现可能与五运六气格局推断存在差异。不能因符合而沾沾自喜，也不应因不符而轻言抛弃，实事求是地开展进一步的研究工作，才是

可取的态度。

（二）规律性：知常达变，殊途同归

任何医学规律都是在丰富临证经验积淀下的理论升华，可以拓展思路，以便更加接近事实真相。五运六气规律是古人对千百年临证经验的理论升华，强调在规律总体把握上的灵活体现，即虽有定数，犹有变焉，必知常而达变，以候天、人、邪气的变化规律，反对因循固守、脱离临证实际。面对纷繁复杂的时行民病、疫疠现象，五运六气分析虽不可能预知疾病变化的所有细节，但可给予有益的提示。

由于五运六气文辞古奥、医道玄机，不同历史时期的不同医家对《素问》五运六气分析天人邪气变化、预测证治趋势的理解与运用并不完全相同，对五运、六气、运气加临及胜复、郁发、疫疠等具体方法的偏重倾向存在差异，但均未脱离《素问》五运六气理论的总体框架，个性化的五运六气分析之中，存在一致性的共同结论，均可因时、因地、因人制宜发挥临床诊疗指导作用。而多种五运六气具体格局推演方法的调谐融合也是五运六气理论的发展方向，殊途同归，小有差异，应该更符合证候趋势分析的实际。

（三）实用性：前瞻提示，指导临证

临床面临的最大困难在于"虚虚实实"，需要常规诊疗的细化与深化。结合天人相应五运六气分析的前瞻提示信息，进行更为细致的症状辨析与辨证判断，优于漫无目的的有用信息搜索，有利于更有针对性地及时吸取历史经验，切实解决临床实际易被忽视的某些症状细节或证候分析矛盾兼杂的问题。

重视五运六气分析的提示，可以帮助建立顺天以应人的思维方法，落实三因制宜的临证规范，启动易忽视症状的细节搜索，协调复杂证候的矛盾分析，实现遣方用药的标本兼顾，成为未病先防的切实抓手。

总之，《素问》五运六气之理讲究"常变结合"、"不可拘泥"，若特定条件下内外两因随时感触，易致时行民病或流行疫病的发生。以开放包容、实事求是的心态，正视五运六气分析给予的提示，积极提高中医药疾病灾害防治的预测预警与应对能力。

第三节 温疫与六气之少阴、少阳的探讨

《中医大辞典》释①：温疫，与瘟疫同义，是感受疫疠之气、造成流行性急性传染病的总称。历代对温疫的认识各具特色，病名多瘟、温、疫、疠、厉、温病等互称，或称病性偏于火热者为"温疫"，与伤寒所致"寒疫"对应。本节仅探讨温疫发生与六气之少阴、少阳的关联。

一、吴瑭以五运六气原温病之始

清代著名温病学家吴瑭因病温伤及家人，感同张仲景悲宗族之死，而致力于医，"进与病谋，退与心谋，十阅春秋，然后有得"，至癸丑都下（北京）温疫大行，治活数十人。后采辑历代名贤著述，去驳杂、取精微，间附己意以及考验，著成《温病条辨》，以"济病者之苦，医医士之病"。

在《温病条辨》②卷首原病篇中，吴瑭开篇即叙气运以原温病之始，认为"每岁之温，有早暮微盛不等，司天在泉、主气客气、相加临而然也，细考《素问》注自知"。吴瑭列《素问·六元正纪大论》所论作为引经十九条之首，即"辰戌之岁初之气，民厉温病。卯酉之岁二之气，厉大至，民善暴死；终之气，其病温。寅申之岁初之气，温病乃起。丑未之岁，二之气，温厉大行，远近咸若。子午之岁五之气，其病温。巳亥之岁终之气，其病温厉"。对五运六气时绪规律，古人强调"气运虽有定数，犹有变焉"，必知常而达变，在把握天、人、邪气变化规律的基础上，结合临证实

---

① 李经纬，余瀛鳌，蔡景峰，等. 中医大辞典. 北京：人民卫生出版社，1995：1562，1669

② 清·吴瑭. 温病条辨. 北京：人民卫生出版社，2005

际，因时、因地、因人辨证制宜。

吴瑭深谙五运六气之理，认为"盖时和岁稔，天气以宁，民气以和，虽当盛之岁亦微。至于凶荒兵火之后，虽应微之岁亦盛。理数自然之道，无足怪者"。具周期性时绪规律的天地之气异常变化是发生温疫流行的重要有利条件之一，凶荒、兵火等社会生存环境的恶劣也会严重影响人体脏腑之气，当脏腑之气因故虚衰与天地之气的偏盛偏衰达到特定利害关系之时，就易爆发温疫。

在论述人与天地之气相应而为病时，吴瑭特别强调少阳、少阴之气的关键作用，《温病条辨·上焦篇》曰："夫大明生于东，月生于西，举凡万物，莫不由此少阳、少阴之气以为生成，故万物皆可名之曰东西。人乃万物之统领也，得东西之气最全，乃与天地东西之气相应。其病也，亦不能不与天地东西之气相应。"天地运行之阴阳和平，人生之阴阳亦和平，安有病哉！天地与人之阴阳，一有所偏，即为病也，偏之浅者病浅，偏之深者病深。

二、温疫易发之时集中于少阴、少阳客气

参考唐代王冰《重广补注黄帝内经素问》七篇运气大论、宋代赵佶《圣济总录》运气六十甲子岁图，体会吴瑭《温病条辨》所列《素问·六元正纪大论》温疫诸岁诸气，其五运六气特征分别为：

辰戌之岁，太阳寒水司天，太阴湿土在泉，中见甲土、庚金、丙水、壬木、戊火太过之运。初之气（大寒至春分），主位少角木，客气少阳火。地气迁，气乃大温，草乃早荣。民乃厉，温病乃作，身热头痛呕吐，肌腠疮疡。宜治少阳之客，以咸补之，以甘泻之，以咸软之，岁谷宜玄，间谷宜豆。

卯酉之岁，阳明燥金司天，少阴君火在泉，中见乙金、辛水、丁木、癸火、己土不足之运。二之气（春分至小满），主位太少徵火，客气少阳火。木火相得，物乃生荣。厉大至，民善暴死。宜调少阳之客，以咸补之，以甘泻之，以咸软之，食白谷以安其气，食豆以去其邪，虽有火化，不能为邪。终之气（小雪至大寒），主位少羽水，客气少阴火。水能生木，候反温，蛰虫来见，流水

不冰。民乃康平，其病温，宜调少阴之客，以咸补之，以甘泻之，以酸收之，食丹谷以安其气，食豆以去其邪，虽有热化，不能为邪。

寅申之岁，少阳相火司天，厥阴风木在泉，中见甲土、庚金、丙水、壬木、戊火太过之运。初之气（大寒至春分），主位太少角木，客气少阴火。木火相加，风胜乃摇，草木早荣。温病乃起，其病气怫于上，血溢目赤，咳逆头痛，血崩胁满，肤腠中疮。其法宜治少阴之客，以咸补之，以甘泻之，以酸收之，岁谷宜丹，间谷宜豆。

丑未之岁，太阴湿土司天，太阳寒水在泉，中见乙金、辛水、丁木、癸火、己土不足之运。二之气（春分至小满），主位太少徵火，客气少阴火。湿蒸相搏，雨乃时降。其病温厉大至，远近咸若。法当治少阴之客，以咸补之，以甘泻之，以酸收之。食黔谷以全其真，食豆以保其精。

子午之岁，少阴君火司天，阳明燥金在泉，中见甲土、庚金、丙水、壬木、戊火太过之运。五之气（秋分至小雪），主气为太少商金，客气为少阳火。畏火临，暑反至。其病温，宜治少阳之客，以咸补之，以甘泻之，以咸软之。食白谷以全真气，食豆以辟虚邪。

巳亥之岁，厥阴风木司天，少阳相火在泉，中见乙金、辛水、丁木、癸火、己土不足之运。终之气（小雪至大寒），主位少羽水，客气少阳火。畏火司令，阳乃大化，蛰虫出见，流水不冰，地气大发，草乃生。人乃舒，其病温厉，法宜治少阳之客，以咸补之，以甘泻之，以咸软之，岁谷宜丹，间谷宜豆。

由前可见：①《素问》以温、厉、温厉等不同词汇描述具流行性、传染性的疾病，其间似有病情轻重之分，但无从确切考量。②六气之中，温疫好发于初、二、五、终之气，与温热性传染病好发于冬、春季的现代认识相近。而且，温疫好发之时的客气均为少阴、少阳，其中所蕴医理值得深思。③对温疫的治疗原则均以少阴、少阳客气之治为宜，用药主张以咸补之、以甘泻之，且少阳之客以咸软之，少阴之客以酸收之。此用药原则与现代温热性传染病习用大剂苦寒药清热解毒有较大区别，可免冰覆闭邪之虞。④各气所宜之谷有黅谷、丹谷、玄谷、白谷之不同，具全真气、安其气、全其真的功用；间谷均宜豆，具保其精、辟虚邪、去其邪的功能。提示配合饮食调适可以扶助人体正气。

三、温疫发生：主客气不相得、不当位，非时邪气易致温疫

《素问》按一岁以厥阴风木、少阴君火、少阳相火、太阴湿土、阳明燥金、太阳寒水各主一气为主气，每一气约六十日有奇，主气为"六气应见"，提示天地与人体之气的正常变化规律；客气随每岁地支而变，属异常变化规律。《医学读书记·气相得则和不相得则病》称："主气，应节候而分布，岁以为常者也；客气，随司天而递迁，六期而复始者也。而主客加临，有相得、不相得之异。"主客同气或母子相生为相得，主客畏制为不相得，以子临母为不当位，不相得、不当位则易病。再结合岁运太过、不及等运气之理，以明天地生成之妙，则更为复杂，本节暂不讨论。

主气为常，客气为变。在特定五运六气条件下，自然气候出现反常状态，属主客气不相得、不当位，非时邪气盛行，人体难以调适、失去平衡，易引发温疫，如《素问·六元正纪大论》所列诸岁易发温疫诸气均有气候异于正常的描述。但是，卯酉岁少阴君火在泉，巳亥岁少阳相火在泉，各与其终之气的客气相应，虽病温（厉），而《素问》又言其民康平或人舒，温疫病势有趋缓之兆。

初步统计张志斌《中国古代疫病流行年表》[①]汉光武帝刘秀建武元年（公元 25 年）至清宣宗道光五年（公元 1825 年）之间，明确标注疫情月份或季节的温疫资料，并按月份、季节约略归于六气，总结见表 7 - 4。

---

① 张志斌. 中国古代疫病流行年表. 福州：福建科学技术出版社，2007：6 - 105

表 7－4 《中国古代疫病流行年表》公元 25－1825 年明确
标注月份、季节的温疫资料统计

温疫 发生 \ 岁支	寅申之岁	辰戌之岁	丑未之岁	卯酉之岁		巳亥之岁	子午之岁	合计
温疫发生总次数	54	53	63	48		50	56	324
温疫易发之气的发生次数	初之气 14	初之气 10	二之气 19	二之气 11	终之气 6	终之气 5	五之气 9	74
温疫易发之气的发生率	25.9%	18.9%	30.2%	22.9%	12.0%	10.4%	16.1%	

在所统计的 1800 年古代温疫资料中，《素问·六元正纪大论》
所论温疫易发诸岁诸气的温疫发生率略高于每岁六气平均发生水
平。丑未岁二之气温疫发生率最高，也与 2003 年（癸未岁）
SARS、2009 年（己丑岁）H1N1 疫情爆发相呼应。卯酉、巳亥岁
终之气温疫发生率最低，与其在泉之气的影响可能有关，仍需
探讨。

四、温疫辨治：少阴君火、少阳相火性偏火热，具从标从本之化

《素问·天元纪大论》曰：“少阴之上，热气主之……少阳之
上，相火主之。”六气之少阴、少阳有君火、相火之别，刘完素称
“论其五行之气，则一于为热也”，病性均偏于火热，正与温疫相
合。又《素问·六微旨大论》有“相火之下，水气承之。君火之
下，阴精承之”之语，强调阴阳互根之义，而天地之寒温异变与
人体感非时邪气相互呼应，易致人体阴阳失衡，引发温疫常有阴阳
兼杂之证，殊为难治。

对少阴君火、少阳相火的解释历来见仁见智，如王冰《重广
补注黄帝内经素问·天元纪大论》注：“少阳为暑……少阴为火。
皆其元在天，故曰天之阴阳。”“（君）火，二气也，相火，三气
也……气在地，故曰地之阴阳。”《重广补注黄帝内经素问·至真
要大论》曰：六气标本不同，“气有从本者，有从标本者”，“少
阳、太阴从本，少阴、太阳从本从标”。王冰注：“少阳之本火，
本末同，故从本也。少阴之本热，其标阴，本末异，故从本从标。

从本、从标、从中，皆以其为化主之用也。"

后世多联系二者之体用及人身脏腑进行讨论，如陈无择《三因极一病证方论·君火论》云："君火乃二气之本源，万物之所资始"，"相火则丽于五行，人之日用者是也。"刘完素《素问玄机原病式》称："（热类）手少阴君火之热，乃真心、小肠之气也……（火类）少阳相火之热，乃心包络、三焦之气。"又云李杲以相火为下焦、包络之火。《仁斋直指方论·饮食劳倦论》称："心火者，阴火也，起于下焦，其系系于心。""相火，下焦、包络之火，元气之贼也，火与元气不能两立。"《仙经》以心为君火、肾为相火。《丹溪心法·火六》论述："曰君火，人火也；曰相火，天火也……以名而言，形质相生，配于五行，故谓之君；以位而言，生于虚无，守位禀命，因动而见，故谓之相。肾肝之阴，悉其相火……君火之气，《经》以暑与热言之。相火之气，《经》以火言之，盖表其暴悍酷烈，有甚于君火者也……而相火者惟有俾补造化，而为生生不息之运用尔。"《保命歌诀·火病》载：天分六气，下主乎地，地列五行，上应乎天者。"君火者，静而守位，故不主岁，而相火代之；相火者，行君火之令者也，所以流行变化，生长万物者，皆相火主之也。在人之身，心为君火，胆与三焦为相火。""火虽有二，其实一也。自其寂然不动者，则曰君火，其感而遂通者，则相火之谓焉。"

自然天地之气、人身脏腑之气是理解少阴、少阳的两大认识角度，少阳相火涉及暑、二气、心包络、三焦、下焦、肾、胆、天火等，少阴君火涉及火、三气、真心、小肠、阴火、心火、人火等，其间难点可能还需结合三阴三阳从标从本之化来梳理，有必要进一步研究。但分析《素问·六元正纪大论》记载病状，以人身之三焦肌腠、心火肾水为重点进行辨证论治更为妥当，且需把握阴阳互根之义、从标从本之化。

总之，温疫发生、流行与自然、社会、人身的多种变化规律相关联，对其复杂规律的多角度深入探讨具有现实的临床意义。

附:《时疫温病气运征验论》五运六气治疫经验述要

《时疫温病气运征验论》[①],为南海禅山李天池(兆贞)先生所著,1919 年(己未年)广州市维新印务局铅版印制,现存于中国中医科学院信息所图书馆。李天池年逾古稀,世代行医,深究《内经》,治疫有验,学问过人,济世悯人,著有《傩疫活命灵书》以详尽疗疫之法,再著《时疫温病气运征验论》以详说《内经》"五运六气发病之源"精微,备"持书依法用药活人"。《时疫温病气运征验论》对温病、瘟疫的辨识自成纲目,治疫之法次第有序,对《内经》五运六气之理的阐发颇合临证之用。

1. 穷究疫病本源,温病为本病、主病,瘟疫为标病、客病

《时疫温病气运征验论·论五运六气瘟疫温病之起止》录《内经》十二年内六气生瘟疫、温病时候起止:"子午之岁,五之气民病温。丑未之岁二之气,瘟疠大行,远近咸若。寅申之岁初之气,温病乃起……"又以疫疠在乎世道兴衰,"盖时和岁稔,天气以和,民气以宁,虽当盛之岁亦微,至于凶荒、兵火之后,虽应微之岁亦盛。此气运自然之道也。"此说与吴鞠通《温病条辨》卷首之语相似。

该书详叙戊午、己未、庚申三年内淫病情,可与书成前后(1918 戊午、1919 己未、1920 庚申)的疫病实情对应参考,列每年司天、在泉民生疾病谱,并绘己未岁六气轮值内淫生病变纪之图,使阅者了然于心目。其图强调每气"上属天干为客,随气轮值","下属地支为主,实居本位,年年如是,不用轮值"。即以天干行政为客气,每岁司天者应于三之气,在泉者应于终之气,依厥阴肝风、少阴心火、太阴湿土、少阳相火、阳明燥金、太阳寒水之序六气轮值。以地支用事为主气,居于本位,固定于厥阴肝风、少阴心火、少阳相火、太阴湿土、阳明燥金、太阳寒水之序。夏至后、立秋前,为司天、在泉气交之时。"凡人五脏六腑必跟岁运之

---

① 李天池. 时疫温病气运征验论. 广州:维新印务局,1919

偏胜变化以生病"，每年五运六气不同，民病瘟疫、温病亦有不同。

按客病、主病区别瘟疫、温病，病因不同，认症、治法尤当分别。《时疫温病气运征验论·论温病》称："按《内经》所论，瘟疫出于有时，人所共见，过时则无。温病乃个人之疾，所感者风、寒、暑、湿、燥、火，乃天地六淫之常气。"由是分为瘟疫、温病两大纲目，"疫疠与温病，症本同源，均属邪火也，然发病之因则各异。盖瘟疫，天火也，由天之五运六气而生，谓之标病，出现有时，过期若失，由外而至，又谓之客病也……夫温病者，人火也，由人之五脏六腑而生，为本病，积于平日，由内而生，即主病也。"

李天池认为：瘟疫少，温病多。历年疫发之盛衰、气运之征验，必出自天干，甲、丙、戊、庚、壬阳年居多，如戊癸化火之岁，巳午火令之年，其余观于一岁之内六气属火者，如己未岁二之气，天干地支皆少阴火令，故有"温疠大行，远近咸若"之言。温病或由七情而生，或由外邪传里化火而成，或由饮食不节而蓄热于肠胃，或热入血室，烁尽精血真阴以成空火而致。若精亏无水以济火，一遇岁气天火流行，外则疫焰熏蒸，内则温病乘机而发，内外之火会合，难逃疫疠之殃；若脏腑平和，虽外有疫焰之威，内无内匪，难惹外盗之侵；若五内有蕴热在先，偶值岁气融和，外无助火之薪，也无妨害。因此，岁气流火外因虽难避免，内因"人积温病深浅"却可自控，于未病之前，避温病之伏热，节饮食之辛温，慎风寒之传里，"即偶沾疫疠，可无性命之忧"，故"守身在我，何患于六气耶？"

2. 发挥医经义理，百病之生皆六气之化之变

李天池推崇《内经》，该书开篇即为"《内经》解义"，称《内经》为医学之权舆，为后日治病之标准。"《素问》为医学之祖也"，岐伯与黄帝所论"司天、在泉，五运、六气，生病之因，用药治病之法，实为医道中万世之圣教也"。他对《素问》文句的解读多结合疫病临证的个人体验。

"黄帝曰：夫百病之生也，皆生于风、寒、暑、湿、燥、火，

以之化之变也。"语出《素问·至真要大论》，王冰注曰："风、寒、暑、湿、燥、火，天之六气也。静而顺者为化，动而变者为变，故曰之化之变也。"张介宾注曰："气之正者为化，气之邪者为变，故曰之化之变。"李天池承王冰之说而详加阐释，以"春暖、夏热、秋凉、冬寒，四季之内，应热则热，应寒则寒，依其时而至，谓之化"，"化者化生万物也，不但人无染病，即六畜、田禾、树木、鱼虫，皆沾其生化之福。徜不依其时之次序，谓之动而生变。"又以1918戊午年为例，戊火，午火，四五月为巳午之火月，"三火会合，本应行暑令时，热极为是"，却"大雨多至，西流泛滥，夏暑反若冬季寒"，人患伤寒湿热，骨痛居多；迨八月寒气离位，炎火秋燥复行其政，气温骤升，此谓之变动也，在人染时疫，禽畜多受其殃。可知，百病生于六气失序变动，六气依时而化则无病殃。

"阳蓄积病死，而阳气当隔。隔者当泻，不亟正治，粗乃败之。"语出《素问·生气通天论》，王冰注曰：言三阳蓄积，怫结不通，不急泻之，亦病而死。《素问·阴阳别论》曰：三阳结谓之隔。"三阳"谓太阳小肠及膀胱之脉也。李天池认为，足太阳膀胱、手阳明大肠、足阳明胃，此三者名曰三阳。"凡人最易生温病，莫如三阳"。并举柯琴（韵伯）、张介宾、王安道、刘完素（守真）、成无己诸公所论，"多由外感风寒之邪，传入阳明胃经，化而成温病者"。三阳为器，器乃能容物之器皿，三者内贮溺、便、谷食，"若三阳闭结不通，大小便不通，则五脏六腑之温病从此发生"。若"不急从大便解决，泻其温毒之火"，则庸拙医士所为。联系疫病治法，强调"治疫紧要在分已入胃、未入胃"，有应泻各症当即泻行大便，以引导疫毒从下而解。未入胃，其舌苔必白，润而不渴；已入胃，必发热，大渴茶水，舌苔必黄。

"高者抑之，下者举之，有余折之，不足补之，佐以所利，和以所宜，必分其主客，适其寒温，同者逆之，异者从之。"语出《素问·至真要大论》，为司天、在泉主客之胜的问答，原文"必安其主客"。王冰注曰："高者抑之，制其胜也。下者举之，济其弱也。有余折之，屈其锐也。不足补之，全其气也。虽制胜扶弱，而客主须安。一气失所，则矛盾更作，榛棘互兴……"李天池的注解切合疫病病机而更具临证意义，解释为："抑者，遏其火之炎上也；举者，升散其火之伏下也；折者，剉折泻其锐气之有余也；五脏六腑有不足者，扶其元气，调其精神。利于补则补之，利于滋者养之，使各得其所宜。身中平日有病，谓之主病；由外新感而得者，谓之客病也。应清应补，各适其宜。五脏六腑有同病者逆之，逆者用药而攻也；有不同病者从之，从者顺也，顺其性而补之。"

3. 详说治疫法度、传治疫良方

李天池认为："疫毒之伤人，先伤气与津液，其次伤精血，其次伤五脏六腑"，且"疫乃烈焰之邪火，救之稍迟，肠胃为之糜烂"，故"疫火必以药治"，观人之强弱，按症之轻重，初起时或日服一剂至三剂止，不可轻视。而戊午、己未、庚申三年"火土行政"，病本于肺与肾，肺金受火之燥烁，肾水受相火之煎熬，复被土克，其伤甚矣。"若不滋养肺金之津液，不救肾水之真阴，不泻相火之强盛，不审岁气以用药，其不死者几稀矣"。指明此三年治疫大法。

《时疫温病气运征验论》按治疫进程开列治疫经验各方，处方次第自成体系。

疫病初起，先以五花傩疫饮（凌霄花，川朴花，土银花，黄槐花，野菊花，生栀子，人中黄，牛蒡子，条黄芩，牡丹皮）清疫之邪火，用五种花药，随兼症加减，见头痛加三阳引经药。

次见大热不退、谵言乱语、喉干口苦、舌苔黄黑、大便闭结、小便刺痛、下痢胶毒、大渴茶水、脉沉而数、脉洪而实等瘟疫应泻症，见二三症即用洗肠涤胃五根饮（生芦根，生茅根，干葛根，大蓟根，茜根，人中黄，独活，枳实，玄明粉，生锦军），"早泻行其疫毒"，日服 1～3 剂不等，强调"治疫紧要在分已入胃、未入胃，此即性命之机关也"。

再次，泻过之后，若见烦躁口渴、鼻干唇红、睡卧不安，为"胃经疫火未清"，宜清热养阴之法，服加减竹叶石膏汤（生石膏，干地黄，紫草茸，麦冬，白芍，人中黄，生竹叶），或间服加减犀角地黄汤（摩犀角，生地黄，盐丹皮，白芍，红条紫草，生甘草），或加减清骨散（银柴胡，青蒿，知母，甘草，紫草茸，地骨皮，鳖甲，番泻叶，玄明粉，枳实）。

大便虽有、热尚未退清者，为真阴亏损，胃经有郁火未散，宜服仲景升麻鳖甲汤。若疫邪入胃，胃家津液枯涸，空火上炎，水粥入口即吐，百药不效，宜以凉五汁饮循循饮之，为"养阴退热、生津止呕之一法也"。另有时疫温病止渴代茶三方，以药汁代茶或药汁泡茶，随时分饮。

己未岁太阴湿土司天，湿淫所胜，湿火相集，"宜当分两治法，一从小便引导，用驱湿三阳散（生栀子，车前子，地肤子，草梢，萹蓄，萆薢，地龙干，滑石，石韦，茵陈），次从大便解决，用愈湿启泰汤（大腹皮，川加皮，桑白皮，地骨皮，嫩青皮，土茵陈，生栀子，枳实，番泻叶，玄明粉）"，如患寒湿者，宜服仲景五苓散。

最后，备病愈调痊补益三方（傩疫奏凯汤、还我精神欢愈饮、五子养亲汤），"先养肺金之元气，暨滋肾水之真阴，宁心神以生血，助脾胃以进饮食"，按症用药，临时斟酌，以收圆满效果。但补之轻重当审其人强弱，"如气血充足，染疫虽重，元神未坏，即愈之后，饮食日进，精神日旺"，不需仗药力以调补；"如体质素弱之人，患病日深，体魄既伤，若非培养得宜，难图复其精神"。

总之，该书治疫所传诸方有其特色，初起用多种花药以散疫之邪火，中期多用根药当泻早泻以逐疫毒，后期药食双调以养阴生津、顾护脾胃。开门辑寇，引邪外达，又内育真阴，培补正气。温病、瘟疫均为邪火之害，故清热涤火之药求其力拔山岳，或主药（如生芦根、生茅根、生竹叶、鳖甲）用足两剂量，或日服二三剂急症急攻，或用人中黄、旧金汁大解热毒，或生锦军后下、芒硝冲服以速其泻，或合紫草茸、牡丹皮、地骨皮等散血中伏火。

《时疫温病气运征验论》以天火、人火而区分瘟疫为客病、标病，温病为主病、本病，以此纲目理解医经义理、制定治疫大法，遣方用药以泻邪火、通二便、滋肾水为重，其治疫经验值得深刻领会。

第八章　临证诊察与治疗法则

五运六气理论用以揭示自然、生命、疾病的时绪规律，既体现在对疾病、疫病发生、发展、预后的认识与预测方面，又体现在对人体健康或疾病状态的诊察方法之内，还体现在对疾病、疫病的治疗指导之中。

第一节　中医诊法合于天地造化之理

一、大天地、小天地与中医诊法

中医诊法包括望、闻、问、切，主张四诊合参，以推断病原（病因），判断病情、病势（病机）。其中，望诊、闻诊、切诊的许多具体诊察技巧是依据天地造化之理结合临证经验发展而成，应和于五运六气基本格局。刘完素《新刊图解素问要旨论》称医者"必凭闻、望、切知其病，总而与天地时日阴阳相合，推其生克而为法"。

（一）大天地与小天地

《素问·阴阳应象大论》云："以我知彼，以表知里，以观过与不及之理，见微得过，用之不殆。"基于复杂多维、有序世界观而建立起来的五运六气理论，不仅用于阐述体外的天地之气运动变化规律，也用于阐述与天地之气相类似运动变化的体内之气的运动变化规律。因此，有天之运气、人之运气之说，在医学则有"善言天者，必有验于人"之论。《类经图翼》引邵子曰："指节可以观天，掌纹可以察地。"

大、小天地的划分是一种相对概念，可以是大宇宙、小气交，也可以是体内小世界、体外大世界，还可以是全身与身体的某一局部，类似于全息照相技术，即利用波的干涉记录被摄物体反射或透射光波中信息（振幅、相位）的照相技术，可再现物体三维立体感，全息图的任一小部分可以再现整个物体。20 世纪 70、80 年代，国内学者曾提出"全息生物学"观点，也是源于大天地、小天地类同的观念。

中医临床诊察不仅是对身体健、病状态的考察，也是对体内之气（特别是脏腑、经络之气）运动变化的诊察。身体相对独立的局部，如面、舌、目、耳、掌、足、寸口等，可视为对应于全身整体大天地的小天地，全身局部的诊察所得可反映全身整体的状态及气血运动变化，对局部的医疗干预效果也可反馈至全身整体。因此，在中医理论的指导之下，结合临证经验的积累与提炼，逐渐发展出中医的特色诊法，通过局部神、气状态及变化诊察全身整体的状态及运动变化，也可通过给予局部一定的刺激（如针、灸、按摩等），放射其治疗效果到全身整体，达到全身调节与治疗目的。

以脏腑或舌脉等局部的诊察或判断结论作为全身状态及运动变化的表述方法，也应与大小天地的观念密切相关。仅以取类比象的思维方法阐述中医特色，尚未理解大天地、小天地层层递进的传统思维特点。

（二）中医诊法的诊察原则

望诊、切诊的很多实用临证技巧都属于对身体局部的诊察方法，其观测与推断具有一定的规律，概述如下。

诊察局部的选取应同时具备以下三个条件：①相对独立的解剖部位；②易于观察的部位，头部或肢端较佳；③脏腑、经络之气转输旺盛之处，如气血充沛的经络循行部位，或多条经脉交汇之处。其中能够承受一定治疗刺激的部位，也可用于医疗干预。

五运六气格局在局部诊法中的应用方法包括：①区域性局部，如面、舌、目、耳、掌、足等。具有稳定性的五运象地，为主，多用以定位，按中间原点及四维十字分布。具变化性的六气象天，为客，多用以定性，或以不同颜色察气。②条索性局部，如寸口、尺肤、背脊、人中沟等。顺经气运行方向，以六气或五运次第进行排列分布。③按五运六气格局初步确定局部诊法的部位及诊察意义之后，乃需结合临床实际进行验证和修订。

中医诊法的诊察内容：中医对人体的诊察是观测与推断相结合的过程，通过诊察以观测并推断身体状态及其运动变化的常、变、甚，做出身体状态或疾病状态的倾向性推断。《素问·阴阳应象大论》称："善诊者，察色按脉，先别阴阳、审清浊而知部分，视喘息、听音声而知所苦，观权衡规矩而知病所主，按尺寸、观浮沉滑涩而知病所生，以治无过，以诊则不失矣。"《素问·移精变气论》曰："色脉者，上帝之所贵也，先师之所传也。上古使僦贷季，理色脉而通神明，合之金木水火土、四时、八风、六合，不离其常，变化相移，以观其妙，以知其要，欲知其要，则色脉是矣。色以应日，脉以应月，常求其要，则其要也。"

局部诊法的诊察意义：①参照五运六气基本格局，结合诊察局部可获得的观测内容，明确诊察局部的正常特征。如按五运、六气的定位分布，按颜色、强弱等的定性、定度，按时间特征的定时变化等。②对照诊察局部的正常特征，获得异常变化的资料，做出疾病的初步判断。③结合医理，对局部诊察所得的异常资料进一步做出医学推断。如参照太过、不及的程度变化进行病症的虚实推断，参照异常变化的定位进行疾病的脏腑、经络归类，参照五行生克制化原理进行病势顺逆的推断等。

附：生物全息学及人体全息诊法

"全息生物学"，是我国学者张颖清先生1986年正式提出的[1]。自1972年以来，张颖清先生对穴位和经络的实质做出创见性解释。从人体第二掌骨侧穴的发现到穴位分布的全息律；从穴位分部的全息律到生物全息律，从生物全息律到泛胚论，从泛胚论到全息胚、全息胚学说，最后提出全息生物学，先后出版《针麻的物质原

---

① 宋为民，吴昌国著. 中医全息论. 重庆：重庆出版社，1989：138

理》、《生物体结构的三定律》、《生物全息诊疗法》、《全息生物学》等。借用"全息照相"概念描述生物界的相关全息现象，以"全息胚"作为全息单元，认为相对独立的身体局部可以反映全身的全部或部分信息，对局部全息对应点的干预效果可反馈至全身。

以生物全息学、生物泛控制论为理论指导，对中医诊法进行挖掘与创新，有多种全息诊法被提出，如人体赤白肉际、头皮、眼部、鼻部、人中部、口部、舌部、面部、耳部、央脊、背部、腹部、手部、第二和第五掌骨侧、足部等全息元穴区定位、主治、临床配伍应用①。其中学术影响较大的有第二掌骨诊、耳针疗法、面部色诊、虹膜诊断术等。

二、寸口六脉应于六气主客

诊脉可反映脏腑、经脉之气盛衰，刘完素所著《新刊图解素问要旨论·五脏所宜》云："凡天之六气所至，则人脉亦应之而至也。"历代对寸口六脉的诊察意义有不同的论述，可参照六气主客分属确定其诊察意义。

（一）寸口六脉分属标准

寸口属于条索性局部，寸口脉诊法主要参照六气（主气）的次第确定其分属意义，客气作为脉诊变化的参考。

表 8 - 1 寸口六脉分属

左手寸脉	所属脏腑		所属脏腑	右手寸脉
左寸 少阴君火之位 木生君火	心与小肠之脉		肺与大肠之脉	右寸 阳明燥金之位 土生金
左关 厥阴风木之位 水生木	肝胆之脉		脾胃之脉	右关 太阴湿土之位 火生土
左尺 太阳寒水之位 阳气之始	肾与膀胱之脉		命门与三焦之脉	右尺 少阳相火之位 阴气之始

---

① 齐凤军主编. 人体全息诊疗大法. 北京：中国医药科技出版社，1998

中医脉诊法常规为如脏腑六位分布，其左右寸关尺六脉按六气（主气）配属分布，反映脏腑、经脉之气盛衰及运动变化。又左手候气，依于左尺之肾水滋养，右手候血，赖于右尺之命火温煦，亦合于"一阴一阳之谓道"。

寸口脉的经络所属：心部在左手寸口，属手少阴经，与小肠手太阳经合。肝部在左手关上，属足厥阴经，与胆足少阳经合。肾部在左手尺中，属足少阴经，与膀胱足太阳经合。肺部在右手寸口，属手太阴经，与大肠手阳明经合。脾部在右手关上，属足太阴经，与胃足阳明经合。右肾命在右手尺中，属手厥阴心包经，与三焦手少阳经合。

寸口脉的脏腑所属：左寸，外以候心，内以候膻中。右寸，外以候肺，内以候胸中。左关，外以候肝，内以候膈中。右关，外以候脾，内以候胃脘。左尺，外以候肾，内以候腹中。右尺，外以候心主，内以候腰。

（二）有关脉诊的不同论述

《内经》、《脉经》等历代脉诊之书，对寸口脉诊六部分属（脏腑、肢体）的描述存在一定差异。五运六气之理的阐发对逐渐确定寸口脉六部分属标准做出一定贡献。

表8－2 不同的寸口六脉分属论述

主要观点	寸口脉分属
《内经》六脉分属（见陈修园《医学实在易》）	左寸外以候心，内以候膻中；左关外以候肝，内以候膈；左尺外以候肾，内以候腹；右寸外以候肺，内以候胸中；右关外以候胃，内以候脾；右尺外以候肾，内以候腹
王叔和六脉分属	左寸心小肠，左关肝胆，左尺肾膀胱；右寸肺大肠，右关脾胃，右尺命门三焦
李时珍（濒湖）六脉分属	左寸心膻中，左关肝胆，左尺肾膀胱；右寸肺胸中，右关脾胃，右尺肾大肠
张介宾（景岳）六脉分属	左寸心膻中，左关肝胆，左尺肾膀胱大肠；右寸肺胸中，右关脾胃，右尺肾小肠

李延昰《脉诀汇辨·脉位法天地五行论》曰："人配天地而称

三才，人身俨然一小天地也。凡两间之理，无所不应……试南面而立，以观两手之部位。心属火居寸，亦在南也。肾属水居尺，亦在北也。肝属木居左，亦在东也。肺属金居右，亦在西也。脾属土居关，亦在中也。以五行相生之理言，天一生水，故先从左尺肾水生左关肝木，肝木生左寸心火，心火为君主，其位至高不可下，乃分权于相火。相火寓于右肾，肾本水也，而火寓焉，如龙伏海底，有火相随。右尺相火生右关脾土，脾土生右寸肺金。金复生水循环无端，此相生之理也。更以五行相克之理言之，相火在右尺，将来克金，赖对待之左尺，实肾水也，火得水制，则不乘金矣。脾土在右关，将来克水，赖对待之左关，实肝木也，土得木制，则不侮水矣。肺金在右寸，将来克木，赖对待之左寸，实心火也，金得火制则不贼木矣。右手三部，皆得左手三部制矣。而左手三部，意无制者，独何欤？右寸之肺金，有子肾水可复母仇，右关之脾土有子肺金可复母仇，右尺之相火有子脾土可复母仇，是制于人者仍可制人，相制而适以相成也。此相克之理也。人诚能礼天地之道以保其身，脉何有不调者哉。"

（三）寸口六脉的变化

四时天地之气变化，所应之脉应有春弦、夏钩（洪）、秋浮（毛）、冬营（石）的变化。如《素问·玉机真脏论》："黄帝问曰：春脉如弦，何如而弦？岐伯对曰：春脉者肝也，东方木也，万物之所以始生也，故其气来，软弱轻虚而滑，端直以长，故曰弦，反此者病……夏脉如钩，何如而钩？岐伯曰：夏脉者心也，南方火也，万物之所以盛长也，故其气来盛去衰，故曰钩，反此者病……秋脉如浮，何如而浮？岐伯曰：秋脉者肺也，西方金也，万物之所以收成也，故其气来，轻虚以浮，来急去散，故曰浮，反此者病……冬脉如营，何如而营？岐伯曰：冬脉者肾也，北方水也，万物之所以合藏也，故其气来沉以搏，故曰营，反此者病。"

刘完素《新刊图解素问要旨论》尊《内经》所论，探讨脉诊分属意义的不同变化：

"天和六脉所至之状"，随六部客气所至而应见之脉；"主客气同则人脉亦同，是俱本位也"；"主气守位不移，客气居无常位"；若主客气不同，视天气实情而从其主客；岁厥阴所至其脉弦、岁少阴所至其脉钩、岁太阴所至其脉大而长、岁少阳所至其脉大而浮、岁阳明所至其脉短而涩、岁太阳所至其脉沉。

"地之六脉"，厥阴风主肝，其脉弦；少阴心火主心，其脉钩；太阴湿土主脾，其脉大而长；少阳相火主手心主，其脉大而浮；阳明燥金主肺，其脉短而涩；太阳寒水主肾，其脉沉。

司天不应脉，皆随君火所在乃脉沉不应也。北政少阴在泉寸口不应，厥阴在泉右寸不应，太阴在泉左寸不应，少阴在泉两手寸口不应，司天者尺不应；南政少阴司天寸口不应，厥阴司天右寸不应，太阴司天左寸不应；随其所在，期于左右，以其气则合，逢其气则病，迭移其位者病，失守其位者危，寸尺交反者死，阴阳交者死。

六气六位之脉，左尺阳气之始，太阳寒水之位，肾与膀胱之脉见之；次生木，左关厥阴风木之位，肝胆脉见；次生君火，少阴暑火之位，心与小肠脉见；次生相火，右尺阴气之始，命门与三焦；次生土，右关，太阴湿土之位，脾胃脉见；次生金，右寸阳明燥金之位，肺与大肠脉见，次生水于左尺，周而复始。

岁中六步主位之脉，各以六气之时有所应之脉，非应者为病；初之气分其脉大小长短不等，二之气分其脉虽旺而未至高茂，三之气分其脉洪盛高茂，四之气分其脉长盛而化速，五之气分其脉紧劲细微，六之气分其脉坚守不伸。

书中申明，"大凡脉候神明"应"天地相参，审其同异，察其胜衰，适气之用，可以切脉之盈虚，断病之祸福矣"。五运六气所应脉法，较之四时之平和脉（春弦、夏数、秋涩、冬沉）更为细致，反映了脉以候神、脉以候气认识的日益深化。

三、望诊应于五运六气

望诊所察为区域性局部，多按五运（主运）主位进行定位分布，六气主色以测病之虚实、寒热病性，观察形态改变以察病变部位及性质，参考阴阳五行生克制化规律进行病势顺逆的判断。中医诊法特色突出，方法多样，本节仅举例说明。

（一）面部望诊

"首为诸阳之会、百脉之宗"。《四诊抉微·望诊》称："夫气由脏发，色随气华"。张三锡曰："五脏六腑之精华，上彰于明堂，而脏腑有偏胜盈虚，若色若脉亦必随而应之，但当求其有神，虽因无害。神者，色中光泽明亮是也。"

通过观察面部的神气、色泽变化以判断和推测全身状态及脏腑功能变化。参照五运六气基本格局，结合临床经验积累，面部望诊主要通过五运定位以知脏腑病位、六气主色以知虚实寒热病性、病位与病性结合生克之理以知病之顺逆的原则进行诊察。

表 8 - 3 面部望诊法

面部望诊主要内容		诊察意义
定位	诊察部位（五脏六腑，各有部分，能别部分，万举万当）	常位：五官者，五脏之外候也。五脏次于中央，六腑挟其两侧。阙庭之中肺也，阙下者心也，直下者肝也，再下者脾也，肾位于蕃蔽之外（《灵枢·五色》） 病位：按病色所见部位推断病症所属脏腑、经络
定性	诊察颜色	常色：色贵明润，荣润有神，红黄隐隐 脏色：心赤，肺白，脾黄，肝青，肾黑
		病色：沉夭，晦槁，无神 白色：主虚证、寒证、虫证 赤色：主虚热、实热、瘀血 青色：主寒、痛、瘀血、惊风 黄色：主湿、主脾虚 黑色：主寒、痛、瘀血、水饮、肾虚
病势	判定顺逆	色位结合：按五行生克之理推断病色所主与病位所主的关系，以推断病症顺逆

（二）面部望诊分属的不同论述

《灵枢·五色》云："明堂者鼻也，阙者眉间也。庭者颜也，蕃者颊侧也，蔽者耳门也……庭者，首面也；阙上者，咽喉也；阙中者，肺也；下极者，心也；直下者，肝也；肝左者，胆也；下者，脾也；方上者，胃也；中央者，大肠也；挟大肠者，肾也；当肾者，脐也；面王以上者，小肠也；面王以下者，膀胱、子处也；颧者，肩也；颧后者，臂也；臂下者，手也；目内眦上者，膺乳也；挟绳而上者，背也；循牙车以下者，股也；中央者，膝也；膝以下者，胫也；当胫以下者，足也；巨分者，股里也；巨屈者，膝膑也。此五脏六腑肢节之部也，各有部分。"

《灵枢·五阅五使》云："五官者，五脏之阅也。鼻者，肺之官也。目，肝之官也。口唇者，脾之官也。舌者，心之官也。耳者，肾之官也。"

《素问·刺热》云："肝热病者，左颊先赤；心热病者，颜先赤；脾热病者，鼻先赤；肺热病者，右颊先赤；肾热病者，颐先赤。"

《灵枢·五色》云："肺病者，喘息鼻张。肝病者，眦青。脾病者，唇黄。心病者，舌卷短，颧赤。肾病者，颧与颜黑。"

《素问·痿论》云："肺热者，色白而毛败；心热者，色赤而络脉溢；肝热者，色苍而爪枯；脾热者，色黄而肉蠕动；肾热者，色黑而齿槁。"

《望诊遵经》云："（素问）刺热篇曰：肝热病者，左颊先赤。肺热病者，右颊先赤。心热病者，颜先赤。肾热病者，颐先赤。脾热病者，鼻先赤。此热病之藏部也。热病从所部而起者，至期而已，言至其气正之时日而愈也。推而论之，则热病之死生间甚，时日之王相休囚，皆可按法而究焉。"

《万氏秘传片玉心书·活幼指南赋》云："欲观气色，先分部位；左颊兮青龙属肝；右颊兮白虎属肺。天庭高而离阳心火；地角低而坎阴肾水。鼻在面中，脾通土气。观乎色之所现，知其病之所起。"

《医宗金鉴·四诊心法要诀》云："五脏之色，随五形之人而见，百岁不变，故为主色也。四时之色，随四时加临，推迁不常，故为客色也。春气通肝，其色当青；夏气通心，其色当赤；秋气通肺，其色当白；冬气通肾，其色当黑；长夏四季之气通脾，其色当黄，此为四时常则之色也。主色者，人之藏气之所生也。客色者，岁气加临之所化也。夫岁气胜人气为顺，故曰客胜主为善。人气胜岁气为逆，故曰主胜客为恶。凡所谓胜者，当青反白，当赤反黑，当白反赤，当黑反黄，当黄反青之谓也。"

（三）舌诊法

舌为心之苗、心之窍，脾、肺、肝、肾诸脏系根于心，膀胱足太阳之筋入结舌本，肾足少阴之筋结于枕骨，与足太阳之筋合，故验舌可知经络、脏腑之病。

表8-4　　　　　　　　　　舌诊法

舌诊主要内容		诊察意义
定位	颜色配五脏	黄苔胃经，黑苔脾经，红苔胆经，紫红苔肾经，苔上起杨梅刺焦干，黑中有红点者是肝经。再纯黑亦是脾经，鲜红有刺，亦是胆经，此各经一定之颜色也。其或黑与黄间，红与紫呈，白与黄杂，红与黑形，此兼经互呈之颜色也（《形色外诊简摩·舌部舌色内应脏腑篇》）
		青色：肝胆病；黄色：脾胃病；赤色：心、小肠病；白色：肺、大肠病；黑色：肾、膀胱病（《望诊遵经》）
	部位配五脏	舌尖主心，舌中主脾胃，舌边主肝胆，舌根主肾（江笔花）
定性	舌质、舌苔	红：热；白：寒；黄：湿、温；青：瘀、郁
病势	胃气	有胃气则生，无胃气则死，如舌光无苔、舌卷缩、舌苔如积雪等

（四）目诊法

目者，一身之精华所萃，色藏于内而发见于外，肝开窍于目，《河间六书》称："眼通五脏，气贯五轮。"《形色外诊简摩》称："五脏六腑之津液，尽上渗于目。"故可察目以诊病，进行病性、病位、病势推断。

表 8-5　　　　　　　　　　　目诊法

目诊主要内容	诊察意义
察神气	有神则精明光彩，黑白如常。实则阳光灿烂，虚则阴翳朦胧。若失其神，则昏昧不明，远近不辨（《慎斋遗书·二十六字元机》）
察五轮	肉轮（胞睑）：脾；血轮（两眦）：心；气轮（白睛）：肺；风轮（黑睛）：肝；水轮（瞳神）：肾
察目色	目赤色者病在心，白在肺，青在肝，黄在脾，黑在肾，黄色不可名者，病在胸中（《灵枢·论疾诊尺》）

附：声音诊法

"五音者，五行之声音也。"天有六气，徵为五声，以五音建五运。《类经图翼·运气》称："大运、主运、客运，皆有五音之属。"天之五音六律应于人之五脏六腑。

古人以声音特点表征发音者的脏腑特点，故听声音也成为一种诊病之法。《医宗金鉴·四诊心法要诀》称："五音即审，五声当明，声为音本，音以声生，声之余韵，音遂以名，角徵宫商，并羽五声。"

表 8-6　　　　　　　　　　声音诊法

五音本属	五音建运	五音特点	诊察意义
角：木（触也，阳气触动而生）	木曰角，其位丁壬之岁。（春：角木）	调而直	以声音特点辨脏腑盛衰，以声音失常辨病位所在
徵：火（止也，物盛则止也）	火曰徵，其位戊癸之岁。（夏：徵火）	和而美	
宫：土（申也，土为中，为建极）	土曰宫，其位甲己之岁。（长夏：宫土）	大而重	
商：金（强也，象金性之坚强）	金曰商，其位乙庚之岁。（秋：商金）	和利而扬	
羽：水（舒也，阳气复，万物舒）	水曰羽，其位丙辛之岁。（冬：羽水）	深而和	

如《素问·宣明五气》云："五气所病，心为噫，肺为咳，肝为语，脾为吞，肾为欠为嚏，胃为气逆为哕、为恐，大肠小肠为

泄，下焦溢为水，膀胱不利为癃，不约为遗溺，胆为怒，是谓五病。"

《医宗金鉴·四诊心法要诀》云："喜心所感，忻散之声。怒心所感，忿厉之声。哀心所感，悲嘶之声。乐心所感，舒缓之声。敬心所感，正肃之声。爱心所感，温和之声。"

《医宗金鉴·幼科心法要诀》听声云："诊儿之法听五声，聆音察理始能明，五声相应五脏病，五声不和五脏情。心病声急多言笑，肺病声悲音不清，肝病声呼多狂叫，脾病声歌音颤轻，肾病声呻长且细，五音昭著证分明。"

《推拿抉微·辨小儿五音》称："陈紫山曰：五音以应五脏，金声响，土声浊，木声长，水声清，火声燥。肝病声悲，肺病声促，心病声雄，脾病声慢，肾病声沉，大肠病声长，小肠病声短，胃病声远，胆病声清，膀胱病声微。声清者，气弱也，重浊者，痛与风也；高声者，热欲狂也；声噎者，气不顺也。喘者气促也，声急者惊也，声塞者痰也，声战者寒也，声浊沉静者疳也，喷嚏者伤风也，呵欠者神倦也，声沉不响者病势危也，如生来不大啼哭声啾唧者夭也。既知其声音，又当辨其气色，即知其病之根源矣。"

第二节　五运六气指导的遣方用药规律

一、五运六气遣方治疗要点

以五运六气理论指导临床辨病立法制方达变，历代医家获益良多，部分文献明言所载医案是以五运六气理论指导而获得满意或突出疗效的，部分文献认为历代医案书写格式中的年月时间记录，是为明示其时五运六气特征而设，针对历代医案的五运六气理论研究尚在探索之中。

概括而言，在五运六气理论指导下，临床遣方用药在常规辨证论治基础上强调因时治宜，应注意以下要点：

1. 依变权衡

主运、主气为四时之常，客运、客气为四时之变，主客加临有顺逆之法。如《素问·至真要大论》云："厥阴司天，其化以风；

少阴司天，其化以热；太阴司天，其化以湿；少阳司天，其化以火；阳明司天，其化以燥；太阳司天，其化以寒。"各具变化特点。五运六气次第流行，有太过不及、先天后天、淫胜报复、郁极乃发等变化，故临证之时需重视五运六气变化对疾病发生、发展、转归、预后造成的影响，及时依法调整遣方用药。

2. 同病异治

各岁五运六气衰旺不同，同一疾病的所主病机、证候也常有差异。如甲己化土，六甲年（甲子、甲寅、甲辰、甲午、甲申、甲戌）"岁土太过，雨湿流行"（《素问·气交变大论》），六己年（己丑、己卯、己巳、己未、己酉、己亥）"岁土不及，风乃大行"（《素问·气交变大论》）。《素问·五运行大论》曰："气有余，则制己所胜而侮所不胜；其不足，则己所不胜侮而乘之，己所胜轻而侮之。"对同一疾病在不同运、气特征之时出现的疾病病机、证候变化规律应加以重视，遣方用药大法应随之而变，不可执一而终。

3. 同方异效

历代重视临证经验的效方传承，但效方临证运用的效果在不同时期存在很大差异，其认证不准、选方失效的原因应考虑五运六气变化因素。合格的中医师必然掌握了常规的辨证论治规律，不应出现认证不准的选方失误，但因气、运变化造成的病证细微变化并非全体医生所能把握。参悟复杂的天地阴阳变化之理，如大运气、小运气格局变化等，在临证遣方用药时的酌情变化，是高明医生所掌握的临证技能。

4. 把握施治时间

"五脏受气于其所生，传之于其所胜。气舍于其所生，伤于其所不胜"。"以胜相加，至其所生而愈，至其所不胜而甚，至于所生而持，自得其位而起。"随五运六气格局而可观测或推导疾病的愈、甚、持、起的病情变化规律，包括疾病的死生之期和间甚之时，故临证时可以依据五运六气格局及脏腑虚实变化规律，把握最佳施治时间以求事半功倍，或者预知病情可能恶化的时间，采取一定预防措施以遏其传变。如"见肝之病，知肝传脾，当先实脾，四季脾王不受邪，即勿补之"，把握合适时机予以治疗。

5. 辨别禀赋特点

依据胎运规律把握病人的禀赋特点，在辨证论治之时适当考虑病人禀赋所致的脏腑、经络盛衰倾向对疾病产生的影响，在遣方用药之时予以权衡斟酌。如丁壬化木，丁壬年出生之人多见肝火上炎型眩晕，临证之时可增加相应的用药比重。此法综合考虑五运六气格局对病人的本体特点和疾病趋向的共同影响，人之本与病之本共同参验，以提高疗效。

五运六气是一个大系统理论①，强调对多重因素的综合与调谐。在临床之时，还应不断学习、体会、研究，发挥其应有的理论指导与临证提高作用。本节仅就临床较为重要的五运六气遣方用药问题进行探讨，期以抛砖引玉。

二、五运六气所主药食气味所宜

中药具有气味、归经等特殊内涵，四气、五味等中药特性的经验观察与理论提炼，同样受到天地造化之理的影响。本节重点探讨药食气味所宜、司岁备物问题，补充五运六气原理与格局章节中未及讨论的内容，重复者不再备述。

（一）药食气味各具功用

《素问·六节藏象论》云："天食人以五气，地食人以五味。五气入鼻，藏于心肺，上使五色修明，音声能彰。五味入口，藏于肠胃，味有所藏，以养五气，气和而生，津液相成，神乃自生。"又曰："形不足者，温之以气；精不足者，补之以味。"后世以四气、五味归纳中药特点，并列有不同气、运特征的药、食所主、所宜。不同气、运格局下的药食所主所宜参见五运六气基本格局节的相关论述。

药物各具气、味功用。张元素曰："凡同气之物必有诸味，同味之物必有诸气。气味各有浓薄，故性用不同。"李杲曰："一物之内，气味兼有；一药之中，理性具焉。或气一而味殊，或味同而气异。"王好古曰："本草之味有五，气有四。然一味之中有四气，如辛味则石膏寒、桂附热、半夏温、薄荷凉之类是也。有使气者，

---

① 孟庆云. 五运六气：医学气象历法. 吉林中医药. 1984，（4）：5-8

使味者，气味俱使者，先使气而后使味者，先使味而后使气者。有
一物一味者，一物三味者；一物一气者，一物二气者。或生熟异气
味，或根苗异气味。或温多而成热，或凉多而成寒，或寒热各半而
成温。或热者多，寒者少，寒不为之寒；或寒者多，热者少，热不
为之热，不可一途而取也。或寒热各半，昼服则从热之属而升，夜
服则从寒之属而降；或阳则从热，阴则从寒，变化不一如此。况四
时六位不同，五运六气各异，可以轻用为哉。"

表 8 - 7 王好古《汤液本草·东垣先生药类法象》气味法象

用药法象	气味功用
药性要旨	辛、甘、淡、酸、苦、咸，五味是也，皆象于地。辛、甘、淡者，地之阳也。酸、苦、咸者，地之阴也。此乃地之阴阳也
	味之薄者，为阴中之阳，味薄则通，酸、苦、咸、平是也。味之厚者，为阴中之阴，味厚则泄，酸、苦、咸、寒是也。气之厚者，为阳中之阳，气厚则发热，辛、甘、温、热是也。气之薄者，为阳中之阴，气薄则发泄，辛、甘、淡、平、凉、寒是也
	轻清成象（味薄，茶之类）本乎天者亲上；重浊成形（味厚，大黄之类）本乎地者亲下
	气味辛甘发散为阳，酸苦涌泄为阴
	清阳发腠理，清之清者也；清阳实四肢，清之浊者也；浊阴归六腑，浊之浊者也；浊阴走五脏，浊之清者也（张元素曰：附子气浓，为阳中之阳；大黄味浓，为阴中之阴。茯苓气薄，为阳中之阴，所以利小便，入手太阳，不离阳之体也；麻黄味薄，为阴中之阳，所以发汗，入手太阴，不离阴之体也）
	苦药平升，微寒平亦升；甘辛药平降，甘寒泻火；苦寒泻湿热，苦甘寒泻血热
	苦泄，甘缓，酸收，咸软，淡渗泄，辛散
五脏气味补泻	肝、胆：味辛补酸泻；气温补凉泻（肝胆之经，前后寒热不同，逆顺互换，入求责法） 心、小肠：味咸补甘泻；气热补寒泻（三焦、命门补泻同） 脾、胃：味甘补苦泻；气温凉寒热补泻各从其宜（逆从互换，入求责法） 肺、大肠：味酸补辛泻；气凉补温泻 肾、膀胱：味苦补咸泻；气寒补热泻
五方之正气味	东方：甲风、乙木，其气温，其味甘，在人以肝胆应之 南方：丙热、丁火，其气热，其味辛，在人以心、小肠、三焦、包络应之 中央：戊湿，其本气平，其兼气温凉寒热，在人以胃应之 中央：己土，其本味咸，其兼气辛甘酸苦，在人以脾应之 西方：庚燥、辛金，其气凉，其味酸，在人以肺、大肠应之 北方：壬寒、癸水，其气寒，其味苦，在人以肾、膀胱应之

古人擅以药食气味养生、疗病。孙思邈曰：精以食气，气养精以荣色；形以食味，味养形以生力。精顺五气以灵，形受五味以成。若食气相反则伤精，食味不调则损形。是以圣人先用食禁以存生，后制药物以防命，气味温补以存精形。春宜省酸增甘以养脾，夏宜省苦增辛以养肺，秋宜省辛增酸以养肝，冬宜省咸增苦以养心，四季宜省甘增咸以养肾。

药物可依六气归类，元代王好古《汤液本草》举东垣先生药类法象如表8-8。

表8-8   药物依六气归类法象

药类法象	气味特点	药物举例
风升生	味之薄者，阴中之阳，味薄则通，酸、苦、咸、平是也	防风（纯阳，性温，味甘辛），升麻（气平，味微苦），柴胡（气平，味苦甘辛），羌活（气微温，味苦甘平），威灵仙（气温，味苦），葛根（气平，味甘），独活（气微温，味苦甘平），细辛（气温，味大辛），桔梗（气微温，味甘辛），白芷（气温，味大辛），藁本（气温，味大辛），鼠粘子（气平，味辛），蔓荆子（气清，味辛），川芎（气温，味辛），天麻（气平，味苦），秦艽（气微温，味苦辛平），荆芥（气温，味苦辛），麻黄（气温，味甘苦），前胡（气微寒，味苦），薄荷（气温，味苦辛）
热浮长	气之厚者，阳中之阳，气厚则发热，辛、甘、温、热是也	黑附子（气热，味大辛），乌头（气热，味大辛），干姜（气热，味大辛），生姜（气温，味辛），良姜（气热，味辛，本味甘辛），肉桂（气热，味大辛），桂枝（气热，味甘辛），草豆蔻（气热，味大辛），丁香（气温，味辛），厚朴（气温，味辛），木香（气热，味苦辛），益智（气热，味大辛），白豆蔻（气热，味大辛），川椒（气热，味大辛），吴茱萸（气热，味苦辛），茴香（气平，味辛），延胡索（气温，味辛），缩砂（气温，味辛），红蓝花（气温，味辛），神曲（气大暖，味甘）
湿化成	戊湿，其本气平，其兼气温凉寒热，在人以胃应之。己土，其本味咸，其兼味辛甘咸苦，在人以脾应之	黄芪（气温平，味甘），人参（气温，味甘），甘草（气平，味甘），当归（气温，味辛，一作味甘），熟地黄（气寒，味苦），半夏（气微寒，味辛平），白术（气温，味甘），苍术（气温，味甘），陈皮（气温，味微苦），青皮（气温，味辛），藿香（气微温，味辛），槟榔（气温，味辛），蓬莪术（气平，味苦辛），京三棱（气平，味苦），阿胶（气微温，味甘苦），诃子（气温，味苦），杏仁（气温，味甘苦），大麦（气温，味咸），桃仁（气温，味甘苦），紫草（气寒，味苦），苏木（气平，味甘咸。一作味酸）

药类法象	气味特点	药物举例
燥降收	气之薄者，阳中之阴，气薄则发泄，辛、甘、淡、平、寒、凉是也	茯苓（气平，味甘），泽泻（气平，味甘），猪苓（气寒，味甘），滑石（气寒，味甘），瞿麦（气寒，味苦辛），车前子（气寒，味甘），灯心草（气平，味甘），五味子（气温，味酸），桑白皮（气寒，味苦酸），天门冬（气寒，味微苦），白芍药（气微寒，味酸），麦门冬（气寒，味微苦），犀角（气寒，味苦酸），乌梅（气平，味酸），牡丹皮（气寒，味苦），地骨皮（气寒，味苦），枳壳（气寒，味苦），琥珀（气平，味甘），连翘（气平，味苦），枳实（气寒，味苦酸），木通（气平，味甘）
寒沉藏	味之厚者，阴中之阴，味厚则泄，酸、苦、咸、气寒是也	大黄（气寒，味苦），黄柏（气寒，味苦），黄芩（气寒，味苦），黄连（气寒，味苦），石膏（气寒，味辛），龙胆草（气寒，味大苦），生地黄（气寒，味苦），知母（气寒，味大辛），防己（气寒，味大苦），茵陈（气微寒，味苦平），朴硝（气寒，味苦辛），栝楼根（气寒，味苦），牡蛎（气微寒，味咸平），玄参（气寒，味微苦），山栀子（气寒，味微苦），川楝子（气寒，味苦平），香豉（气寒，味苦），地榆（气微寒，味甘咸）

（二）药食各有宜忌

药物、食物各有性味特点，不同的疾病适用不同性味的药物或食物，且有不宜食用的药食之品。本节列举部分文献所论药类法象与宜忌，可与五运六气原理与格局章节所论不同运、气特征下的性味宜忌互参，为临证遣方用药的参考。

1. 气味各有所归、各有所病

王冰曰："五气者，燥气凑肝，焦气凑心，香气凑脾，腥气凑肺，腐气凑肾也。气藏于心肺而明色彰声也。味藏于肠胃而养五气。"《灵枢·五味论》云："五味入于口也，各有所走，各有所病。酸走筋，多食之，令人癃；咸走血，多食之，令人渴；辛走气，多食之，令人洞心；苦走骨，多食之，令人变呕；甘走肉，多食之，令人悗心。"

《本草纲目·序例》云：五味入胃，喜归本脏。肝欲酸，心欲苦，脾欲甘，肺欲辛，肾欲咸，此五味合五脏之气也。有余之病宜本味通之，有五宜：青色宜酸，肝病宜食麻、犬、李、韭；赤色宜苦，心病宜食麦、羊、杏、薤；黄色宜甘，脾病宜食粳、牛、枣、葵；白色宜辛，肺病宜食黄黍、鸡、桃、葱；黑色宜咸，肾病宜食大豆黄卷、猪、栗、藿。五脏不足之病，有五禁：肝病禁辛，宜食甘，粳、牛、枣、葵；心病禁咸，宜食酸，麻、犬、李、韭；脾病禁酸，宜食咸，大豆、豕、栗、藿；肺病禁苦，宜食苦，麦、羊、杏、薤；肾病禁甘，宜食辛，黄黍、鸡、桃、葱。本脏之味自伤也，则有五走，酸走筋，筋病毋多食酸，多食令人癃；酸气涩收，胞得酸而缩卷，故水道不通也。苦走骨，骨病毋多食苦，多食令人变呕。苦入下脘，三焦皆闭，故变呕也。甘走肉，肉病毋多食甘，多食令人悗心；甘气柔润，胃柔则缓，缓则虫动，故悗心也。辛走气，气病毋多食辛，多食令人洞心；辛走上焦，与气俱行，久留心下，故洞心也。咸走血，血病毋多食咸，多食令人渴；血与咸相得则凝，凝则胃汁注之，故咽路焦而舌本干。本脏之味伐其所胜也，即脏气偏胜也，则有五过：味过于酸，肝气以津，脾气乃绝，肉胝胎而唇揭；味过于苦，脾气不濡，胃气乃厚，皮槁而毛拔；味过于甘，心气喘满，色黑，肾气不平，骨痛而发落；味过于辛，筋脉沮绝，精神乃失，筋急而爪枯；味过于咸，大骨气劳，短肌，心气抑，脉凝涩而变色。

2. 脏腑标本用药法式

气味所入脏腑各异，可根据病证、脏腑选用适宜药物进行治疗。张元素做《脏腑标本寒热虚实用药式》，收载于《本草纲目》等后世文献，可结合五运六气之理作为临证参考。

´表 8 - 9　　　　　　张元素《脏腑标本寒热虚实用药式》

脏腑功用	本病、标病	五脏用药式
肝：藏魂，属木。胆火寄于中。主血，主目，主筋，主呼，主怒	本病：诸风眩晕，僵卧强直，惊痫，两胁肿痛，胸肋满痛，呕血，小腹疝痛，癥瘕，女人经病 标病：寒热疟，头痛吐涎，目赤面青，多怒，耳闭颊肿，筋挛卵缩，丈夫癫疝，女人少腹肿痛、阴病	有余泻之：肝实则为有余，故用泻。下分五法 　泻子：甘草（心为肝之子，泻心火所以泻子也） 　行气：香附，川芎，瞿麦，牵牛，青橘皮 　（气滞则血凝，行血中之气正以行血也） 　行血：红花，鳖甲，桃仁，莪术，京三棱，穿山甲，大黄，水蛭，虻虫，苏木，牡丹皮 　（血凝滞不行则为实，旧血不去则新血不流，破血乃所以行血也） 　镇惊：雄黄，金箔，铁落，珍珠，代赭石，夜明砂，胡粉，银箔，铅丹，龙骨，石决明 　（邪入肝经则魂不安而善惊，逐风热、坠痰涎皆所以镇之也） 　搜风：羌活，荆芥，薄荷，槐子，蔓荆子，白花蛇，独活，皂荚，乌头，防风，白附子，僵蚕，蝉蜕（肝主风木，故诸风属肝，搜风之法于肝经独详） 不足补之：肝虚则为不足。下分三法 　补母：枸杞，杜仲，狗脊，熟地黄，苦参，萆薢，阿胶，菟丝子（肾为肝之母，补肾即所以补肝也） 　补血：当归，牛膝，续断，白芍药，血竭，没药，川芎（血宜流通而恶壅滞，补血之中兼以活血乃善用补也） 　补气：天麻，柏子仁，苍术，菊花，细辛，密蒙花，决明，谷精草，生姜（木性条达，郁遏之则其气不扬，辛以补之所以达其气） 本热寒之： 　泻木：芍药，乌梅，泽泻（木中有火，泻木亦不外泻火，但酸以泻木，咸以泻火，泻中有补） 　泻火：黄连，龙胆草，黄芩，苦茶，猪胆（泻其有余，但不用攻伐，止用寒凉，亦是和解之法） 　攻里：大黄（行血亦攻里） 标热发之：邪入肝经，寒变为热，故不言标寒 　和解：柴胡，半夏（肝之表，少阳也，故用少阳和解之法） 　解肌：桂枝，麻黄（解肌而用太阳发表药）

续表

脏腑功用	本病、标病	五脏用药式
心：藏神，为君火。包络为相火，代君行令。主血，主言，主汗，主笑	本病：诸热瞀瘛，惊惑谵妄烦乱，啼笑詈骂，怔忡健忘，自汗，诸痛痒疮疡 标病：发热畏寒战栗，舌不能言，面赤目黄，手心烦热，胸胁满，痛引腰背、肩胛、肘臂	火实泻之：心属火，邪气有余则为火实，故用泻。下分四法 　泻子：黄连，大黄（泻脾胃之热而心火自清） 　气：甘草，人参，赤茯苓，木通，黄柏（火入上焦则肺气受伤，甘温以益元气而热自退。火入下焦，则小肠与膀胱气化不行，通水道，泻肾水，正以导赤也） 　血：丹参，牡丹，生地黄，元参（火入血分则血热，凉血所以泻火） 　镇惊：朱砂，牛黄，紫石英（邪入心包则神不安，化痰清热兼以重坠） 神虚补之：心藏神，正气不足则为神虚。下分三法 　补母：细辛，乌梅，酸枣仁，生姜，陈皮（肝虚则无以生火，故补心必先补肝） 　气：桂心，泽泻，白茯苓，茯神，远志，石菖蒲（膻中清阳之气不足，当温以补之，即降浊升清亦所以为补也） 　血：当归，熟地黄，乳香，没药（补心必先补血，生新去滞） 本热寒之：心虚则寒 　泻火：黄芩，竹叶，麦门冬，芒硝，炒盐（虚用甘寒，实用苦寒） 　凉血：地黄，栀子，天竺黄（但泻血中之火则为凉血） 标热发之：心经在上，非寒邪所能干，且心主血脉，邪入于脉，已非在表，有热无寒可知 　散火：甘草，独活，麻黄，柴胡，龙脑（火郁则发之，升散之药所以顺其性而发之）

脏腑功用	本病、标病	五脏用药式
脾：藏意，属土，为万物之母。主营卫，主味，主肌肉，主四肢	本病：诸湿肿胀，痞满，噫气，大小便闭，黄疸痰饮，吐泻霍乱，心腹痛，饮食不化。 标病：身体胕肿，重困嗜卧，四肢不举，舌本强痛，足大趾不用，九窍不通，诸痉项强	土实泻之：脾气太实，则中央枢轴不灵，故用泻。下分三法 　泻子：诃子，防风，桑白皮，葶苈（土满则肺气壅遏，泻肺气所以消满） 　吐：豆豉，栀子，萝卜子，常山，瓜蒂，郁金，虀汁，藜芦，苦参，赤小豆，盐汤，苦茶（痰血食积，壅塞上焦，涌而去之。积虽在胃，而病生于脾也） 　下：大黄，芒硝，青礞石，大戟，甘遂，续随子，芫花，甘遂（驱逐痰水，土不足以制水，每生积饮之证，故与肠胃三焦下热结之法稍异） 土虚补之：土为万物之母，而寄旺于四时，土虚则诸脏无所秉承，故用补。下分三法 　补母：桂心，茯苓（益心火，所以生脾土也） 　气：人参，黄芪，升麻，葛根，甘草，陈橘皮，藿香，葳蕤，缩砂仁，木香，扁豆（气属阳，阳气旺则湿不停，而脾能健运） 　血：白术，苍术，白芍药，胶饴，大枣，干姜，木瓜，乌梅，蜂蜜（脾统血，喜温而恶寒，寒湿伤脾，则气病而血亦病，甘温益脾，则阳能生阴，所以和血而补血也） 本湿除之：不言寒热，实兼寒热也。下分二法 　燥中宫：白术，苍术，橘皮，半夏，吴茱萸，南星，草豆蔻，白芥子（燥湿所以健脾，湿去而热自除） 　洁净府：木通，赤茯苓，猪苓，藿香（行水乃以除湿，故治湿必利小便） 标湿渗之：脾之经络受伤者，不止于湿，外感之湿中人不止脾之一经。脾专言湿，举一以概其余也 　开鬼门：葛根，苍术，麻黄，独活（湿从汗解，风能燥湿）

续表

脏腑功用	本病、标病	五脏用药式
肺：藏魄，属金，总摄一身元气。主闻，主哭，主皮毛	本病：诸气膹郁，诸痿，喘呕，气短，咳嗽上逆，咳唾脓血，不得卧，小便数而欠，遗失不禁。 标病：洒淅寒热，伤风自汗，肩背痛冷，臑臂前廉痛	气实泻之：肺主气实者，邪气之实也，故用泻，下分四法 　泻子：泽泻，葶苈，桑白皮，地骨皮（泻膀胱之水） 　除湿：半夏，白矾，白茯苓，薏苡仁，木瓜，橘皮（去胃中湿痰） 　泻火：粳米，石膏，寒水石，知母，诃子（君火宜清，相火有从逆两治，气实只宜逆治） 　通滞：枳壳，薄荷，生姜，木香，厚朴，杏仁，皂荚，桔梗，紫苏梗（邪气有余，去其滞气） 气虚补之：正气虚，故用补，下分三法 　补母：甘草，人参，升麻，黄芪，山药（补脾胃，益肺中之气） 　润燥：蛤蚧，阿胶，麦门冬，贝母，百合，天花粉，天门冬（补肺中之阴） 　敛肺：乌梅，粟壳，五味子，芍药，五倍子（或收而补之，或敛而降之，宜于内伤，外感禁用） 本热清之：清热不外泻火润燥，前分虚实，此分标本寒热 　清金：黄芩，知母，麦门冬，栀子，沙参，紫菀，天门冬（滋阴降火，甘寒苦寒随虚实而用） 本寒温之：金固畏火而性本寒冷，过用清润，肺气反伤 　温肺：丁香，藿香，款冬花，檀香，白豆蔻，益智仁，缩砂仁，糯米，百部（清肺太过，脾气先伤，故温肺必先温脾胃，亦补母之义） 标寒散之：邪气初入，寒未变为热也 　解表：麻黄，葱白，紫苏（表指皮毛，属太阳，入肌肤则属阳明，入筋骨则属少阳，有浅深不同）

脏腑功用	本病、标病	五脏用药式
肾：藏志，属水，为天一之源。主听，主骨，主二阴	本病：诸寒厥逆，骨痿腰痛，腰冷如冰，足胕肿寒，少腹满急疝瘕，大便闭泄，吐利腥秽，水液澄澈，清冷不禁，消渴引饮 标病：发热不恶热，头眩头痛，咽痛舌燥，脊股后廉痛	水强泻之：真水无所谓强也，膀胱之邪气旺则为水强，泻膀胱乃以泻水也。下分二法 　泻子：牵牛，大戟（木为水之子，水湿壅滞，得风火以助之，结为痰涎，控去痰涎正所以疏肝而泄水也） 　泻腑：泽泻，猪苓，车前子，防己，茯苓（膀胱为肾之腑，泻腑则脏自不实） 水弱补之：肾为水脏，而真阳居于其中，水亏则真阳失其宅，无所依附，故固阳必先补水 　补母：人参，山药（补肺金所以生肾水也） 　气：知母，元参，破故纸，砂仁，苦参（火强则气热，火弱则气寒，寒热皆能伤气，补气之法亦不外泻火、补火二端） 　血：黄柏，枸杞，熟地黄，锁阳，肉苁蓉，山茱萸，阿胶，五味子（阳强则阴亏，无阳亦无以生阴，故滋阴温肾皆所以益精而补血也） 本热攻之：邪热入里，直攻肾脏，非如前补气条中用清热之法可以缓图者也，惟有急攻一法 　下：大承气汤（攻阳明之热，正所以救肾水也，此亦泻实之法） 本寒温之：北方水脏，加以寒邪，恐真阳易至消亡，故有急温一法 　温里：附子，干姜，官桂，白术，蜀椒（非真阳不足，以寒邪犯之，急用温法，故所用皆猛烈之药） 标寒解之：寒邪直入阴分，然尚在经络，未入脏腑 　解表：麻黄，细辛，独活，桂枝（寒邪入于少阴，第可引之从太阳而出，不可过汗以泄肾经） 标热凉之：寒邪入于骨髓，久之变而为热，邪犹在表 　清热：元参，连翘，甘草，猪肤（热自内出，发热而不恶寒，不可发汗，故用清热之法）

续表

脏腑功用	本病、标病	五脏用药式
命门：为相火之原，天地之始，藏精生血，降则为漏，升则为铅，主三焦元气	本病：前后癃闭，气逆里急，疝痛奔豚，消渴膏淋，精漏精寒，赤白浊，溺血，崩中带漏	火强泻之：火强非火实也，水弱故火强，火强则水愈弱，故泻法乃是补法 泻相火：黄柏，知母，牡丹皮，地骨皮，生地黄，茯苓，元参，寒水石（滋阴即以泻火，所谓壮水之主以制阳光） 火弱补之：火居水内，弱则肾虚而真阳衰败，故宜补 益阳：附子，肉桂，益智子，破故纸，沉香，川乌头，硫黄，天雄，乌药，阳起石，舶茴香，胡桃，巴戟天，丹砂，当归，蛤蚧，覆盆（肾中元阳不足，无以藏精而生血，故补火而不失之燥则阳能配阴，而火不耗水。即用燥药，亦必以滋肾之药佐之。所谓益火之源以消阴翳） 精脱固之：血生于阴而精化于阳，阳不能固则精不能藏，故固精属之右肾 涩滑：牡蛎，芡实，金樱子，五味子，远志，山茱萸，蛤粉（涩以止脱，涩之所以固之也）

续表

脏腑功用	本病、标病	五脏用药式
三焦：为相火之用，分布命门元气，主升降出入，游行天地之间，总领五脏六腑、营卫经络、内外上下左右之气，号中清之腑。上主纳，中主化，下主出	本病：诸热瞀瘛，暴病、暴死、暴喑，躁扰狂越，谵妄惊骇，诸血溢血泄，诸气逆冲上，诸疮疡痘疹瘤核。上热则喘满，诸呕吐酸，胸痞胁痛，食饮不消，头上汗出。中热则善饥而瘦，解㑊中满，诸胀腹大，诸病有声，鼓之如鼓，上下关格不通，霍乱吐利。下热则暴注下迫，水液浑浊，下部肿满，小便淋沥或不通，大便闭结，下痢。上寒则吐饮食痰水，胸痹，前后引痛，食已还出。中寒则饮食不化，寒胀，反胃吐水，湿泻不渴。下寒则二便不禁，脐腹冷，疝痛。标病：恶寒战栗，如丧神守，耳鸣耳聋，嗌肿喉痹，诸病胕肿，疼酸惊骇，手小指、次指不用	实火泻之：三焦属火，邪气有余则实。下分三法 汗：麻黄，柴胡，葛根，荆芥，升麻，薄荷，羌活，石膏（实在表则发汗，亦兼诸经解表之法） 吐：瓜蒂，食盐，蘁汁（实在上焦则用吐法） 下：大黄，芒硝（实在中焦、下焦，则用下法） 虚火补之：火不足之证，即寒也，故温之所以为补 上焦：人参，天雄，桂心 中焦：人参，黄芪，丁香，木香，草果 下焦：黑附子，肉桂，硫黄，人参，沉香，乌药，破故纸 本热寒之：虚火即寒 上焦：黄芩，连翘，栀子，知母，元参，石膏，生地黄 中焦：黄连，连翘，生地，石膏 下焦：黄柏，知母，生地，石膏，牡丹皮，地骨皮 标热散之：三焦经脉在上，且少阳居表里之间，无所谓标寒也，故不言标寒 解表：柴胡，细辛，荆芥，羌活，葛根，石膏（亦是汗法）

续表

脏腑功用	本病、标病	五脏用药式
胆：属木，为少阳相火，发生万物，为决断之官，十一脏取决于此	本病：口苦，呕苦汁，善太息，心中澹澹，如人将捕之，目昏，不眠 标病：寒热往来，痎疟，胸胁痛，头额痛，耳痛鸣聋，瘰疬结核马刀，足小指、次指不用	实火泻之：木旺生火，火有余则为实 　泻胆：龙胆草，牛胆，猪胆，生蕤仁，生酸枣仁，黄连，苦茶（相火有余则胆实，泻火所以泻胆也） 虚火补之：肝肾亏弱，相火易虚 　温胆：人参，细辛，半夏，当归，炒蕤仁，炒酸枣仁，地黄（胆虚则寒，故宜渐补，补气补血所以温之也） 本热平之： 　除火：黄芩，黄连，芍药，连翘，甘草（多降火之药，此兼言其虚） 　镇惊：黑铅，水银（肝藏魂，有热则魂不安而胆怯，重以止怯，所以镇之） 标热和之：少阳半表，所主在筋，邪入于筋，较肌肉更深，则寒变为热 　和解：柴胡，芍药，黄芩，半夏，甘草（较解肌更轻）
胃：属土，主容受，为水谷之海	本病：噎膈反胃，中满肿胀，呕吐泻痢，霍乱腹痛，消中善饥，不消食，伤饮食，胃管当心痛，支两胁 标病：发热蒸蒸，身前热，身前寒，发狂谵语，咽痹，上齿痛，口眼㖞斜，鼻痛，鼽衄赤䵟	胃实泻之：中焦阻塞，上下不通。下分二法 　湿热：大黄，芒硝（热胜则湿者化而为燥，故用下法） 　饮食：巴豆，神曲，山楂，阿魏，硇砂，郁金，三棱，轻粉（重者用下，轻者用消） 胃虚补之：土喜冲和，或热或寒，皆伤正气，耗伤津液。下分二法 　湿热：苍术，白术，半夏，茯苓，橘皮，生姜（气虚湿胜，湿胜热生，去湿即所以去热，热去而正气自生） 　寒湿：干姜，附子，草果，官桂，丁香，肉豆蔻，人参，黄芪（补阳乃以健脾，亦以燥胃，故寒去而湿除，乃能上输津液，灌溉周身） 本热寒之：治寒湿之法 　降火：石膏，地黄，犀角，黄连（土生于火，火太过则土焦，降心火乃以清胃热） 标热解之：邪入阳明，则病在肌肉，寒变为热 　解肌：升麻，葛根，豆豉（邪及肌肉，已不在表）

脏腑功用	本病、标病	五脏用药式
大肠：属金，主变化，为传送之官	本病：大便闭结，泄痢下血，里急后重，疝痔脱肛，肠鸣而痛 标病：齿痛喉痹，颈肿口干，咽中如梗，衄衄，目黄，手大指、次指痛，宿食发热，寒栗	肠实泻之：邪气有余，壅滞不通，下分两法 　热：大黄，芒硝，芫花，牵牛，巴豆，郁李仁，石膏（热结于肠，大便不通，寒以下之） 　气：枳壳，木香，橘皮，槟榔（气塞则壅，行气破气则滞自下） 肠虚补之：大肠多气少血，气血不足则虚。下分五法 　气：皂荚（正以其入肠而搜风也） 　燥：桃仁，麻仁，杏仁，地黄，乳香，松子，当归，肉苁蓉（血液枯燥，养血所以润燥） 　湿：白术，苍术，半夏，硫黄（脾虚湿胜，水谷不分，下渗于大肠而为泻泄，燥脾中之湿，所以补母也） 　陷：升麻，葛根（胃中清阳之气陷入下焦，升而举之，升阳除湿之法） 　脱：龙骨，白垩，诃子，粟壳，乌梅，白矾，赤石脂，禹余粮，石榴皮（涩以止滑脱，以收敛正气） 本热寒之：大肠属金恶火，肺火下移大肠，每多无形之热，故宜寒之 　清热：秦艽，槐角，地黄，黄芩（实热则泻，虚热则清） 本寒温之：金寒水冷，每多下利清谷 　温里：干姜，附子，肉豆蔻（温里亦所以补虚） 标热散之：邪入阳明，已变为热，且手阳明经脉在上，非寒邪所干 　解肌：石膏，白芷，升麻，葛根（阳明主肌肉，已非在表，不可发汗）

续表

脏腑功用	本病、标病	五脏用药式
小肠：主分泌水谷，为受盛之官	本病：大便水谷利，小便短，小便闭，小便血，小便自利，大便后血，小肠气痛，宿食夜热旦止 标病：身热恶寒，嗌痛颔肿，口糜耳聋	实热泻之：小肠承胃之下脘而下输膀胱，大肠实热则不能泌别清浊，故用泻。下分二法 　气：木通，猪苓，滑石，瞿麦，泽泻，灯草（气分有热则水谷不分，行水即以导热） 　血：地黄，蒲黄，赤茯苓，栀子，牡丹皮（热入血分则血妄行，清热所以凉血止血） 虚寒补之：小肠属火，化物出焉，虚寒则失其职。下分二法 　气：白术，楝实，茴香，砂仁，神曲，扁豆（胃气虚则湿流小肠而水谷不分，调补胃气即以补小肠之气也） 　血：桂心，延胡索（血分寒虚则多凝滞，补阳行气所以活血而补血也） 本热寒之： 　降火：黄柏，黄芩，黄连，连翘，栀子（心火太旺往往下传于小肠，降心火所以清小肠之上流也） 标热散之：阳邪中上，阴邪中下，手太阳经脉在上，非寒邪所能干 　解肌：藁本，羌活，防风，蔓荆（阳邪每多自汗之证，故不用发表）
膀胱：主津液，为胞之府，气化乃能出，号州都之官，诸病皆干之	本病：小便淋沥，或短数，或黄赤，或白，或遗矢，或气痛 标病：发热恶寒，头痛，腰脊强，鼻窒，足小指不用	实热泻之：实热则津液耗散，泻之以救液也 　泄火：滑石，猪苓，泽泻，茯苓（水不利则火无由泄，行水所以泄火） 下虚补之：膀胱气化乃出，或热或寒皆能伤气，气虚则下焦不固，故用补。下分二法 　热：黄柏，知母（热在下焦，乃真水不足，无阴则阳无以化，宜滋肾与膀胱之阴） 　寒：桔梗，升麻，益智，乌药，山茱萸（虚寒则气结于下，或升或散皆所以通其气，虚寒则元气不固，或温或涩皆所以固其气） 本热利之： 　降火：地黄，栀子，茵陈，黄柏，牡丹皮，地骨皮（清金泻火，亦补母之意，乃隔一治法） 标寒发之：寒邪中下，初入太阳，尤未变为热也 　发表：麻黄，桂枝，羌活，防己，黄芪，木贼，苍术（太阳主表，寒邪入里，急宜驱之使出，故发汗之法较解表尤重）

3. 四时气味各有宜忌

四时各有所宜、所忌，可依四时特点行加减之法。《本草纲目·四时用药例》云："虽然月有四时，日有四时，或春得秋病，夏得冬病，神而明之，机而行之，变通权宜，又不可泥一也。"

春月宜加辛温之药，薄荷、荆芥之类，以顺春升之气；夏月宜加辛热之药，香薷、生姜之类，以顺夏浮之气；长夏宜加甘苦辛温之药，人参、白术、苍术、黄柏之类，以顺化成之气；秋月宜加酸温之药，芍药、乌梅之类，以顺秋降之气；冬月宜加苦寒之药，黄芩、知母之类，以顺冬沉之气，所谓顺时气而养天和也。

春省酸、增甘以养脾气，夏省苦、增辛以养肺气，长夏省甘、增咸以养肾气，秋省辛、增酸以养肝气，冬省咸、增苦以养心气。此则既不伐天和，而又防其太过，所以体天地之大德也。

王好古曰："四时总以芍药为脾剂，苍术为胃剂，柴胡为时剂，十一脏皆取决于少阳，为发生之始故也。凡用纯寒、纯热之药及寒热相杂，并宜用甘草以调和之，惟中满者禁用甘尔。"

《素问·至真要大论》探讨六气胜复主客、证治病机甚详，可参见五运六气基本格局章节相关论述。《本草纲目》列有"五运六淫用药式"。

表8－10　　　　《本草纲目》五运六淫用药式

六气司天在泉用药	淫胜用药
厥阴司天（巳亥年），风淫所胜，平以辛凉，佐以苦甘，以甘缓之，以酸泻之（厥阴气未为盛热，故以凉药平之）	清反胜之，治以酸温，佐以甘苦
少阴司天（子午年），热淫所胜，平以咸寒，佐以苦甘，以酸收之	寒反胜之，治以甘温，佐以苦酸辛
太阴司天（丑未年），湿淫所胜，平以苦热，佐以酸辛，以苦燥之，以淡泄之。湿上甚而热，治以苦温，佐以甘辛，以汗为故（身半以上，湿气有余，火气复郁，则宜解表流汗而祛之也）	热反胜之，治以苦寒，佐以苦酸
少阳司天（寅申年），火淫所胜，平以酸冷，佐以苦甘，以酸收之，以苦发之，以酸复之（热气已退，时发动者，是为心虚气散不敛，以酸收之，仍兼苦助，乃能除根。热见太甚，则以苦发之。汗已便凉，是邪气尽；汗已犹热，是邪未尽，则以酸收之；已汗又热，又汗复热，是脏虚也，则补其心可也）	寒反胜之，治以甘热，佐以苦辛

续表

六气司天在泉用药	淫胜用药
阳明司天（卯酉年），燥淫所胜，平以苦温，佐以酸辛，以苦下之（制燥之法以苦温。宜下必以苦，宜补必以酸，宜泻必以辛）	热反胜之，治以辛寒，佐以苦甘
太阳司天（辰戌年），寒淫所胜，平以辛热，佐以苦甘，以咸泻之	热反胜之，治以咸冷，佐以苦辛
厥阴在泉（寅申年），风淫于内，治以辛凉，佐以苦，以甘缓之，以辛散之（风喜温而恶清，故以辛凉胜之。佐以苦，随所利也。木苦急，以甘缓之。木苦抑，以辛散之）	清反胜之，治以酸温，佐以苦甘，以辛平之
少阴在泉（卯酉年），热淫于内，治以咸寒，佐以甘苦，以酸收之，以苦发之（热性恶寒，故以咸寒。热甚于表，以苦发之；不尽，复寒制之；寒制不尽，复苦发之，以酸收之。甚者再方，微者一方，可使必已。时发时止，亦以酸收之）	寒反胜之，治以甘热，佐以苦辛，以咸平之
太阴在泉（辰戌年），湿淫于内，治以苦热，佐以酸淡，以苦燥之，以淡泄之（湿与燥反，故以苦热。佐以酸淡，利窍也）	热反胜之，治以苦冷，佐以咸甘，以苦平之
少阳在泉（巳亥年），火淫于内，治以咸冷，佐以苦辛，以酸收之，以苦发之（火气大行于心腹，咸性柔软以制之。以酸收其散气。大法须汗者，以辛佐之）	寒反胜之，治以甘热，佐以苦辛，以咸平之
阳明在泉（子午年），燥淫于内，治以苦温，佐以甘辛，以苦下之（温利凉性，故以苦下之）	热反胜之，治以平寒，佐以苦甘，以酸平之，以和为利
太阳在泉（丑未年），寒淫于内，治以甘热，佐以苦辛，以咸泻之，以辛润之，以苦坚之（以热治寒，是为摧胜，折其气也）	热反胜之，治以咸冷，佐以甘辛，以苦平之

（三）司岁备物

司岁备物为择时采取专精之药立法。“司岁备物”出于《素问·至真要大论》，“帝曰：其主病何如？岐伯曰：司岁备物，则无遗主矣。”王冰注曰：“主病，言采药之岁也。”“谨候司天地所主化者，则其味正当其岁也。故彼药工专司岁气，所收药物则一岁二岁，其所主用无遗略也。”又云：“化于天者，为天气；化于地者，为地气。五毒皆五行之气所为，故所胜者不生，惟司天、在泉之所生者其味正。故药工专司岁气，所收药物则所主无遗略矣。五运有余，则专精之气，药物肥浓，使用当其正气味也。不足，则药不专精而气散，物不纯，形质虽同，力用则异矣。故天气淫于下、地气淫于内者，皆以所胜平治之，如风胜湿、酸胜甘之类是也。"

药物之气味厚薄，随天地之气而变化。草生五色，五色之变，不可胜视。草生五味，五味之美，不可胜极。天食人以五气，地食人以五味。故在天时，宜司岁备物；在地利，在五方五土之宜（《本草崇原》附子）。

元代王好古《汤液本草·东垣先生用药心法》论"药味专精"，言："凡药之昆虫草木，产之有地；根叶花实，采之有时。失其地，则性味少异矣；失其时，则性味不全矣。又况新陈之不同，精粗之不等，倘不择而用之，其不效者，医之过也。《内经》曰：司岁备物。气味之精专也，修合之际，宜加谨焉。"天地生长万物有厚薄之分，其药性味有四气、五味厚薄之别，其治病有堪用、不堪用之异。中医所论药材地道，为药物生长、采用的最佳时间、地点要求，而药材修治、炮炙也可视为人为增进药物道地性的补助方法。

欲采专精之药，必明五运六气司岁之所宜。五运主岁，不足则物薄，有余则物精，非专精则散气，散气则物不纯。质同而异等，形质虽同，力用则异也。故气味有厚薄，性用有躁静，治化有多少，力化有浅深。必谨候气宜，无失病机，以药之性纠治病之偏。

表8-11　　　　　　　　　　司岁备物

五味所归	司天、在泉之化	备药法则
凡物有性，寒、热、温、清、燥、润及五色、五味 五色、五味，以应五运；寒、热、温、清、燥、润，以应六气	上古司岁备物，如少阴君火、少阳相火司岁，则备温热之药；太阳寒水司岁，则备阴寒之药；厥阴风木司岁，则备清凉之药；太阴湿土司岁，则备甘润之药；阳明燥金司岁，则备辛燥之药	司岁备物，得天地之专精；非司岁备物，则气散也 后世不能效上古之预备，因加炮制以助其力，如黄连水浸，附子火炮，即助寒水、君火之义（张隐庵《本草崇原·黄连》）

续表

五味所归	司天、在泉之化	备药法则
故治病者，必明六化，分治五味，五色所主，五脏所宜，乃可以言盈虚病生之绪也	厥阴司天为风化，在泉为酸化，清毒不生。少阴司天为热化，在泉为苦化，寒毒不生。太阴司天为湿化，在泉为甘化，燥毒不生。少阳司天为火化，在泉为苦化，寒毒不生。阳明司天为燥化，在泉为辛化，湿毒不生。太阳司天为寒化，在泉为咸化，热毒不生	本乎天者，天之气；本乎地者，地之气。谨候气宜，无失病机。司岁备物，则无遗主矣 岁物者，天地之专精也。非司岁物则气散，质同而异等也。气味有浓薄，性用有躁静，治保有多少，力化有浅深。上淫于下，所胜平之；外淫于内，所胜治之（《本草纲目·采药分六气岁物》）
	厥阴司天为风化，在泉为酸，化，木司地气，故物化从酸。少阴司天为热化，在泉为苦，化，火司地气，故物化从苦。太阴司天为湿化，在泉为甘，化，土司地气，故物化从甘。少阳司天为炎化，在泉为苦，化，火司地气，故物化从苦。阳明司天为燥化，在泉为辛，化，金司地气，故物化从辛。太阳司天为寒化，在泉为咸，化，水司地气，故物化从咸	谨候气宜，无失病机。其主病何如，言采药之岁也。司岁备物，则无遗主矣。先岁气曰何？天地专精之气，药物精浓。又于使用当其正气也。五运主岁，不足则物薄，有余则物精。非专精即散气，散气则物不纯也，是以质同而异等。形质虽同，力用则异也，气味有厚薄，性用有躁静，治保有多少，力化有浅深，此之谓也（《本草发挥·六化》）

三、五运六气方剂配伍规律

中医临证遣方用药应考虑天地之气运动变化对疾病的影响，依据五运六气之理，采取对应的方剂选方及配伍、加减变化，主要包括三种方法：①依五运六气之理，针对时行民病的病症特点，酌情配伍成特定方剂，文献收录、转载较多的如《三因极一病证方论》的五运、六气组方16首，《宋太医局程文格》也记载有若干五运六气组方。②依五运六气之理及病症机理，在经典成方中选择合适之方，如对伤寒经方的选用等。③在通常辨证论治选方的基础上，依据疾病或病人的五运六气特点，结合五运六气药食所宜原理，对所选方剂进行酌情加减。

（一）《三因极一病证方论》之方

宋代陈无择《三因极一病证方论》有五运之论，称："夫五运六气，乃天地阴阳运行升降之常道也。五运流行，有太过、不及之异；六气升降，则有逆从、胜复之差。凡不合于德化政令者，则为变眚，皆能病人。故《经》云，六经波荡，五气倾移。太过不及，专胜兼并。所谓治化，人应之也，或遇变眚，聿兴灾沴，因郁发以乱其真常，不德而致折复，随人藏气虚实而为病者，谓之时气。与夫感冒中伤，天行疫沴，颖然不同。前哲知夫天地有余、不足、违戾之气，还以天地所生德味而平治之。经论昭然，人鲜留意，恐成湮没，故叙而纪之。"

《三因极一病证方论》列有五运时气民病证治 10 方、六气时行民病证治 6 方，并为后世诸多文献所引用。所列方剂的用药较为平淡，无奇特疗效，但示人以立方之法，临床参考价值较高。

表 8-12　　　　　五运时气民病证治方药

五运时气民病证治	方剂	主治
遇六辛年，涸流之纪，岁水不及，湿乃盛行，民病肿满身重，濡泄寒疡，腰、䐴、膔、股、膝痛不便，烦冤足痿，清厥，脚下痛，甚则跗肿，肾气不行。为木所复，则反面色时变，筋骨并辟，肉眴瘛，目视眈眈，肌肉胗发，气并膈中，痛于心腹	五味子汤：五味子，附子炮、去皮脐，巴戟去心，鹿茸燎去毛、酥炙，山茱萸，熟地黄，杜仲制炒，各等分。上剉散。每服四钱，水盏半，姜七片，盐少许，煎七分，去滓，食前服之	治肾虚坐卧湿地，腰膝重著疼痛，腹胀满，濡泄无度，步行艰难，足痿清厥，甚则浮肿，面色不常。或筋骨并辟，目视眈眈，膈中咽痛
凡遇六壬年，发生之纪，岁木太过，风气流行，脾土受邪，民病飧泄，食减体重，烦冤肠鸣，胁支满。甚则忽忽善怒，眩冒起颠疾。为金所复，则反胁痛而吐，甚则冲阳绝者死	苓术汤：白茯苓，厚朴姜汁制、炒，白术，青皮，干姜炮，半夏汤洗去滑，草果去皮，甘草炙，各等分。上剉散。每服四钱，水盏半，姜三片，枣两枚，煎七分，去滓，食前服之	治脾胃感风，飧泄注下，肠鸣腹满，四肢重滞，忽忽善怒，眩冒颠晕，或左胁偏疼

续表

五运时气民病证治	方剂	主治
遇六癸年，伏明之纪，岁火不及，寒乃盛行，民病胸痛，胁支满，膺背肩胛、两臂内痛，郁冒，蒙昧，心痛暴瘖，甚则屈不能伸，髋髀如别。为土所复，则反惊溏，食饮不下，寒中肠鸣，泄注腹痛，暴挛痿痹，足不能任身	黄芪茯神汤：黄芪，茯神，远志去心、姜汁淹、炒，紫河车，酸枣仁炒，各等分。上剉散。每服四大钱，水盏半，姜三片、枣一枚，煎七分，去滓，食前服	治心虚挟寒，心胸中痛，两胁连肩背，肢满嗌塞，郁冒，蒙昧，髋髀挛痛，不能屈伸。或下利溏泄，饮食不进，腹痛，手足痿痹，不能任身
凡遇六甲年，敦阜之纪，岁土太过，雨湿流行，肾水受邪，民病腹痛清厥，意不乐，体重烦冤，甚则肌肉痿，足痿不收，行善瘈，脚下痛，中满食减，四肢不举。为风所复，则反腹胀，溏泄肠鸣，甚则太谿绝者，死	附子山茱萸汤：附子炮、去皮脐，山茱萸各一两，木瓜干、乌梅各半两，半夏汤洗去滑、肉豆蔻各三分，丁香、藿香各一分。上剉散。每服四钱，水盏半，姜钱七片、枣一枚，煎七分，去滓，食前服	治肾经受湿，腹痛寒厥，足痿不收，腰胯痛，行步艰难，甚则中满，食不下，或肠鸣溏泄
遇六乙年，从革之纪，岁金不及，炎火盛行，民病肩背瞀重，鼽嚏，血便注下。为水所复，则反头脑户痛，延及囟顶，发热口疮，心痛	紫菀汤：紫菀茸，白芷，人参，甘草炙，黄芪，地骨皮，杏仁去皮尖，桑白皮炙，各等分。上剉散。每服四钱，水盏半，枣一枚、姜三片，煎七分，去滓，食前服之	治肺虚感热，咳嗽喘满，自汗衄血，肩背瞀重，血便注下。或脑户连囟顶痛，发热口疮，心痛
凡遇六丙年，流衍之纪，岁水太过，寒气流行，邪害心火，民病身热烦心，躁悸阴厥，上下中寒，谵妄心痛，甚则腹大，胫肿喘咳，寝汗憎风。为土所复，则反腹满，肠鸣溏泄，食不化，渴而妄冒，甚则神门绝者，死	川连茯苓汤：黄连、茯苓各一两，麦门冬去心，车前子炒，通草，远志去心、姜汁制、炒，各半两，半夏汤洗去滑，黄芩，甘草炙，各一分。上剉散。每服四钱，水盏半，姜七片、枣一枚，煎七分，去滓，食前服	治心虚为寒冷所中，身热心躁，手足反寒，心腹肿病，喘咳自汗，甚则大肠便血

五运时气民病证治	方剂	主治
遇六丁年，委和之纪，岁木不及，燥乃盛行，民病中清，胠胁小腹痛，肠鸣溏泄。为火所复，则反寒热，疮疡痤痱痈肿，咳而鼽	苁蓉牛膝汤：肉苁蓉酒浸，牛膝酒浸，木瓜干，白芍药，熟地黄，当归，甘草炙，各等分。上为剉散。每服四钱，水盏半，姜三片、乌梅半个，煎七分，去滓，食前服。筋痿脚弱，鹿角屑同煎	治肝虚为燥热所伤，胠胁并小腹痛，肠鸣溏泄，或发热，遍体疮疡，咳嗽支满，鼻鼽
凡遇六戊年，赫曦之纪，岁火太过，炎暑流行，肺金受邪，民病疟，少气咳喘，血溢泄泻，嗌燥耳聋，中热，肩背热甚，胸中痛，胁支满，背䯒并两臂痛，身热骨痛，而为浸淫。为水所复，则反谵妄狂越，咳喘息鸣，血溢泄泻不已，甚则太渊绝者死	麦门冬汤：麦门冬去心，香白芷，半夏汤洗去滑，竹叶，甘草炙，钟乳粉，桑白皮，紫菀取茸，人参，各等分。上剉散。每服四钱，水盏半，姜两片、枣一枚，煎七分，去滓、食前服	治肺经受热，上气咳喘，咯血痰壅，嗌干耳聋，泄泻，胸胁满，痛连肩背，两臂膊疼，息高
遇六己年，卑监之纪，岁土不及，风气盛行，民病飧泄霍乱，体重腹痛，筋骨繇并，肌肉瞤酸，善怒。为金所复，则反胸胁暴痛，下引小腹，善太息，气客于脾，食少失味	白术厚朴汤：白术，厚朴姜炒，半夏汤洗，桂心，藿香，青皮各三两，干姜炮，甘草炙，各半两。上剉散。每服四钱，水盏半，姜三片、枣一枚，煎七分，去滓，食前服之	治脾虚风冷所伤，心腹胀满疼痛，四肢筋骨重弱，肌肉瞤动酸痛，喜怒，霍乱吐泻。或胸胁暴痛，下引小腹，善太息，食少失味
凡遇六庚年，坚成之纪，岁金太过，燥气流行，肝木受邪，民病胁、小腹痛，目赤眦疡，耳无闻，体重烦冤，胸痛引背，胁满引小腹。甚则喘咳逆气，背、肩、尻、阴、股、膝、髀、腨、胻、足痛。为火所复，则暴痛，胠胁不可反侧，咳逆，甚而血溢太冲绝者，死	牛膝木瓜汤：牛膝酒浸、木瓜各一两，芍药，杜仲去皮、姜制、炒丝断，枸杞子，黄松节，菟丝子酒浸，天麻各三分，甘草炙，半两。上剉散。每服四钱，水盏半，姜三片、枣一枚，煎七分，去滓，食前服	治肝虚遇岁气，燥湿更胜，胁连小腹拘急疼痛，耳聋目赤，咳逆，肩背连尻、阴、股、膝、髀、腨、胻皆痛，悉主之

注：凡六壬、六戊、六甲、六庚、六丙岁，乃木火土金水太过，五运先天；六丁、六癸、六己、六乙、六辛岁，乃木火土金水不及，为五运后天。民病所感，治之各以五味所胜调和，以平为期。

宋代陈无择《三因极一病证方论·六气叙论》云："夫阴阳升降，在天在泉，上下有位，左右有纪，地理之应，标本不同，气应异象，逆顺变生，太过不及，悉能病人。世谓之时气者，皆天气运动之所为也。今先次地理本气，然后以天气加临为标，有胜有复，随气主治，则悉见病源矣。"本气自大寒后，"凡一气所管六十日八十七刻半为本气，后以天之六气临御，观其逆从，以药调和，使上下合德，无相夺伦。此天地之纪纲，变化之渊源，不可不深明之。"

表 8 – 13　　　　　　　　六气时行民病证治方药

六气时行民病证治	方剂	主治
子午之岁，少阴君火司天，阳明燥金在泉，气化运行先天。初之气，太阳水加厥阴木，民病关节禁固，腰脽痛，中外疮疡；二之气，厥阴风木加少阴君火，民病淋，目赤，气郁而热；三之气，少阴君火加少阳火，民病热厥心痛，寒热更作，咳喘目赤；四之气，太阴土加湿土，民病黄瘅衄衊，嗌干吐饮；五之气，少阳火加阳明金，民乃康；终之气，阳明金加太阳水，民病上肿咳喘，甚则血溢，下连少腹，而作寒中。治法宜咸以平其上，苦热以治其内，咸以软之，苦以发之，酸以收之	正阳汤：白薇，玄参，川芎，桑白皮炙，当归，芍药，旋覆花，甘草炙，生姜，各半两。上为剉散。每服四钱，水盏半，煎七分，去滓，食前服 自大寒至春分，加杏仁、升麻各半两；自春分至小满，加茯苓、车前子各半两；自小满至大暑，加杏仁、麻仁各一分；自大暑至秋分，加荆芥、茵陈蒿各一分；自秋分至小雪，依正方；自小雪至大寒，加紫苏子半两	治子午之岁，少阴君火司天，阳明燥金在泉，病者关节禁固，腰脽痛，气郁热，小便淋，目赤心痛，寒热更作，咳喘。或鼻衄，嗌咽吐饮，发黄瘅，喘，甚则连小腹而作寒中，悉主之
丑未之岁，太阴湿土司天，太阳寒水在泉，气化运行后天。初之气，厥阴风木加风木，民病血溢，筋络拘强，关节不利，身重筋痿；二之气，大火正，乃少阴君火加君火，民病温疠盛行，远近咸若；三之气，太阴土加少阳火，民病身重胕肿，胸腹满；四之气，少阳相火加太阴土，民病腠理热，血暴溢，疟，心腹膜胀，甚则浮肿；五之气，阳明燥金加燥金，民病皮肤寒气及体；终之气，太阴寒水加寒水，民病关节禁固，腰脽痛。治法用酸以平其上，甘温治其下，以苦燥之、温之，甚则发之、泄之，赞其阳火，令御其寒	备化汤：木瓜干，茯神去木，各一两，牛膝酒浸，附子炮、去皮脐，各三分，熟地黄，覆盆子各半两，甘草一分，生姜三分。上为剉散。每服四大钱，水盏半，煎七分，去滓，食前服 自大寒至春分，依正方；自春分至小满，去附子，加天麻、防风各半两；自小满至大暑，加泽泻三分；自大暑直至大寒，并依正方	治丑未之岁，太阴湿土司天，太阳寒水在泉，病者关节不利，筋脉拘急，身重痿弱，或温疠盛行，远近咸若，或胸腹满闷，甚则浮肿，寒疟血溢，腰脽痛

六气时行民病证治	方剂	主治
寅申之岁，少阳相火司天，厥阴风木在泉，气化运行先天。初之气，少阴君火加厥阴木，民病温，气拂于上，血溢目赤，咳逆头痛，血崩胁满，肤腠中疮；二之气，太阴土加少阴火，民病热郁，咳逆呕吐，胸嗌不利，头痛身热，昏聩脓疮；三之气，少阳相火加相火，民病热中，聋瞑，血溢脓疮，咳呕鼽衄，渴，嚏欠，喉痹目赤，善暴死；四之气，阳明金加太阴土，民病满，身重；五之气，太阳水加阳明金，民避寒邪，君子周密；终之气，厥阴木加太阳水，民病开闭不禁，心痛，阳气不藏而咳。治法宜咸寒平其上，辛温治其内，宜酸渗之，泄之，渍之，发之	升明汤：紫檀香，车前子炒，青皮，半夏汤洗，酸枣仁，蔷薇，生姜，甘草炙，各半两。上为剉散。每服四钱，水盏半，煎七分，去滓，食前服自大寒至春分，加白薇、玄参各半两；自春分至小满，加丁香一钱；自小满至大暑，加漏芦、升麻、赤芍药各半两；自大暑至秋分，加茯苓半两；自秋分至小雪，依正方；自小雪至大寒，加五味子半两	治寅申之岁，少阳相火司天，厥阴风木在泉，病者气郁热，血溢目赤，咳逆头痛，胁满呕吐，胸臆不利，聋瞑渴，身重心痛，阳气不藏，疮疡烦躁
卯酉之岁，阳明司天，少阴在泉，气化运行后天。初之气，太阴湿土加厥阴木，此下克上，民病中热胀，面目浮肿，善眠，鼽衄嚏欠，呕吐，小便黄赤，甚则淋；二之气，少阳相火加少阴君火，此臣居君位，民病疠大至，善暴死；三之气，阳明燥金加少阳相火，燥热交合，民病寒热；四之气，太阳寒水加太阴湿土，此下土克上水。民病暴仆，振栗谵妄，少气，咽干引饮，心痛，痈肿疮疡，寒疟，骨痿，便血；五之气，厥阴风木加阳明燥金，民气和；终之气，少阴君火加太阳寒水，此下克上，民病温。治法宜咸寒以抑火，辛甘以助金，汗之，清之，散之，安其运气	审平汤：远志去心、姜制炒，紫檀香各一两，天门冬去心，山茱萸各三分，白术，白芍药，甘草炙，生姜，各半两。上剉散。每服四钱，水盏半，煎七分，去滓，食前服自大寒至春分，加白茯苓、半夏汤洗去滑、紫苏、生姜各半两；自春分至小满，加玄参、白薇各半两；自小满至大暑，去远志、山茱萸、白术，加丹参、泽泻各半两；自大暑至秋分，去远志、白术，加酸枣仁、车前子各半两；自秋分直至大寒，并依正方	治卯酉之岁，阳明司天，少阴在泉，病者中热，面浮鼻鼽，小便赤黄，甚则淋，或疠气行，善暴仆，振栗谵妄，寒疟，痈肿，便血

续表

六气时行民病证治	方剂	主治
辰戌之岁，太阳司天，太阴在泉，气化运行先天。初之气，乃少阳相火加临厥阴风木，民病瘟，身热头疼，呕吐，肌腠疮疡；二之气，阳明燥金加临少阴君火，民病气郁中满；三之气，太阳寒水加临少阳相火，民病寒，反热中，痈疽注下，心热瞀闷；四之气，厥阴风木加临太阴湿土，风湿交争，民病大热少气，肌肉痿，足痿，注下赤白；五之气，少阴君火加临阳明燥金，民气乃舒；终之气，太阴湿土加临太阳寒水，民乃惨悽孕死。治法，用甘温以平水，酸苦以补火，抑其运气，扶其不胜	静顺汤：白茯苓，木瓜干各一两，附子炮、去皮脐，牛膝酒浸，各三分，防风去叉，诃子炮、去核，甘草炙，干姜炮，各半两。上为剉散。每服四大钱，水盏半，煎七分，去滓，食前服 其年自大寒至春分，宜去附子，加枸杞半两；自春分至小满，依前入附子、枸杞；自小满至大暑，去附子、木瓜、干姜，加人参、枸杞、地榆、香白芷、生姜各三分；自大暑至秋分，依正方，加石榴皮半两；自秋分至小雪，依正方；自小雪至大寒，去牛膝，加当归、芍药、阿胶炒各三分	治辰戌岁，太阳司天，太阴在泉，病身热头痛，呕吐，气郁中满，瞀闷少气，足痿，注下赤白，肌腠疮疡，发为痈疽
巳亥之岁，厥阴风木司天，少阳相火在泉，气化运行后天。初之气，阳明金加厥阴木，民病寒于右胁下；二之气，太阳水加少阴火，民病热中；三之气，厥阴木加少阳火，民病泪出，耳鸣掉眩；四之气，少阴火加太阴土，民病黄瘅胕肿；五之气，太阴土加阳明金，燥湿相胜，寒气及体；终之气，少阳火加太阳水，此下水克上火，民病瘟疠。治法，宜用辛凉平其上，咸寒调其下，畏火之气，无妄犯之	敷和汤：半夏汤洗，枣子，五味子，枳实麸炒，茯苓，诃子炮、去核，干姜炮，橘皮，甘草炙，各半两。上为剉散。每服四钱，水盏半，煎七分，去滓，食前服 自大寒至春分，加鼠粘子一分；自春分至小满，加麦门冬去心、山药各一分；自小满至大暑，加紫菀一分；自大暑至秋分，加泽泻、山栀仁各一分；自秋分直至大寒，并依正方	治巳亥之岁，厥阴风木司天，少阳相火在泉，病者中热，而反右胁下寒，耳鸣，泪出，掉眩，燥湿相搏，民病黄瘅，浮肿，时作瘟疠
六气凡例：凡六气，数起于上而终于下。岁半之前，自大寒后，天气主之；岁半之后，自大暑后，地气主之；上下交互，气交主之。司气以热，用热无犯；司气以寒，用寒无犯；司气以凉，用凉无犯；司气以温，用温无犯。司气同其主，亦无犯；异主，则少犯之，是谓四畏。若天气反时，可依时，及胜其主，则可犯，以平为期，不可过也。		

（二）《宋太医局诸科程文格》之方

《宋太医局诸科程文格》为我国现存较早的国家医学考试试题集，见于清代《四库全书》子部（医家类，九卷），录自明代《永乐大典》（明成祖命解缙等编纂）排纂之文，原为南宋嘉定五年（1212）太医局"搜括近年合格程文，拔颖取尤"，依"崇宁之制"，分类汇集而成，以"开板流传"，"使外方之士知所矜式"。其考题广涉五运六气，以推究阴阳客主之理。9 道诸年五运六气所在所宜考题，各立调一岁过愆之方，用药为正一辅二的奇方，后世少见转载，其立方之法可为参考，临证效果仍待研究。

表 8 - 14　　　　　　　　　　**五运六气所宜奇方**

主治	方剂	药物组成
治甲子年五运六气	附子汤	附子为正，味辛甘、温，大热，有大毒。炮微裂，去皮脐。用一两，剉 干姜为辅，味辛、温，大热，无毒。炮微裂，用半两，剉 术为辅，味苦、甘、温，无毒。用半两，剉 上三味，㕮咀，每服三钱，水一盏半，煎至八分，去渣，温服，不拘时候
治乙丑年五运六气	附子汤	附子为正，味辛、甘、温，大热，有大毒。炮裂去皮脐。用一两 术为辅，味平、甘、温，无毒。用半两 干姜为辅，味辛、温，大热，无毒。炮。用半两 上三味，㕮咀，每服三钱，水一盏半，煎至八分，去渣，温服，不拘时候
治丙辰年五运六气	附子汤	附子为正，味辛、甘、温，大热，有大毒。火炮裂，去皮脐。用一两 术为辅，味苦、甘、温，无毒。用半两 甘草为辅，味甘、平、无毒。微炙。用半两 上三味，㕮咀，每服三钱，水一盏半，生姜七片，煎至七分，去渣，温服，不拘时候
治庚午年五运六气	厚朴汤	厚朴为正，味苦、温，大温，无毒。去粗皮，剉，姜汁炒。用二两 天雄为辅，味辛、甘、温，大温，有大毒。炮裂去皮脐，剉细，用一两 干姜为辅，味辛、温，大热，无毒。用一两，炮，剉 上三味，㕮咀，每服三钱，水一盏半，煎至七分，去渣，温服，不拘时候

续表

主治	方剂	药物组成
治癸酉年五运六气	升麻汤	升麻为正，味甘、苦，微寒，无毒。用一两，剉 人参为辅，味甘，微寒。去芦头。用半两，剉 前胡为辅，味苦，微寒，无毒。用半两 上三味，㕮咀，每服三钱，水一盏半，煎至八分，去渣，温服，不以时候
治癸丑年五运六气	人参汤	人参为正，味甘，微寒，微温，无毒。去芦头。用一两，剉 术为辅，味苦、甘，温，无毒。用半两，剉 甘草为辅，味甘，平，无毒。微炙。用半两，剉 上三味，㕮咀，每服三钱，水一盏半，煎至七分，去渣，通口服，不拘时候
治甲寅年五运六气	人参汤	人参为正，味甘，微寒，微温，无毒。去芦头。用一两 麦门冬为辅，味甘，平，微寒，无毒。去心，日干。用半两 甘草为辅，味甘，平，无毒。微炙。用半两 上三味，㕮咀，每服三钱，水一盏半，煎至八分，去渣，温服，不拘时候
治甲戌年五运六气	附子汤	附子为正，味辛、甘，温，大热，有大毒。炮裂去皮脐。用一两，剉 术为辅，味苦、甘，温，无毒。用半两，剉 干姜为辅，味辛，温，大热，无毒。炮裂。用半两，剉 上三味，㕮咀，每服三钱，水一盏半，煎至七分，去渣，温服
治己巳年五运六气	细辛汤	细辛为正，味辛，温，无毒。用一两，剉 防风为辅，味甘、辛，温，无毒。去芦头。用半两，剉 泽泻为辅，味甘、咸，寒，无毒。用半两，剉 上三味，㕮咀，每服三钱，水一盏半，煎至七分，去渣，温服，不拘时候

（三）《辅行诀》治外感天行之方

《辅行诀五脏用药法要》载有治外感天行的六合神方[1]，以应春、夏、秋、冬及日月初生之时位，称为"六合之正精，升降阴阳，交互金木，既济水火，乃神明之剂"，陶弘景"述（伊尹）

---

① 衣之镖，赵怀舟，衣玉品. 辅行诀五脏用药法要校注讲疏. 北京：学苑出版社，2009

《汤液经法》之要妙"，张仲景《伤寒杂病论》"以药名之，推主之义"，与此为同一学术传承。其方所治为外感流行性疾病，强调"应天地四时之气化，调五脏气化之失常"。

表8-15　　　　　　治外感天行的六合神方

六合方名	组成	特点	所应时位	所应五脏
小阳旦汤	同仲景桂枝汤	阳旦者，升阳之方，以黄芪为主	立春，东北，阴尽阳出、日之初生	脾土
大阳旦汤	同仲景黄芪建中汤加黄芪			
小阴旦汤	同仲景黄芩汤加生姜	阴旦者，扶阴之方，以柴胡为主	立秋，西南，月之初生	
大阴旦汤	同仲景小柴胡汤加芍药			
小青龙汤	同仲景麻黄汤	青龙者，宣发之方，以麻黄为主	春，东方，升发	肝木
大青龙汤	同仲景小青龙汤			
小白虎汤	同仲景白虎汤	白虎者，收重之方，石膏为主	秋，西方，敛降	肺金
大白虎汤	同仲景竹叶石膏汤			
小朱鸟汤	同仲景黄连阿胶鸡子黄汤	朱鸟者，清滋之方，以鸡子黄为主	夏，南方，火热	心火
大朱鸟汤	同仲景黄连阿胶鸡子黄汤加人参、干姜			
小玄武汤	同仲景真武汤	玄武者，温渗之方，附子为主	冬，北方，寒水	肾水
大玄武汤	同仲景真武汤去生姜加干姜、人参、炙甘草			

古今均有学者本于《内经》五运六气之理而阐述伤寒六经之论，所涉内容丰富，有待深入研究。

四、五运六气治疫遣方用药规律

五运六气提出对时令性疫病的独特认识，并在指导疫病防治过程中积累一定临证经验，其治疫的遣方用药原则是因时随病、按症施治、灵活化裁，或按五运、六气特点制定、选用的系列方剂，或按五运、六气特点而调配成方，或根据禀赋、病势化裁治疫成药的服用方法。本节就古人运用五运六气理论治疗时令性疫病的遣方用药配伍规律进行初步探讨。

（一）按不同年份的五运、六气特点而制方

《素问·天元纪大论》云："甲己之岁，土运统之。乙庚之岁，金运统之。丙辛之岁，水运统之。丁壬之岁，木运统之。戊癸之岁，火运统之。"木、火、土、金、水五运有太过、不及之别，风、寒、暑、湿、燥、火六气有主气、客气、司天在泉之分，五运六气加临而有同化、从化等。疫病外所因的天地自然之气、内所因的人体脏腑之气均遵循五运六气时绪规律而变化，疫病亦随五运、六气而有不同年份的证治特点。

宋代陈无择《三因极一病证方论》[1] 依据每年五运、六气及其影响下的时行民病证治特点，制定系列方药 16 组。以己丑年为例，天干计运，己年为土运不及、风气盛行，以飧泄霍乱、体重腹痛、肌肉酸、善怒等脾虚肝旺之症多见。制白术厚朴汤，以治脾虚风冷所伤、心腹胀满疼痛等症，重在健脾，佐以疏肝。其方为白术、厚朴、半夏、桂心、藿香、青皮各三两，炮干姜、炙甘草各半两。地支计气，丑岁为太阴湿土司天，太阳寒水在泉，以胸腹满闷、甚则浮肿、关节不利、身重萎弱、或温疠盛行、远近咸若等湿困凉遏之症多见，制备化汤治之，重在健脾赞阳。其方为木瓜干、茯神各一两，牛膝、炮附子各三分，熟地黄、覆盆子各半两，甘草一分，生姜三分。加减法：自大寒至春分，依正方；自春分至小满，去附子，加天麻、防风各半两；自小满至大暑，加泽泻三分；自大暑直至大寒，并依正方。

白术厚朴汤、备化汤两方各有侧重，制方均考虑天地之气变化与人体脏腑之气的盛衰特点，治以酸平、甘温、苦燥为主，用药中正平和，体现王道之治的"以人为本"配伍思路。《三因极一病证方论》所载五运、六气系列方剂常为后世医书引用，成为一些医

① 宋·陈无择. 陈无择医学全书. 北京：中国中医药出版社，2005：68－74

家临证遣方用药的重要参考，其配伍特色在于由当年五运、六气特点而知候、取法、制方、用药、化裁。

（二）按四时非时之气或时气自病而遣方

四时当有春温、夏热、秋凉、冬寒的气候变化，疫病是由四时非时之气引发。《诸病源候论·疫疠病候》[1] 曰："皆由一岁之内，节气不和，寒暑乖候，或有暴风疾雨，雾露不散，则民多疾疫。"《普济方·时气疫疠》[2] 强调应"治各随其证，以方制之"。

针对疫疠致病的四时非时之气，不同医家制定了不同的遣方方案，大体遵循：春应温反感清凉非时之气，治宜辛温疏风发表；夏应热反感寒凉非时之气，治宜甘温健运；秋应凉反感暑热非时之气，治宜咸寒泄肺；冬应寒反暖，治宜苦寒清热。如《普济方·时气疫疠》记载："疫疠春感清，升麻葛根汤、解肌汤。夏感寒，理中汤、麝香汤、半夏桂甘汤。秋感热，白虎加苍术汤……冬感暖，葳蕤汤。四时通用败毒散、升麻葛根汤。"强调"夏责于心冬责肾，季脾秋肺与春肝"。又《万病回春·瘟疫》[3] 论四时非时之气郁伏而病的用药遣方："冬应寒而反暖者，春发瘟疫也，人参败毒散主之……春应温而反清凉者，夏发燥郁也，大柴胡汤。夏应热而反寒者，秋发寒郁也，五积散主之。秋应凉而反淫雨者，冬发湿郁也，五苓散主之。"

《万氏家传保命歌括·瘟疫》[4] 区别应时气而自病、感非时之气而病，"如春三月，风行于天，其气宜温，清反胜之，肝木受邪，人有病者宜九味羌活汤主之；风温自病，葳蕤汤主之。如夏三月，火行于天，其气宜热，寒反胜之，心火受邪，人有病者宜双解散主之；火热自病，三黄石膏汤主之。如长夏，湿行于天，风反胜之，脾土受邪，人有病者羌活胜湿汤主之；湿气自病，大无神术汤

① 隋·巢元方. 诸病源候论. 北京：人民卫生出版社，1955：64－65
② 明·朱橚. 普济方. 北京：人民卫生出版社，1959：1590
③ 明·龚廷贤. 万病回春. 天津：天津科学技术出版社，1993：96－98
④ 明·万全. 万氏家传保命歌括. 武汉：湖北科学技术出版社，1986：102－103，111－112

主之。如秋三月，清行于天，其气宜凉，火反胜之，肺金受邪，人有病者三黄石膏汤主之；清气自病，宜参苏饮主之。如冬三月，寒行于天，其气宜寒，热反胜之，肾水受邪，人有病者十神汤主之；寒气自病，宜麻黄汤主之。"认为"凡疫病初得一二日之间即如上法，因时随病，加减治之，以得汗而解。"

（三）按不同年份岁运以确定君药

岁运统主一年气候，《素问·五运行大论》云："土主甲己，金主乙庚，水主丙辛，木主丁壬，火主戊癸。"不同年份由于岁运不同，疫病表现的脏腑归经有所差异，制方君药也应随之变化。

《韩氏医通·方诀无隐章》① 载韩懋（飞霞）自制五瘟丹，乙庚之年（金运）黄芩为君，丁壬之年（木运）黄山栀为君，丙辛之年（水运）黄柏为君，戊癸之年（火运）黄连为君，甲己之年（土运）甘草为君，"此五味各随运气为君者，多用一倍也。余四味又与香附子、紫苏为臣者，减半也。"冬至日修合，锦纹大黄三倍煎浓汤熬膏为丸，朱砂、雄黄为衣，贴金备用，用治天行瘟病，具解毒之功，"戊年楚春瘟，人不相吊，予（韩懋）以五瘟丹投泉水，率童子分给，日起数百人。"《万病回春·瘟疫》所载五瘟丹同此。

后世五瘟丹依五运调配之法而组方略有变化，如明代万全《万氏家传保命歌括·瘟疫》五瘟丹，又名代天宣化丸，其甘草为立冬日封青竹筒中而浸厕缸至冬至前三日取出晒干用，实为人中黄，以其年岁运所属药为君，余四味为臣减半，佐以香附、苍术、紫苏、陈皮、雄黄、朱砂又减半，雪水或龙泉水杵丸。《万氏家传痘疹心法·古今经验诸方》② 的代天宣化丸，依《韩氏医通》五瘟丹修合，君臣同前，佐以连翘、山豆根、牛蒡子，雪水煮升麻汁面糊为丸，辰砂为衣，淡竹叶汤下。《松峰说疫·除瘟方》③ 审定五

① 明·韩懋. 韩氏医通. 南京：江苏科学技术出版社，1985：31，17
② 明·万全. 万氏家传痘疹心法. 武汉：湖北科学技术出版社，1985：286
③ 清·刘奎. 松峰说疫. 北京：人民卫生出版社，1987：216 – 218

瘟丹,甲己年君药制甘草亦为人中黄,臣以香附、苏叶、苍术、陈皮,佐以明雄、朱砂,于冬至日制雪水蜜丸,"初感瘟疫者用滚白水送,大热时冷水送,不大便时方用大黄水送"。多主张每冬预制本方以解疫毒,遇天行瘟病时施给以造福一方。

《素问·至真要大论》云:"主病之谓君,佐君之谓臣。"疫病主要表现随不同年份岁运而有所差异,制方依据岁运以确定君药,倍增药量以对应主病,在五瘟丹的配伍中得以充分体现。

(四)依四时之气以化裁疫病通治方

一年之中,主运、主气运行四时之常令,而有春之厥阴风木、夏之少阴君火、少阳相火,长夏之太阴湿土,秋之阳明燥金,冬之太阳寒水。依四时之气变化,对疫病通治成方采取四时不同的配伍,也是五运六气治疫遣方用药的特点之一。

如《三因极一病证方论》所列六气时行民病证治方均依六气的主时而加减化裁。又如《太平惠民和剂局方》[①] 神仙百解散,主治"伤寒遍身疼痛,百节拘急,头目昏痛,肢体劳倦,壮热憎寒,神志不爽;感冒瘟疫瘴气。常服辟瘟疫,治劳倦"。组方:山茵陈、柴胡、前胡、人参、羌活、独活、甘草、苍术、干葛、白芍药、升麻、防风、藁本、藿香、白术、姜半夏各一两。调剂成药依四时加减化裁:"立春以后不加减。立夏以后加柴胡一分,赤茯苓、当归各半两(一方无当归,有黄芩半两)。立秋以后减柴胡一分,不用当归、茯苓,只加炮干姜、肉桂各一分,麻黄半两。立冬以后无加减。"《传信适用方·诸风》[②] 神仙截伤寒四季加减百解散较《局方》少山茵陈一味,称"此药大能调顺三焦,扶表救里,温润肺经,正四时之气,升降阴阳,进美饮食,和解发散,凉汗清肌,退热固表"。

神仙百解散组方以调顺三焦、扶表救里为治,疏表发散之品较多,适用于冬春季邪气郁闭之证,至夏秋之时应适时加减变化。此法也提

---

① 宋·太平惠民和剂局. 太平惠民和剂局方. 北京:人民卫生出版社,2007:58
② 宋·吴彦夔. 传信适用方. 北京:人民卫生出版社,1956:7-9

示，运用常用有效治疫方药时应因时令、随病症而灵活化裁。

（五）按病势、禀赋变通治疫成药的服用方法

丸、散、丹等治疫成药节省药材且便于储存、携带、发放、服用，是疫病用药的常见剂型，各类方书中多载有避瘟丹、救瘟丹、紫雪丹、至宝丸、辟邪丸、竹沥滚痰丸、牛黄清心丸、金不换正气散等治疫成药处方，其目的在于未疫之时制药以备其变，或者遇疫时仁人君子制药以施济。但以不变之成药应对万变之疫病难免有守株待兔之嫌，为此古人归纳出治疫成药的不同服用化裁方法，其与五运六气时绪规律的联系较为隐秘或松散。

随证处方配用治疫成药：治疫成药多含芳香类或不宜作汤剂煎服的药物，或者需特殊药材或制剂工艺，一般具有较强的清解邪毒、开窍醒神作用，与疫病易发于少阴、少阳客气相应。临床常在随证汤药处方中配以治疫成药。如清代《叶氏医案存真·春温症》阳明湿热、痞结心下之证，治用苦降辛泄之药配以至宝丹。清代《王旭高临证医案·温邪门》邪入膻中、神昏之证，急以清泄芳开之药，调服紫雪丹五分，希冀转机。《王旭高临证医案·暑邪门》暑邪内闭之证，投以宣开肺气之药，配玉枢丹四分磨冲。

急以成药挽回危局再随证缓图：对于某些急危重证疫病，无暇缓图，宜急进对证的治疫成药以挽回危局，或即取效，或再图全功。如清代《王氏医案续编》王士雄谓：温邪直入营分，"与神犀丹，佐紫雪，两剂而瘥"。清代陆以湉《冷庐医话·医鉴》称：见风温、湿温等证，"当此即用清营汤、至宝丹、紫雪丹等澌涤中宫，犹可挽回于万一。"清代《叶氏医案存真·暑湿热》载暑风入肺急证医案，治以局方至宝丹芳香逐暑，再商进和脾胃药以全功。

按脏腑气血盛衰而配伍药引：《素问·宝命全形论》云："人以天地之气生，四时之法成。"人体脏腑气血盛衰受时绪规律影响，服用成药时可调制不同的送服汤水，扶正以御邪、助药以纠偏。如《杂病源流犀·治瘟疫方》人中黄丸方后注"气

虚四君子汤下，血虚四物汤下，痰甚二陈汤下，热甚童便下，通用清热解毒汤下"。《保命歌括·瘟疫》丹溪加味三黄丸预解疫毒，也注"气虚者，四君子汤下；血虚者，四物汤下；痰多者，二陈汤下"。

通治方依病证、病情而化裁药引：通治方为加强对证或引经常化裁不同药引以送服药物。如《惠直堂经验方·通治门》乌金丸曰：伤寒葱汤下，霍乱藿香汤下，痰火姜汤下，瘟疫凉水下，驱邪辟瘟砂仁汤下等。再如《局方》对金饮子通治四时伤寒，常规加姜两片煎服；若瘟疫时气较重、头痛壮热，加连须葱白5段、豆豉30粒同煎，药后取汗；若五劳七伤、手脚心热、烦躁不安、肢节酸疼，加柴胡同煎；若伤食，加高良姜同煎；若风疾，加荆芥穗同煎；若头风，加藁本同煎等。

明代《普济方·时气瘴疫》所言，疫病用药"各随十二经上下内外，寒热温凉，四时六气，加减补泻用之。"疫病常随不同的气候条件发生、变化，或由非时之邪乖戾而致，或由当令之气暴烈而成，五运六气阐释天人相应的时绪规律，故疫病表现常随五运六气而异，治疫遣方可按五运六气配伍。既可针对每年五运、六气影响下的时行民病证治特点而立法组方，根据四时变化而遣方选药，也可按五运、六气特点调配相应的治疫成药，逐年改变君药以切合岁运，按时令化裁疫病通治方以切合四时六气。深入探讨五运六气理论对疫病防治诊疗的指导原则，灵活运用天人相应的临证技巧与遣方规律，是提高中医疫病防治能力的有力保障之一。

第三节　五运六气指导的针灸经络治疗规律

一、经络、腧穴的气血流行具时间规律

（一）经络流行气血，沟通脏腑肢节

经络是经脉和络脉的总称，经脉为贯通上下、沟通内外的主

干；络脉为经脉别出的分支，较经脉细小，纵横交错，遍布全身，《灵枢·脉度》称："经脉为里，支而横者为络，络之别者为孙。"经络内属于脏腑，外络于肢节，沟通于脏腑与体表之间，将人体组织联系成为一个整体，借以运行气血、营运阴阳、濡养周身、抗御外邪、协调并平衡人体功能活动。

经络系统包括十二经脉（正经）、奇经八脉及附属于十二经脉的经别、经筋、皮部，十五络、浮络、孙络等。

十二经脉具一定循行走向，《灵枢·逆顺肥瘦》云："手之三阴从脏走手，手之三阳从手走头，足之三阳从头走足，足三阴经从足走腹（胸）。"十二经流注次序为：手太阴肺经→大肠→胃→脾→心→小肠→膀胱→肾→心包→三焦→胆→肝（→手太阴肺经）。奇经八脉蓄积、渗灌、调节十二经气血。督脉为阳脉之海，可调节全身阳经经气，任脉为阴脉之海，可调节全身阴经经气。十二经脉与任、督二脉合称"十四经"，为针灸经络治疗及药物归经的基础。

十二经脉所属三阴三阳及气血流注不同于五运、六气次第，有观点认为，五运六气次第合于天道，十二经脉次第合于地道，天道左旋，地道右旋，故其次第不同。具一定时间次第规律是其共同特点，其中深意仍待探讨。

附：张元素《医学启源》各经引用药。"太阳经，羌活，在下者黄柏，小肠、膀胱也。少阳经，柴胡，在下者青皮，胆、三焦也。阳明经，升麻、白芷，在下者石膏，胃、大肠也。太阴经，白芍药，脾、肺也。少阴经，知母，心、肾也。厥阴经，青皮，在下者柴胡，肝、包络也。以上十二经之药也。"

（二）腧穴为经气流注的特殊位点

人体脏腑经络之气输注于体表的特定部位为腧穴，包括布于经脉的经穴、经外的奇穴、反应点的阿是穴。

《灵枢·根结》指出，足六经的根在四肢末端井穴，结在头、胸、腹的一定部位，窦汉卿《标幽赋》指出十二经脉以四肢为根，以头、胸、腹三部为结。《灵枢·卫气》论十二经的本在四肢，标在头面躯干。根、本均为经气始生始发之地，十二经脉分布于肘、膝关节以下的井、荥、输、经、合穴，称为"五输穴"，为经气所出、所溜、所注、所行、所入之处。原穴为脏腑原气经过和留止的部位，六阳经单独存在，列于输穴之后，六阴经以输为原，十二经脉共"十二原"。《难经》云："五脏六腑之有病者，皆取其原。"

表 8-16   经络腧穴

类别	经络腧穴
十二原穴	太渊肺；大陵心包；太冲肝；太白脾；太溪肾；神门心；阳池三焦；京骨膀胱；丘墟胆；冲阳胃；合谷大肠；腕骨小肠
五脏募穴	中府，肺之募；巨阙，心之募；章门，脾之募；期门，肝之募；京门，肾之募
五脏俞穴	肺俞，三椎下各开寸半；心俞，五椎各开寸半；肝俞，九椎下各开寸半；脾俞，十一椎下各开寸半；肾俞，十四椎下各开寸半
八会穴	腑会中脘；脏会章门；筋会阳陵泉；髓会绝骨；血会膈俞；骨会大杼；脉会太渊；气会膻中

明代杨继洲《针灸大成》载"子午流注十二经井荥俞原经合歌"："手大指内太阴肺，少商为井荥鱼际，太渊之穴号俞原，行入经渠尺泽类。盐指阳明曰大肠，商阳二间三间详，合谷阳溪依穴取，曲池为合正相当。中指厥阴心包络，中冲掌中劳宫索，大陵为俞本是原，间使从容求曲泽。无名指外是三焦，关冲寻至液门头，俞原中渚阳池取，经合支沟天井求。手小指内少阴心，少冲少府井荥寻，神门俞穴为原穴，灵道仍须少海真。手小指外属小肠，少泽流于前谷内，后溪腕骨之俞原，阳谷为经合少海。足大指内太阴脾，井荥隐白大都推，太白俞原商丘穴，阴陵泉合要须知。足大指端厥阴肝，大敦为井荥行间，太冲为俞原都是，经在中封合曲泉。足第二指阳明胃，厉兑内庭须要会，陷谷冲阳经解溪，三里膝下三寸是。足掌心中少阴肾，涌泉然谷天然定，太溪肾俞又为原，复溜阴谷能医病。足第四指少阳经，窍阴为井侠溪荥，俞原临泣丘墟穴，阳辅阳陵泉认真。足小指外属膀胱，至阴通谷井荥当，束骨次寻京骨穴，昆仑经合委中央。"

（三）针灸经络治疗可选取最佳时间

针灸经络治疗是以经络理论为依据，通过针刺、艾灸等刺激经络与腧穴的治疗方法，达到调整脏腑、经络气血运行而养生治病作用。《灵枢·经别》说："夫十二经脉者，人之所以生，病之所以成，人之所以治，病之所以起，学之所始，工之所止也。"针灸经络治疗总以补虚、泻实、疏滞为法，治疗部位除近取经气滞涩的病位外，多远取经气流动旺盛之处，取最佳时间予以刺激治疗以提高疗效。

经络、腧穴具有相应的气血循行、气血流注的时间规律，其时间规律合于人与天地相应的天地造化规律。结合十二经脉气血循行规律及干支日时属性，以腧穴开阖总结某些特殊腧穴的气血流注最佳反应时间，利用经气流行的变化规律以达到提高疗效的目的，在此基础上逐步发展成为子午流注、灵龟八法等按时间推演的针灸经络治疗方法，其取穴法与五运六气理论所示时间规律关系密切。对这些针灸经络治疗方法的研究，在 20 世纪七八十年代促进了五运六气理论的研究深入，参考五运六气之理也可增强其治疗技能的提高与完善。

由于经络腧穴研究尚缺乏实证研究方法及证据，加之其对腧穴开阖时间的推演有不同模式，使得子午流注针法等按时间推演的针灸经络治疗方法同五运六气理论一样引起学术争议。但近年有学者在经络生物电测量研究中发现，井、原等穴位的电阻测量值具有一定的时间变化规律，并与五运六气理论推导相符合，可为临床治疗与研究提供参考。以经络、腧穴、藏象功能的时间变化规律为研究对象，进行严谨的科研设计与科学实验，应当成为未来五运六气研究的新热点。

二、子午流注针法

子午流注针法是以干支配合脏腑，推导井、荥、俞、经、合五俞穴的气血流注盛衰开合时间，按时取穴的治疗方法。子午代表阴极生阳、阳极生阴之时，并具"子午为经，卯酉为纬"的空间含义，流注形容气血的流动转注。《针灸大成·论子午流注之法》称："夫子午流注者，刚柔相配，阴阳相合，气血循环，时穴开阖也。何以子午言之？曰：子时一刻，乃一阳之生，至午时一刻，乃一阴之生。故以子午分之，而得乎中也。流者，往也；注者，住也。"

子午流注针法源于《内经》，完善于金元之后，明清时期针灸经络文献中有大量转载与论述，20世纪七八十年代随着针灸治疗普及、经络实质研究一度掀起研究热潮，可见较多临床研究报告。

金代阎明广《子午流注针经》① 按时开穴法有两种，后世称为"纳甲法"、"养子时刻注穴法"。另有"纳子法"，见于明代高武《针灸聚英》。明代徐凤《针灸大全》整理纳甲法为"子午流注逐日按时定穴歌"广为流传。

《针灸大成》所载，十二经纳天干歌：甲胆乙肝丙小肠，丁心戊胃己脾乡，庚属大肠辛属肺，壬属膀胱癸肾脏，三焦亦向壬中寄，包络同归入癸方。十二经纳地支歌：肺寅大卯胃辰宫，脾巳心午小未中，申胱酉肾心包戌，亥三子胆丑肝通。五虎建元日时歌：甲己之日丙寅起，乙庚之辰戊寅头。丙辛便从庚寅起，丁壬壬寅顺行求。戊癸甲寅定时候，六十首法助医流。

（一）纳甲法

阎明广《子午流注针经·三阳三阴流注总说》称："气血一昼夜行过六十俞穴也。各分头首，十日一终，运行十干，皆以五子建日时为头是也。"阳干注腑，阴干注脏。"阳日气先脉外，血后脉内。阴日血先脉外，气后脉内。交贯而行于五脏六腑之中，各注井荥俞经合无休矣。或不得时，但取其原亦得。"

① 金·阎明广编著. 李鼎、李磊校订. 子午流注针经. 上海：上海中医学院出版社，1986

表 8 - 17 子午流注纳甲法

	经	日	时
甲	足少阳胆之经	甲日：甲与己合，胆引气行，木原在寅	甲日甲戌时胆为井（木），丙子时小肠为荥（火），戊寅时胃为俞（土），并过本原丘墟穴，庚辰时大肠为经（金），壬午时膀胱为合（水），甲申时气纳三焦，谓甲合还原化本
乙	足厥阴肝之经	乙日：乙与庚合，肝引血行	乙日乙酉时肝为井（木），丁亥时心为荥（火），己丑时脾为俞（土），辛卯时肺为经（金），癸丑时肾为合（水），乙未时血纳包络
丙	手太阳小肠之经	丙日：丙与辛合，小肠引气出行，火原在子，火入水乡	丙日丙申时小肠为井（火），戊戌时胃为荥（土），庚子时大肠为俞（金），并过本原腕骨穴，故火原在子。壬寅时膀胱为经（水），甲辰时胆为合（木），丙午时气纳三焦
丁	手少阴心之经	丁日：丁与壬合，心引血行	丁日丁未时心为井（火），己酉时脾为荥（土），辛亥时肺为俞（金），癸丑时肾为经（水），乙卯时肝为合（木）。丁巳时血纳包络
戊	足阳明胃之经	戊日：戊与癸合，胃引气出行，土原在戊	戊日戊午时胃为井（土），庚申时大肠为荥（金），壬戌时膀胱为俞（水），并过本原冲阳穴，故土原在戊。甲寅时胆为经（木），丙寅时小肠为合（火）。戊辰时气纳三焦
己	足太阴脾之经	己日：甲与己合，脾引血行	己日己巳时脾为井（土），辛未时肺为荥（金），癸酉时肾为俞（水），乙亥时肝为经（木），丁丑时心为合（火），己卯时血纳包络
庚	手阳明大肠之经	庚日：庚与乙合，大肠引气出行。金原在申	庚日庚辰时大肠为井（金），壬午时膀胱为荥（水），甲申时胆为俞（木），并过本原合谷穴，金原在申也。丙戌时小肠为经（火），戊子时胃为合（土）。庚寅时气纳三焦
辛	手太阴肺之经	辛日：丙与辛合，肺引血出行	辛日辛卯时肺为井（金），癸巳时肾为荥（水），乙未时肝为俞（木），丁酉时心为经（火）。己亥时血纳包络

续表

经		日	时
壬	足太阳膀胱之经	壬日：丁与壬合，膀胱引气出行。水原在午，水入火乡	壬日壬寅时膀胱为井（水），甲辰时胆为荥（木），丙午时小肠为俞（火），并过本原京骨穴，水原在午，水入火乡，故壬丙子午相交也。戊申时胃为经（土），庚戌时大肠为合（金），壬子时气纳三焦，还原化本
癸	足少阴肾之经	癸日：戊与癸合，肾引血行	癸日癸亥时肾为井（水），乙丑时肝为荥（木），丁卯时心为俞（火），己巳时脾为经（土），辛未时肺为合（金）。癸酉时血纳包络
	手少阳三焦之经	三焦与包络合为表里	壬子时三焦关冲为井（金），甲寅时为荥（水），丙辰时为俞（木），并过本原阳池。戊午时为经（火），庚申时为合（土），壬戌时气入行（三焦者为十二经之根本，生气之原，主宣通荣卫，经历五脏六腑）
	手厥阴心主包络之经	心主与三焦为表里	癸丑时包络为井（木），乙卯时为荥（火），丁巳时为俞（土），己未时为经（金），辛酉时为合（水）

（二）养子时刻注穴法

阎明广《子午流注针经》六十六穴阴阳二经相合相生养子流注歌的主要内容见表 8 - 18。

表 8 - 18　　　　　　　　子午流注养子法

时	开穴歌诀	五输穴
甲时	甲时窍阴前陷谷，丘墟阳溪委中续。己合隐白鱼际连，太溪中封少海属。甲与己合，己合甲。	甲胆窍阴（井木），小肠前谷（荥火），胃陷谷（俞土），丘墟（原），大肠阳溪（经金），膀胱委中（合水）
乙时	乙时大敦少府始，太白经渠阴谷止。庚合商阳与通谷，临泣合阳合三里。乙与庚合，庚合乙	乙肝大敦（井木），心少府（荥火），脾太白（俞土），肺经渠（经金），肾阴谷（合水）

续表

时	开穴歌诀	五输穴
丙时	丙时少泽内庭三，腕骨昆仑阳陵泉。辛合少商然谷穴，太冲灵道阴陵泉。丙与辛合，辛合丙	丙小肠少泽（井火），胃内庭（荥土），大肠三间（俞金），腕骨（原），膀胱昆仑（经水），胆阳陵泉（合木）
丁时	丁时少冲大都先，太渊复溜并曲泉。壬合至阴侠后溪，京骨解溪曲泉边。丁与壬合，壬合丁	丁心少冲（井火），脾大都（荥土），肺太渊（俞金），肾复溜（经水），肝曲泉（合木）
戊时	戊时厉兑二束骨，冲阳阳辅小海入。癸合涌泉行间滨，神门商丘兼尺泽。戊与癸合，癸合戊	戊胃厉兑（井土），大肠二间（荥金），膀胱束骨（俞水），冲阳（原），胆阳辅（经木），小肠小海（合火）
己时	己合甲	己脾隐白（井土），肺鱼际（荥金），肾太溪（俞水），肝中封（经木），心少海（合火）
庚时	庚合乙	庚大肠商阳（井金），膀胱通谷（荥水），胆临泣（俞木），合谷（原），小肠阳谷（经火），胃三里（合土）
辛时	辛合丙	辛肺少商（井金），肾然谷（荥水），肝太冲（俞木），心灵道（经火），脾阴陵泉（合土）
壬时	壬合丁	壬膀胱至阴（井水），胆侠豁（荥木），小肠后溪（俞火），京骨（原），胃解溪（经土），大肠曲池（合金）
癸时	癸合戊	癸肾涌泉（井水），肝行间（荥木），心神门（俞火），脾商丘（经土），肺尺泽（合金）
阳干	每遇阳干合，刺三焦。遇阴干合，刺心包络。阳干关冲液门静，中渚阳池支沟并。阴干中冲劳宫前，大陵间使曲泽并	三焦关冲（井金），液门（荥水），中渚（俞木），阳池（原），支沟（经火），天井（合土）
阴干		包络中冲（井木），劳宫（荥火），大陵（俞土），间使（经金），曲泽（合水）

　　按日时干支推演取穴的针刺法，还有子午流注的纳子法、灵龟八法等。灵龟八法，又名"奇经纳卦法"，以九宫八卦结合奇经八脉气血的会合按日时干支推演取穴的针刺法，与子午流注针法相辅相成。按日时干支推演取穴的针刺法，其经穴开阖法则与临床疗效仍存在学术争鸣，还需进一步研究。

第九章　对养生保健的指导

养生保健是对人体健病之变的美好期望与人为干预，历代中医文献从不同视角对养生之法进行了总结，如《古今医统大全·养生余录》云："养生大要，一曰啬神，二曰爱气，三曰养形，四曰导引，五曰言语，六曰饮食，七曰房室，八曰反俗，九曰医药，十曰禁忌。过此以往，义可略焉。"

结合五运六气所示天地造化之理思考，中医养生保健目的是保持身体功能变化的平衡与协调，由于人的禀赋不同，不同时间所处的状态不同，因此强调因人制宜、法时而变，注意把握法时、顺体的权衡规律，不可因循于一方一法。

第一节　法时养生保健

简而言之，五运六气理论是对四时规律的细化与深化，四时有次第法度及变化规律，故应依不同时间的变化特点而选择切合实际的养生保健方法。

一、四时所宜，趋利避害

（一）养生法时

法象莫大乎天地，变通莫大乎四时。《管子·四时》[1] 曰："是故阴阳者天地之大理也，四时者阴阳之大经也。"人以天地之气生，四时之法成。顺应天地自然规律，依时调摄为养，才能健康长寿。《素问·四气调神大论》云："故阴阳四时者，万物之终始也，

---

① 梁运华点校. 管子. 沈阳：辽宁教育出版社，1997：124

死生之本也，逆之则灾害生，从之则苛疾不起，是谓得道。"

顺应四时之气以养生。《灵枢·本神》称："智者之养生也，必顺四时而适寒暑，和喜怒而安居处，节阴阳而调刚柔，如是则僻邪不生，长生久视。"《古今医统大全·养生余录》云："天地昼分而夜合，一岁三百六十日而精气和合，故能生产万物而不穷。人能则之，可以长存。"明代万密斋《养生四要·法时》云："凡天地之气，顺则和，竞则逆，故能致灾咎也。所以古先哲王，立四时调神之法，春则夜卧早起，广步于庭，披发缓形，以顺其发陈之气，逆则伤肝矣。夏则夜卧早起，无厌于日，使气得泄，以顺其蕃秀之气，逆则伤心矣。秋则早起，与鸡俱兴，收敛神气，以顺其容平之气，逆则伤肺矣。冬则早卧晏起，必待日光，无泄皮肤，以顺其闭藏之气，逆则伤肾矣。"

养生之道在于守中，适四时之和、顺四时变化而保守真元，避免太过、不及之害。《古今医统大全·养生余录》云："摄养之道，莫若守中，守中则无过与不及之害。经曰：春秋冬夏四时阴阳，生病起于过用。"不适其性而强作为，偏失中正平衡状态则生疾病。故善养生者既无过耗之弊，又能保守真元，则无内外之邪所害。养生以不伤为本，故云："养寿之道，但莫伤之而已。夫冬温夏凉，不失四时之和，所以适身也。"春风、夏暑、秋温、冬寒皆能伤人成病，能避众伤之事，得阴阳之术，为长寿之道。

五运六气理论阐述四时之气的变化规律，其对法时养生保健的指导意义在于：①先期：可根据五运六气格局推演预知天地之气的正常变化及可能出现的剧烈异常变化，采取必要的防范措施。②当期：依据五运六气格局推演情况，有针对性地予以观察，及时根据观察到的异常变化征象，采取必要的应对措施。③顺应：顺应自然生活环境出现的应时规律，如春升、夏长、秋收、冬藏等主气、主运变化规律，适度增进其对人体的良性影响。④防范：对应时出现但过于暴烈的自然变化，或逆时出现的剧烈自然变化，采取相应的防范措施，以避免或消除其对人体的不良影响。

（二）四时所宜

天生阴阳寒暑，四时之化，万物之变，莫不为利，莫不为害。圣人察之以生，故精安形健而寿长。《内经》曰：圣人春夏养阳，秋冬养阴，以从其根，故与万物沉浮于生长之门。王冰注云："春食凉，夏食寒，以养于阳；秋食温，冬食热，以养于阴。"春三月，此谓发陈，天地俱生，万物以荣，夜卧早起，广步于庭，披发缓形，以使志生，生而勿杀，予而勿夺，赏而勿罚。此春气之应，养生之道也。夏三月，此谓蕃秀，天地气交，万物华实，夜卧早起，无厌于日，使志无怒，使华英成实，使气得泄，若所爱在外。此夏气之应，养长之道也。秋三月，此谓容平，天气以急，地气以明，早卧早起，与鸡俱兴，使志安宁，以缓秋刑，收敛神气，使秋气平，无外其志，使肺气清。此秋气之应，养收之道也。冬三月，此谓闭藏，水冰地坼，无扰乎阳，早卧晚起，必待日光，使志闲逸，潜伏隐括，祛寒就温，无泄皮肤，使气亟夺。此冬气之应，养藏之道也。

谨奉经旨，四时养生各具其要。春三月，天地俱生，万物以荣。早春时节，天气寒暄不一，不可顿去棉衣厚服。春日肝旺，当春日融和时，常眺望虚敞之处以畅生气，不可呆坐而生抑郁。食味宜减酸益甘以养脾气，酒饭不可过多，尤忌饥腹多食。夏三月，暑火当令，早卧早起，顺于正阳，以消暑气。夏日心火旺而肾水衰，常应安神养心，外绝声色，内薄滋味，注意饮食温暖、清淡。不宜贪凉喜冷，恣食冷饮，不宜常处低温房间或夜卧吹风。秋三月，秋气肃杀，宜和平将摄，早卧早起，收敛神形，使秋气平，使肺气清。饮食之味，宜减辛增酸以养肝气，宜食滋润之品。冬三月，天地闭藏，应早卧晚起，以待日光，祛寒就温，宜暖衣温室，不可冒触寒风，谨节嗜欲、止声色，调其饮食。

在五运六气理论指导下，可根据不同年份的四时变化特点，细化调整具体的养生方法，使其更为合理。目前较为流行根据二十四节气把握四时变化特点的养生方法，已在春温、夏热、秋凉、冬寒四季变化的基础上有所细化，但仍未考虑不同年份之间的变化差异及主气、客气之间的调谐关系，有时会显现养生指导上的因循与偏差。值得提倡的是，参考五运六气格局规律，特别是注意主运、主气与客运、客气之间的差异，更为细致地采取法时养生。

法时养生重在顺四时之气而调饮食、慎行止、养性情。《诗》曰：畏天之威，于时保之。明代万密斋《养生四要·法时》云："月令，春食麦与羊，夏食菽与鸡，秋食麻与犬，冬食黍与彘者，以四时之食，各有所宜也。又春木旺，以膳膏香助胃；夏火旺，以膳膏腥助肺；秋金旺，以膳膏臊助肝；冬水旺，以膳膏膻助心。此所谓因其不胜而助之也。"在《礼·月令》冬至则君子斋戒，处必掩身，身欲宁，去声色，禁嗜欲，安形性，事欲静，以待阴阳之所定。在夏至，君子斋戒，处必掩身，毋操扰，止声色，毋或进薄滋味，毋致和，节其嗜欲，定心气，圣人之民尤如此。故逆天违时者不祥，纵欲败度者有殃。《礼》春夏教以礼乐，秋冬教以诗书，亦春夏养阳、秋冬养阴之法也。盖春生夏长，乃阳气发泄之时，教以礼乐者，歌咏以养其性情，舞蹈以养其血脉，亦养阳之道也。秋冬收藏，乃阴气收敛之时，教以诗书者，优游以求之，涵咏以体之，亦养阴之道也。每日之养亦参四时之变，故云：君子有四时之调摄，朝以听政，昼以访问，夕则静坐，夜则安身。

顺天时以修人事，还应注意扶助正气，所谓"邪之所凑，其气必虚"，如木腐而蠹生，堤穴而水入。以身之虚，逢天之虚，又值月廓之空，重感于邪，谓之三虚，病者微则笃、盛则死矣。

二、导引行气法

导引为中医特殊的养生防病锻炼方法，多为主动的呼吸运动或肢体运动，可通过呼吸调整使脏腑经络之气和顺，动作灵活柔和。《圣济总录·导引》称："导引按跷之术，本从中央来，盖斡旋气机，周流营卫，宣摇百关，疏通凝滞，然后气运而神和。内外调畅，升降无碍，耳目聪明，身体轻强，老者复壮，壮者益治。圣人谓呼吸精气，独立守神，然后能寿敝天地；调和阴阳，积精全神，然后能益其寿命。盖大而天地，小而人物，升降出入，无器不有。善摄生者，惟能审万物出入之道，适阴阳升降之理，安养神气，完固形体，使贼邪不得入，寒暑不能袭，此导引之大要也。"某些导引之术以四时为法，顺四时之气而导引体内气血，使脏腑充实、健康长寿。兹举古代文献记所载四时导引法、六气诀两法，以体会其遵循天地造化之理的规律。

（一）四时导引行气法

导引行气之法，常以鼻微微引气纳之、以口吐之，并依四时不同而有吐纳气的数量变化。

如《圣济总录·神仙服气》载有神仙服气法，"存心如婴儿在母胎，十月成就，筋骨和柔，以心息念，和气自至，呼吸如法，咽之不饥，百毛孔开，息无壅滞，常取六阳时食生气，则气力日增矣"。取阳时法：半夜子，服九九八十一。平旦寅，服八八六十四。食时辰，服七七四十九。正中午，服六六三十六。晡时申，服五五二十五。黄昏戌，服四四一十六。"夫服气法，须能去气，去气须依门户出入，鼻为天门，服气魂魄归天门，口为地户，服气魂魄归地户，《黄庭经》云：百谷之实土地精，五味外美邪魔腥，玉池清水灌灵根，子能修之补命门。从鼻口出入，即为顺气，依此不辍，下却三尸，舍荣去爱，日渐成功，始近道矣。"凡入气为阴，出气为阳，此二者服日月精华也，外内自安静，安静即神定，神定即气和，气和即元气自至，元气自至，即五脏滋润，五脏滋润，即百脉流通，百脉流通，即津液上应，津液上应，即不思五味，绝饥渴，气化为血，血化为髓，一年易气，二年易血，三年易脉，四年易肉，五年易髓，六年易骨，七年易发，八年易筋，九年易形，为真炼九还，通于仙矣。

《圣济总录·行五行气法》为："春以丙日时加巳，食气百二十数，气于心，令心胜肺，使肺不伤肝，此养肝之时也。春有九丙，凡千八十食气。夏以戊日时加未，食气百二十，以助脾，令胜肾，使肾不伤心，数亦如上。季夏庚日时加申，食气百二十，以助肺，令胜肝，使肝不伤脾。夏有三戊，凡三百六十食气。秋以壬日时加亥，食气百二十，以助肾，令胜心，使心不伤肺。秋有九壬行亦如上。冬以甲日时加寅，食气百二十，以助肝，令胜脾，使脾不伤肾。此五行食气之要法也。四时各有一千八十食，各以养其脏，周而复始，令不相克，为之精者，还自内见其五脏矣。"

《圣济总录·神仙绝谷食五行气法》为："东方青牙，服食青牙，饮以朝华，祝已舌撩上齿表，舐唇舌，漱口咽之。南方朱丹，服食朱丹，饮以丹池，祝已舌撩下齿表，漱口而咽之。西方明石，服食明石，饮以灵液，祝已琢齿七，漱口咽之。北方元滋，服食元滋，饮以玉饴，祝已以鼻纳气而咽之。中央戊己，仰望泰山，服食精气以醴泉，祝已瞑目而咽之。"

《神仙济世良方·论春夏秋冬导引法》曰："春夏秋冬各有其令，得其时则无病，失其时则病生矣。"

先春养阳法：每日闭目冥心而坐，心注定肾中，咽津七口送下丹田，起立双手自抱，两胁微摇者三，如打恭状，起立俟气定再坐，如前法咽津七口送下丹田，永无风症之侵，一月行六次可也，多多益善。

先夏养阴法：每日闭目冥心而坐，心中注定于心，咽津十四口送下心中，永无暑气之侵。

先秋养阴法：每日闭目冥心而坐，心注肺中，咽津送下丹田者十二口，以双手攀足心者三次，候气定，再如前送下丹田者七口而后止，永无燥热之病。

先冬养阳法：每日五更坐起，心中注定两肾，口中候有津水送下丹田者三口，不必漱津，以手擦足心，火热而后已。再送津三口至丹田，再睡，永无伤寒之症，而长生亦在其中矣。

（二）六气诀

六气诀是以嘘、呵、呬、吹、呼、嘻六字发声对应六脏六气而进行的行气导引之法，亦称六字诀、六炁诀。

《圣济总录·神仙服气中》载有真理六气诀，"嘘属肝，呵属心，呬属肺，吹属肾，呼属脾，嘻属三焦，六气各有所理，五脏有疾，皆属于心，心主呵，诸疾皆可愈，初学人但食少淡粥或胡麻，益气生津液，忌吃热食，悖乱正气，凡欲食，先服三五咽气，与食作主人，兼每早先服二十颗椒，清酒一杯，冬温夏冷，戒在过度，切忌冲见新产死亡，及食油腻肥鲜臭秽等物。"凡服气，静定安坐寂然，瞑目叩齿，闭口鼓腹，令气满口即咽，至九下一息，春夏服冷气，秋冬服暖气。每至五更，两掌掩口，用力呵掌中，津液生，即摩拭面目，令得光泽，时时含枣蜜汤助之。日日减食，朝朝服气，气即易成，即所谓"饥食自然气，渴饮华池浆"者也。

《益世经验良方·太上玉轴六字气诀》称："五味六欲七情，内伤五脏，外攻九窍，诸疾所由生也。故太上以气诀治脏腑之病，其法以呼而泄出脏腑之毒，以吸而采天地之精气补之。当日小验，旬日大验，一年后，万病皆除，延年益寿。卫生之宝，非人勿传。其出气字音有六，曰呵、呼、呬、嘘、吹、嘻是也，进气则吸一字而已。俱要出气微微，吸气绵绵，不使耳闻其声。声粗则损，徒呼之无益也。然此功夫，不时可做，先叩齿咽津，后微微呵出心中毒气，仰头吸清气以补之，进出六口气为六次。却呼脾中毒气，仍吸以补之，又六次。却呬肺中毒气，仍吸以补之，又六次。却嘘肝中毒气，仍吸以补之。吹以泻肾毒，而吸以益之。嘻以泻胆毒，而吸以益之。时常出气，非以脏腑所出定要毕出，字音细而兼缓，用何字音能出何脏毒。每字六气，五脏转三十气。再出嘻字六次，泻三焦之毒，共计六六三十六气，是为大周天也。看何处染病，如目疾，长念嘘、嘻二字工夫，如心脾二经，长念呵、呼二字，目疾速效，他病亦然神乎神乎，殆未可以轻泄乎。人到中晚年时，大概至五更均起少睡之病，此运气法不必六字做转，即要睡矣，亦为养神之法。"

六气诀，嘘、呵、呼、呬、吹、嘻是也。一曰嘘，嘘主肝，肝若嘘时目睁睛，主治目疾。二曰呵，呵主心，心呵顶上连叉手，主治心火。三曰呼，呼主脾，脾若呼时须撮口，主治腹胀泻痢。四曰呬，呬主肺，肺如呬主气，双手如有物空擎用力，主治寒热病。五曰吹，吹主肾，肾吹并双乎摩腰膝，主治腰腹痛。六曰嘻，嘻主三焦，三焦不合，吸以理之。

第二节　顺体养生保健

人体具有禀赋或气质的类别，又有性别差异，不同年龄阶段或身体状态的差别，所以因人制宜、采取个体化的调治，是中医诊疗与养生的特色之一。对个体的把握，也是通过不同层次或视角的细致划分与归类而达到的，具有规律性，与天地造化之理相通。本节仅举其中较为突出的禀赋与胎养问题进行讨论。

一、禀赋不同，因人制宜

中医对禀赋或气质的类型划分有不同论述，禀赋或气质的形成受先天决定，也受后天影响，可以具有一定的可变可调性。禀赋类型的划分，主要以太过、不及、平和为标准，具多层次性。

（一）人分阴阳，治有五态

《灵枢·通天》以黄帝与少师之问答，区别禀赋或气质为阴人、阳人，又以阴阳偏盛多少而各分为太、少四种，合阴阳平和之人，共为五态之人。五态之人形态不同，筋骨气血多少各不相等，其心性亦有区别，善治者宜因人制宜。近现代有四象体质之说，亦以阴阳、多少而分为四类，独缺阴阳平和之人，其说识其偏而忽其正，故只适用于病人而具明显局限性。

表 9-1　　　　　　　　　　五态人特征

五态人	性情	身状	调治
太阴之人	贪而不仁，下齐湛湛，好内而恶出，心和而不发，不务于时，动而后之	其状黮黮然黑色，念然下意，临临然长大，䐃然未偻	多阴而无阳，其阴血浊，其卫气涩，阴阳不和，缓筋而厚皮，不之疾泻，不能移之

五态人	性情	身状	调治
少阴之人	小贪而贼心，见人有亡，常若有得，好伤好害，见人有荣，乃反愠怒，心疾而无恩	其状清然窃然，固以阴贼，立而躁，行而似伏	多阴少阳，小胃而大肠，六腑不调，其阳明脉小，而太阳脉大，必审调之，其血易脱，其气易败也
阴阳和平之人	居处安静，无为惧惧，无为欣欣，婉然从物，或与不争，与时变化，尊则谦谦，谭而不治，是谓至治	其状委委然，随随然，颙颙然，愉愉然，暶暶然，豆豆然，众人皆曰君子	其阴阳之气和，血脉调，谨诊其阴阳，视其邪正，安容仪，审有余不足，盛则泻之，虚则补之，不盛不虚，以经取之
少阳之人	谛谛，好自贵，有小小官，则高自宜，好为外交，而不内附	其状立则好仰，行则好摇，其两臂两肘，则常出于背	多阳少阴，经小而络大，血在中，而气外实阴而虚阳，独泻其络脉，则强气脱而疾，中气不足，病不起也
太阳之人	居处于于，好言大事，无能而虚说，志发于四野，举措不顾是非，为事如常自用，事虽败而常无悔	其状轩轩储储，反身折腘	多阳而少阴，必谨调之，无脱其阴，而泻其阳，阳重脱者易狂，阴阳皆脱者暴死，不知人也

《灵枢·行针》论及"重阳之人，其神易动，其气易往也"，"重阳之人，熇熇蒿蒿，言语善疾，举足善高，心肺之脏气有余，阳气滑盛而扬，故神动而气先行。"

（二）阴阳二十五人

由阴阳而化五行，为天地万物之理，而人身与之相应，故天地之间，六合之内，不离于五，人亦应之。《灵枢·阴阳二十五人》以五行之中又各具其五，以五形之人而又分左之上下、右之上下，总计为二十五种禀赋或体质特征分型，欲别其外候以知其内，其人气血阴阳各有所偏。阴阳二十五人禀赋既偏，难免强弱胜负之相欺，而不偏不易、钟天地之正气者为阴阳和平之人。

表 9-2　　　　　　　　阴阳二十五人特征

五形人	阴阳二十五人特征
木形之人	比于上角，似于苍帝。其为人苍色小头，长面，大肩背，直身，小手足。好有才，劳心，少力，多忧劳于事，能春夏不能秋冬。感而病生，足厥阴佗佗然（筋柔迟重之貌）
	大角之人，比于左足少阳，少阳之上遗遗然（谦下之态） 左角（一曰少角）之人，比于右足少阳，少阳之下随随然（顺从之态） 钛角（一曰右角）之人，比于右足少阳，少阳之上推推然（上进之态） 判角之人，比于左足少阳，少阳之下栝栝然（正直之态）
火形之人	比于上徵，似于赤帝。其为人赤色，广朋，锐面小头，好肩背髀腹，小手足，行安地。疾心，行摇，肩背肉满，有气，轻财，少信，多虑见事明，好颜，急心，不寿暴死，能春夏不能秋冬。秋冬感而病生，手少阴核核然（窍空貌）
	质徵（一曰质之人，一曰大徵）之人，比于左手太阳，太阳之上肌肌然（火明貌） 少徵之人，比于右手太阳，太阳之下慆慆然（多疑之貌） 右徵之人，比于右手太阳，太阳之上鲛鲛然（一曰熊熊然）（踊跃之义） 质判（一曰质徵）之人，比于左手太阳，太阳之下支支颐颐然（支离貌，自得貌）
土形之人	比于上宫，似于上古黄帝。其为人黄色，圆面，大头，美肩背，大腹，美股胫，小手足，多肉，上下相称，行安地，举足浮。安心，好利人，不喜权势，善附人也，能秋冬不能春夏。春夏感而病生，足太阴敦敦然（诚恳忠厚貌）
	大宫之人，比于左足阳明，阳明之上婉婉然（和顺貌） 加宫之人（一曰众之人），比于左足阳明，阳明之下坎坎然（喜悦貌） 少宫之人，比于右足阳明，阳明之上枢枢然（园转貌） 左宫之人，比于右足阳明，阳明之下兀兀然（一曰众之人，一曰阳明之上）（独立不动之态）
金形之人	比于上商，似于白帝。其为人方面，白色，小头，小肩背，小腹，小手足，如骨发踵外，骨轻。身清廉，急心，静悍，善为吏，能秋冬不能春夏。春夏感而病生，手太阴敦敦然（决断之义）
	钛商之人，比于左手阳明，阳明之上廉廉然（洁而不污之义） 右商之人，比于左手阳明，阳明之下脱脱然（洒脱无累之义） 大商之人，比于右手阳明，阳明之上监监然（明察之义） 少商之人，比于右手阳明，阳明之下严严然（威重之貌）

五形人	阴阳二十五人特征
水形之人	比于上羽，似于黑帝。其为人黑色，面不平，大头，廉颐，小肩，大腹，动手足，发行摇身，下尻长，背延延然。不敬畏，善欺绐人，戮死，能秋冬不能春夏。春夏感而病生，足少阴汗汗然（卑下貌）
	大羽之人，比于右足太阳，太阳之上颊颊然（得色貌） 少羽之人，比于左足太阳，太阳之下纡纡然（屈曲郁闷之义） 众之为人，比于右足太阳，太阳之下洁洁然（一曰加之人）（洁静之义） 桎之为人，比于左足太阳，太阳之上安安然（舒徐安定之义） 是故五形之人二十五变者，众之所以相欺者是也
注	先立五形金木水火土，别其五色，异其五形之人，而二十五人具矣

人的禀赋各具特点，当特定运气加临之时，其调谐结果有顺、逆之别，故可见病向善、病向愈的不同倾向。《素问·阴阳二十五人》云："形胜色、色胜形者，至其胜时年加，感则病行，失则忧矣。形色相得者，富贵大乐。"形胜色者，如以木形人而色见黄也。色胜形者，如以木形人而色见白也。胜时年者，如木王土衰，而又逢丁壬之木运，或东方之干支，或厥阴气候之类，值其王气相加，而感之则病矣。既病而再有疏失，乃可忧也。

形色相胜之年有顺逆之别，推演可知其逆而易病之时为年忌，预防其变，宜重视修德与避患。《素问·阴阳二十五人》云："凡年忌下上之人，大忌常加七岁。十六岁、二十五岁、三十四岁、四十三岁、五十二岁、六十一岁，皆人之大忌，不可不自安也。感则病行，失则忧矣。当此之时，无为奸事，是谓年忌。"

（三）阴脏阳脏，同食异功

养生讲求因人而异，不可千人一法，因循学步。简单而论，阴阳偏性不同，其人形气多少不同，进食同样的食物，所化有寒、热不同。

偏燥热壮实的阳人易见实热之证，偏寒湿虚弱的阴人易见虚寒之证。《伤寒论》①有"病有发热恶寒者，发于阳也；无热恶寒者，发于阴也"。丹波元坚《伤寒论述义·阴阳总述》②称：宋代有阳脏人、阴脏人之语。"阳脏人感邪，则为热证。阴脏人感邪，则为寒证也。"《景岳全书·传忠录》③云："阳脏之人多热，阴脏之人多寒。阳脏者，必平生喜冷畏热，即朝夕食冷，一无所病，此其阳之有余也；阴脏者，一犯寒凉，则脾肾必伤，此其阳之不足也。""禀有阴阳，则或以阴脏喜温暖，而宜姜、桂之辛热；或以阳脏喜生冷，而宜芩、连之苦寒；或以平脏，热之则可阳，寒之则可阴也。"后医常言，阳脏之人多有内火，阳脏人不可服五积散，有不可用暖药之戒，阴脏之人逆之。

　　人之形有厚薄，气有盛衰，脏有寒热，所受之邪，每从其人之藏气而为热化、寒化。元代贾铭《饮食须知·菜类》④记载：冬瓜味甘淡性寒，"阳脏人食之肥，阴脏人食之瘦"。清代黄宫绣《本草求真·鲩鱼》⑤称："鱼性多温，无论在池在湖，施于阳脏之人，则自发热动燥；施于阴脏之人，不惟其燥全无，且更鲜，有温和之力。"主张"食物之宜，当先视人藏气以为转移，非独鲩鱼然也"。阳脏之人十居二三，远较阳弱之人十常五六为少，但"恃强者多反病，畏弱者多安宁"，阳脏之人的养生常为大众所忽略。

　　平时饮食，阳脏之人常以清淡自律，力戒膏粱厚味，《格致余论·茹淡论》⑥称："安于冲和之味者，心之收，火之降也；以偏厚之味为安者，欲之纵，火之胜也。"阴脏之人常宜进食血热有情之品，宜忌过分清淡。茶是中华传统饮品，明代李时珍《本草纲

---

①　汉·张仲景．钱超尘，郝万山整理．伤寒论．北京：人民卫生出版社，2005：25

②　日·丹波元坚．伤寒论述义．北京：人民卫生出版社，1955：5

③　明·张景岳．李志庸主编．张景岳医学全书．北京：中国中医药出版社，2005：884，897－898

④　元·贾铭．程绍恩，等点校．饮食须知．北京：人民卫生出版社，1988：26

⑤　清·黄宫绣．本草求真．北京：人民卫生出版社，1987：278，190

⑥　元·朱震亨．施仁潮整理．格致余论．北京：人民卫生出版社，2005：49

目·茗》①云：“茶苦而寒，阴中之阴，沉也降也，最能降火。火为百病，火降则上清矣……温饮则火因寒气而下降，热饮则茶借火气而升散，又兼解酒食之毒，使人神思闿爽，不昏不睡，此茶之功也。”清代黄宫绣《本草求真·茶茗》载：“茶禀天地至清之气，得春露以培，生意充足，纤芥滓秽不受，味甘气寒，故能入肺清痰利水，入心清热解毒，是以垢腻能降，炙煿能解。”未经发酵之清茶、绿茶，多清火力重，宜阳脏之人服用。经发酵之茶如红茶，已具温性，宜阴脏之人服用。

另外，阳脏人常志存高远，神易动，气先行，因“气”害身之虞，易动神动气，宜注意怡情养性，清心安神。阴脏人常淡泊名利，少思寡欲，宜注意动以生阳，慎防壅滞之害。

二、胎养

《医宗金鉴》曰：“男女交媾，精血聚而成胚，此孕形之始也。虽未分身躯脏腑，而其理无不具也。犹太极浑然，包罗万象，而阴阳之一气絪缊，渐次化生，而成母子分形，自然而然，如草木成实，壳脱蒂落也。”胎儿受父母之精血、感天地之气而孕育，至落生之时，天地合气，才成为人。

受孕有难易，胎养有成败，怀胎孕育十月（280 天），宜顺承天地阴阳造化之理，使胎儿健壮，气血充沛，脏腑平和，禀赋厚实。胎养不仅利于胎儿发育，也利于出生之后获得强健、平和的禀赋。

胎养之法，宜禀五运六气之理，视四时对母体脏腑、经络的影响而抑强扶弱，谨求平和；同时需结合逐月分经养胎之说，重视胎儿不同发育阶段的脏腑、经络特点，宜忌调养，促进胎儿发育，以求落生之后的禀赋厚实平和。

（一）逐月分经养胎说

巢元方逐月分经养胎说，被很多古代妇儿科中医文献转载，主

---

① 明·李时珍. 本草纲目. 北京：中国中医药出版社，1998：796

要内容见表 9 - 3。

表 9 - 3 巢元方逐月分经养胎说

妊娠月份	胎儿特点	主养经脉
妊娠一月	名胚胎	足厥阴肝脉养之
妊娠二月	名始膏	足少阳胆脉养之
妊娠三月	名始胎，血不流行，形象始化	手厥阴心主胞脉养之
妊娠四月	始受水精，以成血脉	手少阳三焦脉养之
妊娠五月	始受火精，以成气	足太阴脾脉养之
妊娠六月	始受金精，以成筋	足阳明胃脉养之
妊娠七月	始受木精，以成骨	手太阴肺脉养之
妊娠八月	始受土精，以成肤革	手阳明大肠脉养之
妊娠九月	始受石精，以成毛发	足少阴肾脏脉养之
妊娠十月	五脏六腑、关节人神皆备	足太阳膀胱脉养之

后世或称巢氏养胎之说是依四时生发的次第长养经络、脏腑，也有以五行相生之理而论者。如《济阴纲目·求子门》云："胚胎兆于一气，胚者气之形，膏者气之凝，胎者形之著。先天以制生化，故以水火金木土石制而化焉；后天顺序而成，故以木火土金水相生，而养以逆，而化以顺，而成自然之妙也。"若求其细，则受胎在腹，七日一变，辗转相成，各有相生。

逐月分经养胎之说，广为流传，亦广受争议，或称此为"不经之说"，参考现代妇产科学相关知识，可见其对胎儿发育的认识有符合现代妇产科学的内容。现代妇产科学认为胎儿发育特点[1]：妊娠前 8 周为胎儿主要器官的分化形成阶段，称胚胎，8 周后称胎儿。8 周末胚胎初具人形，能分辨出眼、耳、鼻、口，B 型超声可见早期心脏搏动。12 周末胚胎身长 9cm，体重 14g，外生殖器已发育，部分可辨出性别，四肢可活动。16 周末胎儿身长 16cm，体重110g，从外生殖器可确定胎儿性别，开始出现呼吸运动，部分经产

---

① 刘文娜，战晓庆主编. 妇产科学与儿科学. 郑州：河南科学技术出版社，2006：

妇已能自觉胎动。20 周末胎儿身长 25cm，体重 320g，皮肤暗红，全身覆盖毳毛、胎脂，开始出现吞咽、排尿功能。检查孕妇可听到胎心音。24 周末胎儿身长 30cm，体重 630g，各脏器均已发育。出现眉毛，皮下脂肪沉积，皮肤多皱褶。28 周末胎儿身长 35cm，体重 1000 g，眼睛半张开，已有眼睫毛，有呼吸运动。若此时出生，易患特发性呼吸窘迫综合征，特殊护理可能存活。32 周末胎儿身长 40cm，体重 1700g，皮肤深红，面部毳毛已脱落。此时出生，注意护理可以存活。36 周末胎儿身长 45cm，体重 2500g，皮下脂肪多，指（趾）甲已达指（趾）端。出生后能啼哭及吸吮，生活能力良好，基本可以存活。40 周末胎儿发育成熟，身长 50cm，体重 3000g 以上，双顶径 9.0cm 以上。皮肤粉红色，皮下脂肪丰满，头发粗，长度 >2cm。足底皮肤有纹理，男性睾丸已降至阴囊内，女性大小阴唇发育良好。娩出后能高声啼哭，四肢运动活泼，有强烈吸吮动作，能很好存活。

（二）逐月养胎宜忌

逐月分经养胎之说还需结合现代妇产科学有关胚胎发育的认识，进一步予以探讨，但古人据此而总结的逐月养胎宜忌，来源于临床经验，具有积极作用，可作养胎参考。

《济阴纲目·胎前门上》称北齐名医徐之才论逐月养胎之法，"妊娠一月始胚，二月始膏，三月始胞，四月形体成，五月能动，六月筋骨立，七月毛发生，八月脏腑具，九月谷气入胃，十月诸神备，即产矣。"后世依其所论完善养胎宜忌，从中可窥古人胎养概貌。

表 9 - 4 　　　　　　　　徐之才逐月养胎法

妊娠月份	食养宜忌	主养经脉	经脉宜忌
妊娠一月，名胎胚	饮食精熟，酸羹受御，宜食大麦，毋食腥辛，是谓才正	妊娠一月，足厥阴脉养，不可针灸其经，如大敦、行间、太冲、中封、五里、中郄等穴是也	足厥阴内属于肝，肝主筋及血，一月之时，血行痞涩，不为力事，寝必安静，无令恐畏
妊娠二月，名始膏	无食辛臊，居必静处，男子勿劳，百节皆痛，是为胎始结	妊娠二月，足少阳脉养，不可针灸其经，如胆窍血墟、阳辅、绝骨、外丘、阳陵泉等穴是也	足少阳内属于胆，胆主精，二月之时，儿精成于胞里，当慎护勿惊动也
妊娠三月，名始胎	当此之时，未有定仪，见物而化，欲生男者，操弓矢，欲生女者，弄珠玑，欲子美好，数视璧玉，欲子贤良，端坐清虚，是谓外象而内感者也	妊娠三月，手心主脉养，不可针灸其经，如中冲、劳宫、大陵、内关、间使、郄门、曲泽等穴是也	手心主内属于心。毋悲哀思虑惊动
妊娠四月，始受水精，以成血脉	食宜稻粳，羹宜鱼雁，是谓盛血气，以通耳目，而行经络	妊娠四月，手少阳脉养，不可针灸其经，如关冲、阳池、内关、三阳、天井、曲垣等穴是也	手少阳内输三焦，四月之时，儿六腑顺成，当静形体，和心志，节饮食

妊娠月份	食养宜忌	主养经脉	经脉宜忌
妊娠五月，始受火精，以成其气	卧必晏起，沐浴浣衣，深其居处，厚其衣服，朝吸天光，以避寒殃，其食稻麦，其羹牛羊，和以茱萸，调以五味，是谓养气，以定五脏	妊娠五月，足太阴脉养，不可针灸其经，如隐白、大都、公孙、商丘、三阴交、漏谷、阴陵泉等穴是也	足太阴内输于脾，五月之时，儿四肢皆成，毋太饥，毋甚饱，毋食干燥，毋自炙热，毋太劳倦
妊娠六月，始受金精，以成其筋	身欲微劳，无得静处，出游于野，数观走犬、及视走马，食宜鸷鸟猛兽之肉，是谓变腠理，纫筋以养其力，以坚背膂	妊娠六月，足阳明脉养，不可针灸其经，如厉兑、丰隆、阴市、上下廉、三里等穴是也	足阳明内属于胃，主其口目，六月之时，儿口目皆成，调五味，食甘美，毋太饱
妊娠七月，始受木精，以成其骨	劳身摇肢，无使定止，动作屈伸，以运血气，居处必燥，饮食避寒，常食稻粳，以密腠理，是谓养骨而坚齿	妊娠七月，手太阴脉养，不可针灸其经，如少商、鱼际、列缺、尺泽、天府等穴是也	手太阴内属于肺，主皮毛，七月之时，儿皮毛已成，无大言，无号哭，无薄衣，无洗浴，无寒饮
妊娠八月，始生土精，以成肤革	和心静息，无使气极，是谓密腠理，而光泽颜色	妊娠八月，手阳明脉养，不可针灸其经，如商阳、二间、合谷、上下廉、三里、曲池、肩井、肩髃等穴是也	手阳明内属于大肠，主九窍，八月之时，儿九窍皆成，无食燥物，无辄失食，无忍大起

续表

妊娠月份	食养宜忌	主养经脉	经脉宜忌
妊娠九月，始受石精，以成皮毛，六腑百节，莫不毕备	饮醴食甘，缓带自持而待之，是谓养毛发，致才力	妊娠九月，足少阴脉养，不可针灸其经，如涌泉、然谷、太溪、交信、筑宾、伏溜等穴是也	足少阴内属于肾，肾主续缕，九月之时，儿脉续缕皆成，无处湿冷，无着帛衣
注：妊娠十月，五脏俱备，六腑齐通，纳天地气于丹田，故使关节人神皆备，但俟时而生

妊妇忌针之说，一般认为腹部子宫体附近忌针，不限于逐月主养之经；头面、肢端等远离腹部之穴，可视调养需要而选穴治疗，"有故无殒"。现代临床对妊妇针灸疗法多取谨慎态度。

剖宫产术为难产妊妇通常采用的治疗方法，但临床出现未见难产之症而人为选时剖宫产子的社会风气。从胎养、生产及落生过程是否应时和完备的角度考虑，不宜提倡剖宫产术，其对禀赋的影响问题有待进一步研究。

附：小儿变蒸

中医儿科认为，婴儿发育有所谓"婴儿生下三十二日为一变，六十四日为一蒸"之说。变者，变生五脏；蒸者，蒸养六腑，长脏腑气血而生精神、益智慧，积五百七十六日而毕。《幼幼集成·变蒸辨》称："凡遇变蒸，必有身热，或有惊惕，而口、面、唇、舌俱不变色，身热或重轻，而精神与常无异，口中气出温和，三四日间自愈；或有热不退，乳母宜服小柴胡则安。"变蒸非病，乃儿长生之次第，此说亦源于天人相应。《幼幼集成·变蒸辨》载："据其说，以周天三百六十五度，应人身三百六十五骨节，内除手足四十五余骨外，止三百二十数，以生下一日主十段，十日百段，三十二日则三百二十段为一变。而以天一生水，地二生火为次序，则一变肾，二变膀胱，三变心，四变小肠，五变肝，六变胆，七变肺，八变大肠，九变脾，十变胃，虽无实据，而理有可取，即令以此为准，变见确然不易之法。"

　　《原幼心法·变蒸期候》载：小儿始生至三十二日，为一变，长肾脏气，属足少阴经；六十四日二变一蒸，生壬，长膀胱腑气，足太阳经；九十六日三变，生丁，长心脏气，足少阴经；一百二十八日四变二蒸，生丙，长小肠腑气，足太阴经；一百六十五日五变，生乙，长肝脏气，足厥阴经；一百九十二日六变三蒸，生甲，长胆腑气，足少阳经；二百二十四日七变，生辛，长肺脏气，足太阴经；二百五十六日八变四蒸，生庚，长大肠腑气，足阳明经；二百八十九日九变，生己，长脾脏气，足太阴经；三百二十日十变五蒸，生戊，长胃腑气，足阳明经；心包络为脏，属手厥阴经；三焦为腑，属手少阳经。上一脏一腑，俱无形状，故不变不蒸也。前十变五蒸既讫，后又有三大蒸。六十四日为一大蒸，计三百八十四日；又六十四日为二大蒸，计四百四十八日；又六十四日为三大蒸，计五百一十二日；至五百七十六日，变蒸既毕。儿乃成人也，其血脉方充，骨节始荣，生精神，长情性，有异于前，当变蒸之成。

　　变蒸之说，传为西晋王叔和始言，自隋唐巢元方以来，日相传演，其说益繁，后世医家亦有未亲见小儿变蒸而非议此说者，如《幼幼集成》云："天地阴阳之理数，可限而不可限。如五运六气为一定不易之规，而有应至不至，不应至而至，往来胜复，主客加临，有应不应之殊。天地尚且如斯，而况婴儿之生，风土不侔，赋禀各异，时令有差，膏藜非一，而以此等定局，以限其某时应变，某时应蒸。"变蒸之说对婴儿脏腑按时生长的论述虽乏证据，但婴儿神智成长按时变化的观察很多符合当今的儿童生长发育认识。个人体会，此说对临床实践有积极意义，不应妄加否定，应进一步结合现代医学进行探讨，其与五运六气之理的关系仍待研究。